M. Franz, K. Lieberz und H. Schepank (Hrsg.)

Seelische Gesundheit und neurotisches Elend
Der Langzeitverlauf in der Bevölkerung

Unter Mitarbeit von
S. Häfner, G. Reister und
W. Tress

SpringerWienNewYork

Univ.-Prof. Dr. Matthias Franz
Klinisches Institut für Psychosomatische Medizin und Psychotherapie
Universität Düsseldorf

Univ.-Prof. Dr. Klaus Lieberz
Psychosomatische Klinik am Zentralinstitut für Seelische Gesundheit
Fakultät für Klinische Medizin Mannheim der Universität Heidelberg

Univ.-Prof. Dr. Heinz Schepank
Psychosomatische Klinik am Zentralinstitut für Seelische Gesundheit
Fakultät für Klinische Medizin Mannheim der Universität Heidelberg

Unter Mitarbeit von
S. Häfner, G. Reister, W. Tress

© 2000 Springer-Verlag/Wien
Printed in Austria

Satz: Composition & Design Services, Minsk 220027, Belarus
Druck und Bindearbeiten: MANZ CROSSMEDIA, A-1051 Wien

Gedruckt auf säurefreiem, chlorfrei gebleichtem Papier - TCF
SPIN: 10637655

Mit 13 Abbildungen

ISBN 3-211-83493-1 Springer-Verlag Wien New York

Geleitwort

Die Mannheimer Langzeitstudie zur Epidemiologie psychogener Erkrankungen stellt in vielfacher Hinsicht eine weltweit einmalige Studie dar. Dies gilt für den Rahmen und die Konzeption der Studie, aber auch ebenso für die Durchführung und Auswertung der vielfältigen Befunde. Einschließlich Konzeptionsphase, Pilotstudie, Datenerhebung und Auswertungsarbeit wurde hier innerhalb eines Vierteljahrhunderts mit einem hohen Personaleinsatz eine breit angelegte prospektive Studie durchgeführt, die sich u.a. in 8 Monographien, über 50 Originalarbeiten, 3 Habilitationsschriften und ca. 20 medizinischen Dissertationen niedergeschlagen hat. Etwa ein Drittel der Kosten wurden durch die Deutsche Forschungsgemeinschaft im Rahmen zweier an der Universität Heidelberg angesiedelter Sonderforschungsbereiche (SFB 116 und 258) gefördert.

Hier konnte unter der kontinuierlichen Leitung und Verantwortung von Heinz Schepank ein Forscherteam über lange Jahre für ein gemeinsames Ziel begeistert und zusammengehalten werden.

Die Fragestellung des Mannheimer Kohortenprojektes war einfach und umfassend zugleich: Wie häufig sind psychogene Erkrankungen überhaupt? Wie verlaufen sie spontan ohne Behandlung? Was beeinflußt überhaupt die Entstehung dieser Erkrankungen und ihren weiteren Verlauf?

Die Beantwortung dieser Fragen setzt eine klare Konzeption, gründliche Vorbereitung der Studie im Rahmen einer Pilotphase, klar festgelegte Falldefinition (krank/gesund) und eine Transparenz der Instrumente zur Fallidentifikation voraus. Alle diese Vorbedingungen sind in der vorliegenden Studie bestens erfüllt. Darüber hinaus wurde ein Mangel vieler epidemiologischer Studien vermieden: Die betreffenden Patienten wurden eingehend in ausführlichen klinischen Interviews durch Untersucher mit hoher Fachkompetenz exploriert – im Gegensatz zu vielen sozialpsychologischen Untersuchungen, in welchen trainierte Laien oft zweifelhafte und wenig replizierbare Daten erheben!

Die Untersuchung ist von hoher Repräsentativität. Aus einer Gesamtklientel von 10.966 gemeldeten Bürgern Mannheims bestimmter Geburtenjahrgänge wurde eine Zufallsstichprobe gezogen. Die schließlich die Einschlußkriterien erfüllenden 600 untersuchten Probanden, Ausgangsklientel der gesamten Langzeitstudie, erfüllten alle Kriterien für eine Repräsentativität, auch bei Berücksichtigung der relativ geringen Verweigererquote.

Von vornherein sah Heinz Schepank die begrenzte Perspektive üblicher epidemiologischer Ein-Punkt-Untersuchungen und legte das Mannheimer Kohorten-
Projekt als prospektive Längsschnittstudie an.

Dabei waren bereits die Ergebnisse der Ausgangsstudie (A-Studie, 1979–1982)
nicht nur bezüglich ihrer epidemiologischen Ergebnisse von großer Bedeutung.
Vielmehr konnten vielfältige Determinanten psychogener Erkrankungen im Erwachsenenalter gefunden werden. Bereits diese Ergebnisse hatten eine hohe gesund-
heitspolitische und gesellschaftspolitische Bedeutung (H. Schepank: „Psychogene
Erkrankungen der Stadtbevölkerung", 1987). In der nachfolgenden B-Studie (1983–
1985) wurden die individuellen Verläufe der seinerzeit untersuchten Probanden im
Verlauf der nachfolgenden drei Jahre untersucht. Erstmals konnten so hinreichend
gesicherte Ergebnisse über Konstanz und Variabilität von psychischen Erkrankungen gefunden werden (H. Schepank: „Verläufe", 1990). Gleichzeitig konnten in
Extremgruppenvergleichen protektive Bedingungen für seelische Gesundheit
identifiziert werden (W. Tress: „Das Rätsel der seelischen Gesundheit", 1986).

Damit ist das Faszinierende an dieser Gesamtuntersuchung ein besonderer
Aspekt: Der epidemiologische Blickwinkel (Häufigkeit psychogener Symptome)
verbindet sich mit dem ätiopathogenetisch-psychodynamischen. An derselben
repräsentativen Population, an der die Häufigkeit psychogener Erkrankungen
untersucht wird, werden die dafür jeweils im Einzelfall verantwortlichen psychosozialen Einflußfaktoren festgestellt. Voraussetzung dafür war ein multiprofes-
sionelles und zugleich hoch qualifiziertes Forschungsteam. So konnte erstmals an
einer großen repräsentativen Population die Bedeutung psychosozialer Einflußfaktoren für die Entstehung und den Verlauf von psychogenen Erkrankungen festgestellt
werden. Darüber hinaus konnte auch ein populäres Vorurteil entkräftet werden:
Spontane Besserungen ohne therapeutische Intervention sind – entgegen diesem
Vorurteil – nur bei einem kleinen Prozentsatz der Betroffenen festzustellen. Die
Ergebnisse erlauben damit wichtige Aussagen über bisher eher in Einzelfällen
und nur bei Inanspruchnahmepatienten gefundene Zusammenhänge. Sie erlauben
gleichzeitig die Planung begründeter Maßnahmen der Primärprävention/Prophylaxe,
aber auch der Sekundär- und Tertiärprävention. Grundlage dafür sind insbesondere
auch die Befunde bei zeitstabil Gesunden im Vergleich zu zeitstabil psychisch
Kranken.

Mit einer gewissen Sorge allerdings mußte Heinz Schepank sehen, daß die
epidemiologischen Befunde des Mannheimer Kohortenprojektes im Hinblick auf
die Konsequenzen für die psychotherapeutische Versorgung der Allgemeinbevölkerung bisweilen interessengelenkt einseitig interpretiert wurden. Insbesondere
bei der im Vorfeld des geplanten Psychologischen Psychotherapeutengesetzes er-
örterten Bedarfsforschung wurde häufig psychogen krank mit psychotherapeutisch
behandlungsbedürftig und behandelbar gleichgesetzt und daraus der Bedarf an
„Psychotherapeuten" abgeleitet – ohne die jeweils sehr unterschiedliche Behandlungsbedürftigkeit verschiedener Patientengruppen zu berücksichtigen.

Heinz Schepanks Folgerung war eine Hochrechnung über die Versorgungs-
relevanz seiner epidemiologischen Daten und weiterführende Studien (zusammen
mit W. Tress und G. Reister 1988–1990 und M. Franz seit 1991), in denen Indika-

toren und Risikomodelle für die Entstehung und den Verlauf psychischer Störungen auch unter Berücksichtigung von Psychotherapieakzeptanz und differentiellem Behandlungsbedarf geprüft wurden. Ausgangspunkt war auch hier die Population der ursprünglichen Feldstudie. Hier konnte der Langzeitspontanverlauf über mehr als 10 Jahre verfolgt und die Prädiktoren für den Verlauf isoliert werden. Darüber hinaus konnten besondere Verlaufstypen differenziert und jeweils miteinander verglichen werden.

Die Befunde ermöglichten die Isolierung von protektiven und die Salutogenese fördernde Faktoren (G. Reister: „Schutz vor psychogener Erkrankung", 1995). Schließlich konnten auch wichtige Einflußfaktoren ermittelt werden, welche die Psychotherapieakzeptanz wesentlich mitbestimmen – ein für die differentielle Versorgungsforschung höchst wichtiges Ergebnis (M. Franz, „Der Weg in die therapeutische Beziehung", 1997).

Das vorliegende Buch von M. Franz, K. Lieberz und H. Schepank gemeinsam herausgegeben – stellt die Summe eines weltweit einmaligen Projektes dar und gleichzeitig einen vorläufigen Abschluß der wissenschaftlichen Vita von Heinz Schepank, der in diesem Jahr seinen 70. Geburtstag gefeiert hat.

Damit ist indirekt ein anderer Aspekt dieses Buches angsprochen: Ohne Kenntnis über den Langzeitverlauf psychischer Erkrankungen muß deren Verständnis begrenzt bleiben. In einer Zeit, die insbesondere auf rasche und „neue" Forschungsergebnisse aus ist und in der manche Zeitgenossen das Ansehen eines Wissenschaftlers nach seinem Impactfaktor bestimmen, sind lang angelegte, prospektive Studien eine Ausnahmeerscheinung. Dies gilt insbesondere für den Langzeitverlauf psychischer Erkrankungen. Ohne den Mut von Heinz Schepank, hier gegen den Mainstream des Zeitgeistes zu schwimmen, wäre das Mannheimer Kohortenprojekt nicht möglich gewesen. Für diesen Mut gebührt Heinz Schepank und seinen Mitarbeitern nicht nur der Dank der wissenschaftlichen Community, sondern der vieler Psychotherapeuten und Patienten.

U. Rüger

Vorwort

Ein Vorwort soll in der gebotenen Kürze zwar auch den interessierten Leser ansprechen. Neben dessen informativer Einstimmung ist es jedoch vorrangig ein Ort des erforderlichen Dankes an alle Beteiligten, die bei diesem mehr als zwei Jahrzehnte umfassenden Forschungsprojekt mitwirkten. Das sind nicht wenige – anonyme wie prominente. Dank schulden wir sechs ganz unterschiedlichen Personengruppen: Den 600 vielfach untersuchten Probanden; den ca. 50 beteiligten Forschern und Infrastrukturkräften; den Financiers; den externen Projektberatern und Gutachtern im In- und Ausland, sowie Behörden und lokalen Verwaltungsbeamten und schließlich dem engagierten Verleger dieser Bilanz.

600 erwachsene deutsche Mannheimer Bürger, Männer und Frauen der Geburtsjahrgangskohorten 1935, 1945 und 1955, verdienen unseren aufrichtigen Dank für ihre freiwillige Mitarbeit an einem Forschungsprojekt. Sie waren nach striktem Zufallsprinzip ausgewählt aus dem Einwohnermelderegister, das uns freundlicherweise und zum Glück noch vor Einführung der strengen forschungsbehindernden Datenschutzgesetze zur Verfügung gestellt wurde. In zahlreichen, sehr persönlichen, wiederholten tiefenpsychologischen Interviews über mehr als 15 Jahre sprachen sie frei über Gesundheit und Krankheit, ihre Biographie und ihr Beziehungsgeflecht, ihre Gewohnheiten, private und berufliche Belange, sie gaben freimütig und offen und detailliert Auskunft und beantworteten eine Batterie von präzisen Fragen und Testbögen. – Auf der Offenheit, Ehrlichkeit und Zuverlässigkeit ihrer zum Teil sehr vertraulichen Angaben basiert die wissenschaftliche Substanz und der Wahrheitsgehalt des gesamten Projektes. Gefragt war nicht öffentlich-mediale Talkgeschwätzigkeit, nicht oberflächlich-geschminkte Haltung einer Abwehrfassade und auch nicht eine Sammelumfrage in einer Meinungsforschungsaktion – trotz aller methodischen Präzision in der Planung und Interviewabfassung und bei sorgfältiger statistischer Exaktheit der Auswertung.

Die für das Projekt aufgewendete professionelle Arbeitszeit allein der Wissenschaftler – in Planung, Teamarbeit, Organisation, Interviewzeit, Diktat, Auswertung, Dokumentation, Rechenzeit, Überprüfung, Verwaltung, Fahrzeit zum Aufsuchen der Probanden, Korrespondenz, Telefonate, Literaturstudium – um nur die wichtigsten Zeitposten aufzuzählen, betrug schätzungsweise annähernd sogar 70 sogenannte Mann-Jahre. Die vorbereitenden persönlichen Kontakte der Sozialarbeiter mit den Probanden und mit den Behörden nicht zu vergessen. Die vielen 10.000

Seiten – anfangs noch nicht einmal computergestützte – Schreibarbeit waren zu leisten: Von den ersten Anschreiben über die Klartextinterviews, die vielen Antrags-Zwischenbegutachtungstagungen bis zu den zahlreichen Publikationen wie dieser letzten zusammenfassenden hier.

Sie alle haben sich außerordentliche Verdienste erworben durch ihre ungewöhnlich tatkräftige, verantwortungsbewußte und – durch zahlreiche eingebaute oder nachträgliche Kontrollmechanismen auch nachgewiesene – höchst zuverlässige Mitarbeit. Ihnen allen gebührt mein großer Dank; sie haben – auch durch ihre stets produktive Kooperation bei dieser gewaltigen Teamleistung – große Verdienste um einen wichtigen Baustein in der Grundlagenwissenschaft/Erkenntnisgewinnung erworben.

So zeitaufwendige Leistungen wie die hier beschriebenen sind – bei aller notwendigen Motivation und Engagement – nicht in ehrenamtlicher Freiwilligkeit, in Wochenendüberstunden oder von Doktoranden/Habilitanden zu leisten. Auch die erforderlichen Probandenhonorare wären nicht durch Sponsoring oder Medienspektakel aufzubringen gewesen. Der Finanzleistung der Deutschen Forschungsgemeinschaft, die nach harten gutachterlichen Prüfverfahren im Rahmen zweier Sonderforschungsbereiche (SFB 116, Sprecher: H. Häfner und SFB 256, Sprecher: M.H. Schmidt) sowie der personellen und räumlichen Basisausstattung der Universität Heidelberg und des Zentralinstituts für seelische Gesundheit/Mannheim ist der Erfolg der Projektarbeit in erheblichem Ausmaß zu verdanken. Schätzungsweise ungefähr 2 Mio. DM sogenannter Drittmittel – d.h. neben der Grundausstattung von Zentralinstitut und Universität Heidelberg – sind hier zu veranschlagen.

Den vielen klinisch wie forschungserfahrenen fachkundigen kollegialen Beratern aus der allwöchentlichen Forschungskonferenz des ZI mit ihrer vielseitigen Fachkompetenz (in Methodik, Statistik, in Psychologie, Psychosomatik und Psychiatrie) verdankt das Projekt von seinen vorbereitenden Diskussionen (1975 ff.) in den ersten gedanklichen Konzeptionen und über die zahlreichen fachlichen Hürden im Genehmigungsverfahren (von den SFB-internen Selbstkontrollkommissionen über die externen Fachgutachter in den alle drei Jahre erfolgenden mehrtägigen Gutachtertagungen) ganz wesentliche Anregungen, Modifikationen, unterstützenden Rat und auch Auflagen. Einige unserer externen Fachgutachter, die mit großer kritischer Kompetenz unsere Arbeit verfolgten, seien – pars pro toto – dankend erwähnt: die Professorinnen A. Dührssen/Berlin und E. Duhm/Göttingen sowie die Professoren J. Angst/Zürich, U. Baumann/Salzburg, D. Beckmann/Gießen, R. Cohen/Konstanz, H. Helmchen/Berlin, H. Heimann/Tübingen, H. Kächele/Ulm, H. Katschnigg/Wien, H. Remschmidt/Marburg, J. Siegrist/Marburg, M. Pflanz/Hannover und H. Strotzka/Wien. Ohne ihre kritische Strenge, der wichtigen Fragestellung aber stets engagiert gewogene Begleitung, wäre das Projekt nicht in dieser Weise durchführbar gewesen. Mehrere von ihnen sind inzwischen verstorben oder emeritiert.

Ohne die Starthilfe der Stadt Mannheim bei der Stichprobengewinnung und die kontinuierliche Unterstützung bei der mühsamen Anschriftenermittlung der im Laufe der Jahrzehnte Fortgezogenen wäre die Repräsentativität des Projektes nicht erreichbar gewesen. Großer Dank an die Kommune. Die reibungslos unauffällige

wirtschaftliche Verwaltung der Grundausstattungs- wie der eingeworbenen Drittmittel durch Universitäts-/ZI- und SFB-Verwaltungen gab der Projektarbeit einen
nicht zu unterschätzend stabilen Rahmen und ermöglichte den Forschern, sich ungestört ihren Sachaufgaben zuzuwenden. Dank auch an die Mitarbeitenden in den
Verwaltungen der genannten Bereiche.

Ohne Publikation bleibt das Ergebnis eines Projektes Geheimwissen der Kun-
digen und bestenfalls ein Gerücht. Eine lukrative Vermarktung der Ergebnisse ist
bei einem Grundlagenforschungsprojekt aus den Sozialwissenschaften wie diesem
kaum denkbar, so wichtig die epidemiologischen Erkenntnisse gesundheitspolitisch – und für die künftigen Generationen auch präventiv – sein mögen. Nicht einmal an ein Sponsoring durch Pharmafirmen war zu denken. Ein Sachbuch wie
dieses ist auch nicht so publikumswirksam, daß ein Verlag mit Bestsellerauflagen
rechnen kann. Umso höher ist es dem wissenschaftlichen Springer Verlag anzu-
rechnen, daß er das finanzielle Wagnis einer monographischen Abschlußpublikation
unserer bereits unter dem Namen Mannheimer Kohortenprojekt in Fachkreisen
bekannten Forschungsergebnisse eingegangen ist. Ihm gilt unser letzter Dankesgruß.

H. Schepank
im Namen der Herausgeber

Inhaltsverzeichnis

A Einleitung

1 Fragestellung

H. Schepank, M. Franz

Die schlicht und einfach klingenden Fragen, deren Beantwortung wir uns nähern wollen, lauten:

1. Wie häufig sind – heute und hier – die psychogenen Erkrankungen in der Erwachsenenbevölkerung?
2. Wie verlaufen sie spontan, d.h. ohne Behandlung?
3. Was beeinflußt überhaupt die Entstehung dieser Erkrankungen und ihren weiteren Verlauf?

Die Untersuchung einer repräsentativen Zufallsstichprobe aus drei Geburtsjahrgangskohorten erwachsener Deutscher einer städtischen Bevölkerung aus Mannheim liefert für die Beantwortung dieser Fragen die empirische Basis. Die fachkompetente direkte Beobachtung der Bevölkerungsstichprobe – sowohl der gesunden wie der kranken Menschen – erfolgte über einen Zeitabschnitt von 15 Jahren. Über die technischen Schwierigkeiten der Durchführbarkeit solch einer Studie und die von uns praktizierten Lösungsansätze wird noch zu berichten sein (vgl. Kapitel B). Die Fragestellungen erfordern jedoch eine weitere Präzisierung und definitorische Vorklärungen.

Der Untersuchungsgegenstand, die **psychogenen Erkrankungen**, soll von uns – zunächst rein deskriptiv – verstanden werden als die große Gruppe der **Psychoneurosen** (z.B. Depressionen, Ängste, Zwänge etc.), die somatoformen oder funktionellen **psychosomatischen Störungen** (Beschwerden an verschiedenen Organen ohne nachweislich somatische Ursache) und die umfangreiche Gruppe der **Persönlichkeitsstörungen** einschließlich der Suchterkrankungen. Unabhängig von theoretischen Modellvorstellungen zur Ursache und Entstehung werden die (vorwiegend) psychogen verursachten Erkrankungen – nach obligatorischem Ausschluß einer organischen Ursache – als klinisch bedeutsame reaktive **Anpassungsstörungen** verstanden. Sie sind Ausdruck einer konflikthaft situationsbezogenen und persönlichkeitsspezifischen Erlebnisverarbeitung des betroffenen Individuums. In Auslösung und Verlauf besteht eine Abhängigkeit von der psychosozialen Biographie des Patienten.

Aus tiefenpsychologischer Sicht handelt es sich um unbewußte, im Rahmen gegenwärtiger Konfliktsituationen reaktualisierte Residuen kindlicher Entwicklungskonflikte oder Traumatisierungen. Die psychoanalytische Krankheitslehre beschreibt beispielsweise Konflikte in der Frühkindheit, traumatische Störungen, die Introjektion traumatisierender Bindungserfahrungen mit der Ausbildung Ichstruktureller Defizite und anpassungsmindernder Abwehrmechanismen als maßgebliche Ursachen. Zur symptomatischen Manifestation eines Konfliktes in Form einer psychogenen Erkrankung kommt es aus dieser Sichtweise, wenn eine bislang adaptive Abwehrformation in einer mit dem Grundkonflikt unbewußt assoziativ verknüpften Auslösesituation insuffizient wird. Psychogene Erkrankungen dienen insofern zunächst der Abwehr bzw. der Bewältigung konflikthafter Belastungen, allerdings aufgrund der be- und entstehenden Beeinträchtigungen auf einem suboptimalen Anpassungsniveau. Psychogenen Erkrankungen häufig zu Grunde liegende Konflikte sind Störungen des Selbstwertempfindens, der Beziehungsfähigkeit oder sexuelle Triebkonflikte. Aus lerntheoretischer Sicht resultieren psychogene Erkrankungen aus pathologischen Lernerfahrungen. Die Kategorisierung einer Erkrankung als „psychogen" sollte in epidemiologischen Studien jedoch möglichst unabhängig von der theoretischen Ausrichtung der Untersucher und aufgrund verbindlicher deskriptiv-klinischer Kriterien erfolgen.

Zu Beginn unserer Untersuchung wurden die psychogenen Erkrankungen noch nach der 8. Revision der WHO-Klassifikation (ICD-8, Ziffern 300–307) zugeordnet, im weiteren Verlauf nach der auch heute noch verwendeten Folgeversion ICD-9 (Ziffern 300–309; 316+)[1]. Diese ist in ihrer diagnostischen Einordnung der psychogenen Störungen eher (theoriebezogen) an klinischen Krankheitsentitäten orientiert. In Anlehnung an die aktuelle, deskriptiv-phänomenologisch akzentuierte Version der ICD-10 werden als vorwiegend psychogen verursacht klassifiziert die

- Psychoneurosen (F32, F33 z.T., F34.1, F40–F42, F44, F48), die
- Persönlichkeitsstörungen (inkl. Suchterkrankungen, F10–F19, F50, F60–F69), die
- somatoformen Erkrankungen (F45, F51, F52), die
- Psychosomatosen im engeren Sinne (F54+) sowie die
- psychotraumatischen Belastungsreaktionen und somato-psychischen Störungen (F43).

Die klinische Symptomatik psychogener Erkrankungen kann sich auf körperlicher, psychischer und/oder sozialkommunikativer Ebene manifestieren, wobei die verschiedenen Krankheitsbilder aufgrund typischer, deskriptiv erfaßbarer, klinischer Symptommuster voneinander abgrenzbar sind (Abb. 1).

Nicht zu den vorwiegend psychosozial verursachten Erkrankungen zählen Diagnosen wie die schizophrenen Psychosen, Zyklothymien, schizoaffektiven Psy-

---

[1] Psychoneurosen: ICD-9 300, Persönlichkeitsstörungen: ICD-9 301, Sexuelle Verhaltensabweichungen und Störungen: ICD-9 302, Suchterkrankungen: ICD-9 303, 304, 305, funktionelle u. a. psychosomatische Störungen: ICD-9 306, 307, reaktive Störungen: ICD-9 308, 309, psychosomatische Erkrankungen i.e.S. ICD-9 316+.

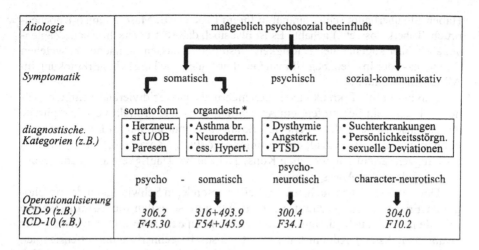

Ätiologie	maßgeblich psychosozial beeinflußt		
Symptomatik	somatisch	psychisch	sozial-kommunikativ
diagnostische. Kategorien (z.B.)	somatoform / organdestr.* • Herzneur. / • Asthma br. • sf U/OB / • Neuroderm. • Paresen / • ess. Hypert.	• Dysthymie • Angsterkr. • PTSD	• Suchterkrankungen • Persönlichkeitsstörgn. • sexuelle Deviationen
	psycho - somatisch	psycho-neurotisch	character-neurotisch
Operationalisierung ICD-9 (z.B.) ICD-10 (z.B.)	306.2 / 316+493.9 F45.30 / F54+J45.9	300.4 F34.1	304.0 F10.2

Abb. 1. Systematische Nosologie maßgeblich psychogen verursachter Erkrankungen. Herzneur. = Herzneurose, sf U/OB = somatoforme Unter-/Oberbauchbeschwerden, Asthma br. = Asthma bronchiale, ess. Hypert. = essentieller Bluthochdruck, Neuroderm. = Neurodermitis, Angsterkr. = Angsterkrankungen, PTSD = posttraumatische Belastungsstörung; auf der Ebene der diagnostischen Kategorien sind lediglich mögliche Beispiele aufgeführt. Die verschiedenen Krankheitsbilder sind der jeweiligen klinischen Hauptmanifestationsebene zugeordnet; dies bedeutet nicht, daß eine vorwiegend im psychischen Bereich imponierende Störung nicht zusätzlich z.B. auch körperliche Symptome verursachen könnte. *Bei dieser Störungsgruppe ist das Ausmaß der Beteiligung psychosozialer Faktoren an Auslösung und Verlauf umstritten. Daher standen diese Erkrankungen nicht im Mittelpunkt unseres Forschungsinteresses, sie wurden nicht gesondert erfaßt

chosen, Demenzen, hirnorganischen Psychosyndrome, Oligophrenien, exogenen Psychosen und Delirien.

Das Wort „häufig" und die hinzuzuordnenden epidemiologischen Grundbegriffe der **Prävalenz** und **Inzidenz** sind vorweg erklärungsbedürftig. Unsere Untersuchung zielte hauptsächlich auf die Prävalenz, d.h. den aktuellen Bestand, weniger – aber im Zeitverlauf durchaus auch – auf die Inzidenz, d.h. die Zahl der Neuerkrankungen in einem bestimmten Zeitabschnitt (meist pro Jahr angegeben). Bestand (Prävalenzrate) und Neuerkrankungen (Inzidenzrate) stehen in einer bestimmten Relation zueinander: Diese hängt vor allem ab von der üblichen Dauer einer Erkrankung. Eine ausgesprochen chronische Erkrankung (wie z.B. Diabetes mellitus oder chronische Polyarthritis) wird eine geringe Einjahresinzidenz bei etwa konstant bleibender Prävalenz zeigen. Diesen Verlaufstypen stehen viele psychogene Erkrankungen nahe. Eine genau umgekehrte Relation – viel höhere Inzidenzraten als Prävalenzwerte – weisen akute kurz dauernde und eventuell auch schnell zum Tode führende Erkrankungen auf, wie z.B. Herzinfarkt oder Schlaganfall.

Bei der **Prävalenzrate** ist noch zu unterscheiden zwischen dem aktuellem Bestand (Punktprävalenz) und der sogenannten Periodenprävalenz; dieses ist der Bestand und das Auftreten einer bestimmten Erkrankung in einem definierten zurückliegenden Zeitabschnitt, gegebenenfalls sogar als lebenslange Prävalenz, also im gesamten bisherigen Leben. Mit anderen Worten, die Antwort auf die Frage:

Haben Sie überhaupt schon einmal in Ihrem Leben (z.B. Masern, einen Knochen-
bruch, Tuberkulose etc.) gehabt? Es ist plausibel, daß sehr unterschiedliche Zahlen-
angaben über sogenannte „Häufigkeit" resultieren müssen, je nachdem, welchen
Prävalenz- oder Inzidenzbegriff man meint und auch wie lange eine Erkrankung im
Allgemeinen dauert.

Daß bestimmte Erkrankungen auch mehrmals und rezidivierend auftreten können, wie z.B. ein Schnupfen, ein Angstanfall oder eine produktive schizophrene
Krankheitsepisode, während andere Erkrankungen nur einmal im Leben auftreten
können, wie z.B. ein Suizid, ein bestimmtes tödliches Karzinom, – hat statistisch
im Langzeitverlauf naheliegende Konsequenzen bei Häufigkeitsangaben, besonders in Relation zu Altersgruppen.

Der Leser muß sich auch noch mit einer besonderen Schwierigkeit der psychogenen Erkrankungen vertraut machen: Wir unterscheiden die **administrative**
Prävalenz (bzw. auch administrative Inzidenz) von der „**wahren**" Prävalenz (oder
„wahren" Indizenz). Administrativ meint statistisch, rechnerisch und offensichtlich
in Erscheinung getreten, z.B. dadurch, daß eine Erkrankung/ein Ereignis amtlich
registriert wurde (etwa ein Todesfall) oder durch Inanspruchnahme einer Therapie-
Institution (wie Klinikaufenthalt etc.) bekannt wird. Die Dunkelziffer einer solchen
Inanspruchnahme und bei der Registrierung ist bei psychogenen Erkrankungen
jedoch ganz besonders hoch: Die entsprechenden betroffenen Patienten werden
nämlich von sehr verschiedenen Arztdisziplinen oder Beratungsinstitutionen oder
außermedizinischen Instanzen (z.B. Gerichten) erfaßt. Noch komplizierter: Viele
Leidende können gar nicht erkannt werden, weil sie überhaupt keine Hilfe aufsuchen oder sich selbst nicht als beeinträchtigt erleben. Um die große Dunkelziffer zu
klären und die wahre Prävalenz zu eruieren, ist es deshalb bei psychogenen Erkrankungen besonders wichtig und notwendig, eine sehr aufwendige Forschungsstrategie
zu verfolgen: Die Gesamtbevölkerung bzw. eine nachweislich repräsentative Stichprobe aus der Bevölkerung muß untersucht werden, um herauszubekommen, wie
häufig bestimmte Erkrankungen, in diesem Falle psychogene Erkrankungen, wirk-
lich sind. – Die meisten psychogenen Erkrankungen sind zudem auch mehr oder
weniger mit Schamaffekten belastet (z.B. sexuell abweichendes Verhalten, Ver-
wahrlosungserscheinungen, Abhängigkeitserkrankungen, aber auch viele Ängste,
Zwänge, Depressionen, Impulshandlungen wie Essstörungen oder Spielsucht etc.).
Bei ihnen führt nur eine Felduntersuchung an einer repräsentativen Bevölkerungsstichprobe zu dem Ziel, unsere Fragen zu beantworten.

Besonders wichtig hierbei ist auch, daß die **Verweigererquote** – bezüglich der
freiwilligen Teilnahme an der Studie – möglichst gering gehalten wird, weil sonst
die Generalisierbarkeit und Hochrechnung auf die allgemeine Gesamtpopulation
gefährdet ist!

Notwendiges Erfordernis für die Interpretation der Befunde ist zudem ein
Konsens über den **Schweregrad** der Ausprägung. Hierfür gab es bisher noch keine
verbindliche und alle psychogenen Erkrankungen und Störungen umfassende
Maßeinheit. Eine Schweregradbeurteilung ist aber gerade deshalb besonders wichtig, weil Bagatellsymptome der mannigfaltigen psychogenen Erkrankungen sehr
häufig sind. Ohne solch eine Meßgröße würde eine sinnleere Aussage resultieren:

Man käme nämlich zu dem Ergebnis, fast alle Menschen seien meistens „krank". Für die Schweregradeinstufung eines Probanden (und analog auch im klinischen Bereich bei einer Inanspruchnahme durch einen Patienten) haben wir den Beeinträchtigungsschwerescore (BSS; Schepank, 1995a) entwickelt. Er ist für unsere gesamte Langzeituntersuchung ein zentrales Messinstrument (genauere Erläuterung in Kapitel B 3 und C 1; siehe auch Anhang BSS).

Nur mithilfe dieser Schweregradeinschätzung ist eine sinnvolle **Falldefinition** möglich. Diese Falldefinition muß vor Beginn der Erhebung grundsätzlich festlegen, was als Fall von psychogener Erkrankung gelten soll (Vgl. Seite 41).

Schließlich ist es in einer wissenschaftlichen Arbeit erforderlich zwecks Überprüfbarkeit der Ergebnisse, auch anzugeben, wie und d.h. mit welchen „Instrumenten" eine Person als „ein Fall von ... " identifiziert, d.h. aus dem Gesamt der Stichprobe herausgefiltert und diagnostiziert worden ist. Die sogenannten **Instrumente zur Fallidentifikation** waren in unserem Untersuchungsplan hauptsächlich ein strukturiertes, halbstandardisiertes Interview sowie verschiedene Beschwerdefragebögen und standardisierte Test (vgl. Kapitel B 3).

Um eine möglichst klare Grenze zu ziehen und um mögliche Überschneidungen oder unklare Ursachenbezüge zu vermeiden, haben wir von vornherein *ausgeschlossen*:

1. Menschen mit einer (in der Gesamtbevölkerung nicht sehr häufigen) psychotischen Erkrankung wie Schizophrenie oder manisch-depressive Erkrankung, d.h. eben diese psychischen Erkrankungen mit weitgehend unklarer Ursache, die aber das Gesamtbild der psychogenen Erkrankungen verfälschen würden.
2. Ebenso ausgeschlossen wurden Probanden mit so gravierenden primär somatischen Erkrankungen, daß eine ausführliche und sinnvolle psychologische Untersuchung unmöglich war, z.B. Menschen mit hochgradigem Schwachsinn oder Demenz oder Taubstummheit. Alle bestehenden anderen primär somatischen Erkrankungen wurden zwar sorgfältig bei jedem Probanden (auch anamnestisch) registriert; bei der Auswertung wurden sie jedoch nicht berücksichtigt, soweit nicht psychogene Einflüsse sicher nachweisbar waren.

Eingeschlossen in die Gruppe psychogener Erkrankungen sind süchtige Verhaltensweisen und Risikoverhalten. Im Falle von Suchtverhalten wurde eine einschlägige ICD-Diagnose vergeben sowie eine Schweregrad-Beurteilung auf der sozial-kommunikativen Skala des BSS. Die ggf. somatischen Folgen psychogener Erkrankungen (z.B. Leberzirrhose beim Trinker, chronische Bronchitis oder Bronchial-Carcinom beim Raucher) haben wir selbstverständlich bei der Schweregradbeurteilung (BSS) berücksichtigt, jedoch nicht als psychogene Erkrankungen gesondert registriert.

Überhaupt haben wir uns erspart, somatische Untersuchungen vorzunehmen. Auch bei den meisten Konsultationen bzgl. psychogener Erkrankungen in einer ambulanten psychotherapeutischen Praxis oder Institution sind ja somatische Voruntersuchungen zur Abklärung meist deshalb nicht nötig, weil die Patienten fast immer schon in vielen voran gegangenen ärztlichen Konsultationen somatisch untersucht und vorabgeklärt sind.

Um es noch einmal präziser zusammenzufassen. Unsere **Fragestellung** und das **Untersuchungsziel** lauteten: Gemäß einer vorher festgelegten Falldefinition und mit präzisen Fallidentifikationsinstrumenten sollten die *wahren Prävalenzraten psychogener Erkrankungen in der erwachsenen deutschsprachigen Mannheimer Bevölkerung* eruiert werden: Bei Fällen wie auch bei Nicht-Fällen sollte der *weitere Verlauf dieser Erkrankung* oder des Gesundheitszustandes *innerhalb von 15 Jahren* beobachtend verfolgt werden. Es galt ferner, die die Entstehung und den Verlauf beeinflussenden Faktoren zu erkunden.

Insgesamt gingen in die Untersuchung die Ergebnisse von 600 Mannheimer Bürgern ein. Sie entstammen zu gleichen Anteilen aus den drei Geburtsjahrgangs- kohorten 1935, 1945 und 1955 und sind je zur Hälfte Männer und Frauen. Bei Be- ginn der Untersuchung (1979) waren die Probanden also im Durchschnitt[2] 25, 35 bzw. 45 Jahre alt. Nach insgesamt 15jähriger Projektdauer waren sie schließlich (1994) ca. 40, 50 bzw. 60 Jahre alt.

In der ersten Querschnittsuntersuchung (ab 1979) wurde die demographische Verteilung ggf. gefundener Symptommanifestationen und Fälle über die drei Grundvariablen Geschlecht, Alter und Sozialschichten untersucht und in einer monographischen Darstellung (Schepank, 1987a,b) beschrieben, im Folgenden immer mit A-Studie benannt. In diesem Rahmen sind auch retrospektiv in einem analytisch-epidemiologischen Design der frühkindliche Entwicklungsverlauf mit entsprechenden pathogenen Faktoren sowie aktuelle Life Events als auslösende Si- tuationen eruiert und interpretiert. In einer Wiederholungs-Untersuchung drei Jah- re später haben wir den ersten Ansatz für die Verlaufsstudie durchgeführt: B-Studie (Schepank 1990). Schließlich wurde an einer Teilstichprobe mittelschwer beein- trächtigter Probanden der B-Studie, der von uns so genannten Risikopopulation oder Mittelgruppe, der weitere Verlauf zu zwei Zeitpunkten untersucht (c-Studie, D_m-Studie; vgl. Kapitel C 4.1). Bei einer speziellen Untergruppe dieser Risiko- stichprobe wurde die Beobachtung des Verlaufs zusätzlich unter dem Einfluß einer – nach Zufallsprinzip zugeteilten – Therapieintervention im Sinne experimenteller Epidemiologie beobachtet (vgl. Kapitel C 6). Bei allen anderen wurde weiterhin der Spontanverlauf registriert. Die in der c- und D_m-Studie nicht eingeschlossenen Gruppen besonders stabil Gesunder und stärker Kranker wurden in einer ergän- zenden Untersuchung (D_e-Studie, zeitgleich mit D_m) ebenfalls erfaßt, so daß nach Zusammenfassung der D_m und der D_e-Teilstichproben zur D-Studie mit den Unter- suchungszeitpunkten A, B und D ein repräsentativer Gesamtüberblick über den Langzeitverlauf vorliegt (grafischer Überblick im Flussdiagramm Abb. 2 in Kap. B1).

---

[2]   Da die erste Querschnittsuntersuchung von allen 600 Menschen sich über drei Jahre erstreckte, unterschied sich das Alter der einzelnen Individuen zum Untersuchungszeitpunkt um 1–2 Jahre von dem genannten Alter.

2 Zur Ursachendiskussion psychogener Erkrankungen

H. Schepank

Niemand wird so naiv sein, in diesem Kapitel ähnlich exakte und einlinige Aussagen zu erwarten wie bei den klassischen Gesetzen in der Physik. Der heutige Wissensstand der Experten ist jedoch auch nicht mehr im Zustand vagen Vermutens, philosophischer Begriffsdialektik oder gar von Glaubenspostulaten beherrscht. Sicher ist, daß wir es bei den Ursachen der meisten psychogenen Erkrankungen gemäß der Definition im vorangegangenen Kapitel mit nicht nur einem einzigen Faktor zu tun haben: weder mit einem isoliert erlittenen psychosozialen Trauma, noch etwa mit einem molekularbiologisch faßbaren Defekt. Wir müssen nach heutigem Wissen davon ausgehen, daß wir ein **multifaktorielles Geschehen** vor uns haben, dessen kompliziertes Zusammenspiel es aufzuhellen gilt. Einige grundlegende Faktoren, die schließlich zur Manifestation einer psychogenen Krankheitssymptomatik maßgeblich beitragen, sind – noch ohne ihre differentielle Gewichtung – im folgenden zu benennen:

A. Für psychogene Krankheits-/Symptommanifestationen gilt praktisch immer, daß eine **aktuelle auslösende Situation** vorangegangen ist. Diese mag sehr gravierend und für jeden Außenstehenden leicht einfühlbar oder auch vergleichsweise nur geringfügig, fast bagatellhaft, gewesen sein, dem betroffenen Individuum bewußt oder nur für den Experten erkennbar. Im Einzelfall (insbesondere bei länger zurückliegendem Krankheitsbeginn) ist sie auch überhaupt nicht schnell aufzudecken, sondern wird erst z.B. im Rahmen einer therapeutischen Situationsanalyse transparent. Unter verschiedenen theoretischen Aspekten gehen hier

a) die *psychoanalytisch-dynamische Sichtweise* von einer bedeutungsgeladenen oder beziehungs- oder triebdynamisch verstandenen sogenannten Versuchungs-/Versagungssituation aus; die

b) *Lerntheoretiker* sehen es unter SR-(stimulus reponse)-Gesichtspunkten mehr statisch-neutral;

c) *sozialpsychologische oder medizinsoziologische Forschungsansätze* analysieren losgelöst vom Einzelfall auf einer mehr global statistischen kollektiven Ebene den Einfluß z.B. sog. Life Events oder schichtspezifische Einflüsse.

Die zu suchenden entsprechenden symptomauslösenden psychosozialen Umgebungs-/Einflußfaktoren liegen – unabhängig vom jeweils theoretischen Aspekt – meist in zwischenmenschlichen oder intraindividuellen Konfliktkonstellationen, im persönlich-emotionalen und partnerschaftlich-sexuellen Erleben sowie in beruflichen, finanziellen und weiteren Lebensbereichen. Gegensteuernde, z.B. partnerschaftliche hilfreiche Supportfaktoren, Copingmechanismen können positiv (salutogen) das Ausmaß der schädigenden Einflüsse kompensieren.

Allgemein anerkannt ist auch – insbesondere bei der unter a) benannten Betrachtungsweise – die dynamische Regel: Das Gewicht einer auslösenden Ver-

suchungs-/Versagungssituation ist umgekehrt proportional der Stärke einer vor-
gegebenen Krankheitsdisposition. Das heißt: bei einer stark vorgeschädigten
Persönlichkeit genügt ein geringfügiger oder sogar ein Bagatellanlaß als Trigger
für die Manifestation einer Krankheitssymptomatik; ein sehr stark belastendes
Trauma andererseits kann auch eine vorher stabil gesunde Persönlichkeit aus der
Balance werfen und zu Symptommanifestationen führen.

B. Diese **Disposition** der vorgeformten und gewachsenen Persönlichkeit basiert auf

B1. der erbgenetisch angelegten Matrix allgemeiner Reaktionsmöglichkeiten,
Schwächen und Stärken (z.B. Sensibilität, Angsttoleranz, Frustrationstoleranz,
Aggressionspotentiale, Begabung etc.) und/oder krankheitsspezifischen Erb-
faktoren;

B2. im Laufe des Lebens – und zwar vor allem frühkindlich – erlebten/erlittenen
psychosozialen Einflüssen, die die gesamte Persönlichkeit in bestimmter Weise
geformt, geprägt und ggf. auch geschädigt haben. Anders (nach Theorie b) formuliert: ihrer Lerngeschichte.

C. Zu dem aktuell beobachtbaren Zustandsbild – auch im Falle einer psychogenen Erkrankung – tragen weitere **rahmengebende Konstellationen** bei. Sie sind
u.a. in gesellschaftlichen Konventionen, in Strukturen des Gesundheits- und Versorgungssystems, in ökonomischen Rahmenbedingungen des Einzelnen und der
Gemeinschaft verankert. Sie können im ungünstigen Fall bewirken, daß eine Chronifizierung, Verfestigung, Erstarrung oder sogar Ausweitung und Verstärkung der
Symptomatik eintritt; im anderen günstigeren Falle aber auch eine Veränderung im
Sinne von Heilung, Besserung, Minderung der Symptomatik bewirken – etwa unter
einer Therapie oder aufgrund von Coping-Prozessen.

Die genannten ursächlichen Komponenten sind uns als Ergebnis umfangrei-
cher klinischer Erfahrung bekannt. Für ihren wissenschaftlich fundierten Nachweis ist es nun forschungsmethodisch wichtig, folgendes zu beachten: Bei einem
Inanspruchnahme-Patienten, der wegen seiner umschriebenen Symptomatik eine
Behandlung sucht, sind die Faktoren zu A (auslösende Situationen) mit einer gewissen Verläßlichkeit meist eruierbar. Falls die Trigger-Situation im ersten diagnostischen Gespräch nicht zu erhellen ist, pflegt sie während einer längeren Therapie
deutlicher zu werden. Sehr viel schwieriger dagegen ist ein schlüssiger Nachweis
im Rahmen der Felduntersuchung bei Nicht-Patienten. Entsprechende traumatisierende Ereignisse liegen nämlich dann meist länger zurück. Da die Symptome für
den betreffenden Forschungsprobanden weniger quälend und umschrieben in Erinnerung sind, vielleicht gar nicht als krankhaft von ihm empfunden werden, fällt
ihm selbst bei bereitwilliger Mitwirkung an unserer Untersuchung eine solche
symptomauslösende Rahmenbedingung gar nicht ein. Es kommt hinzu, daß die
meisten Menschen mehrere verschiedene Symptome nennen können. Der Forscher
hat es also in dieser Hinsicht sehr viel schwerer. Hilfreich kann ein probates
Forschungsmittel sein: die fragebogengesteuerte Eruierung von Life Events.

Die Bedingungsfaktoren zu B1, die erbgenetischen, erfordern grundsätzlich eine andere als eine dezidiert epidemiologische Feldforschungsstrategie. Als Forschungsdesign im ersten Ansatz/Schritt, d.h. auf der phänomenologischen, deskriptiven Ebene, eignet sich hier ganz bevorzugt die Zwillingsmethodik; ferner die genealogische Analyse[3] oder z.B. auch Adoptionsstudien. Die Forschung kann dann über weitere somatisch-morphologische Komponenten oder physikalisch-chemische Forschungsstrategien (z.B. bzgl. der Transmitter, der Proteine oder der Stoffwechselchemie) weiter bis zu einer molekularbiologischen Analyse letztgültige Klärung schaffen.

Soweit man das Feld heute überblickt, muß bezüglich der genetischen Faktoren davon ausgegangen werden, daß es sich nicht um ein Entweder-Oder, also Erbe oder Umwelt, handelt, sondern um ein Sowohl-als-Auch. Soweit erbliche Faktoren mitspielen, wird man auch nicht nur *ein* spezielles Neurose-Gen erwarten dürfen, sondern insgesamt ein Faktorenbündel mit kompliziertem Zusammenspiel. Dessen einzelne Gen-Komponenten unterliegen selbstverständlich den Mendel'schen Vererbungsgesetzen wie bei anderen polygen determinierten Erscheinungen grundsätzlich auch.

Zu B2: Wegen der bei erwachsenen Probanden inzwischen verstrichenen Zeit ist es noch schwieriger als für die auslösende Situation traumatisierende, schädigende psychosoziale Einflüsse aus früherer Zeit – seit einer ggf. in der Kindheit erlittenen psychosozialen Belastung/Traumatisierung und ihrer Spätfolge als aktueller neurotischer Symptomatik –, insbesondere aus der Frühkindheit, durch Befragung retrospektiv zu eruieren.

Einmal ganz abgesehen von üblichem Vergessen und Erinnerungstäuschungen unterliegen eigene biographische Daten bestimmten oftmals tendenziösen Verarbeitungsmechanismen, Entstellungen, Verdrängungen etc. Meist handelt es sich ja nicht um einfache Traumata, z.B. Verlusterlebnisse, einmalige Mißhandlungen, Gewalttätigkeiten etc., sondern um kontinuierliche persönlichkeitsschädigende, „verbiegende" oder in ihrer Triebdynamik einschränkende „hemmende" oder in ihren Reaktionsweisen (Kontakt- und Bindungsverhalten, Stichwort: Übertragung) einengende Einflüsse, die über längere Zeit ihre Wirksamkeit entfaltet haben z.B. der Einfluß eines psychisch selbst schwer kranken z.B. depressiven oder steuerungsschwachen oder süchtigen Elternteils, oder komplizierte familiäre Konstellationen zwischen den Eltern und Geschwistern oder anderen Familienangehörigen.

Daß diese Faktoren auch über die zeitliche Entfernung bis ins Erwachsenenalter hin pathogene Folgen haben können, ist durch die klinische Empirie und viele Studien (vgl. Kapitel A 3) hinreichend erwiesen; sie im Einzelfall zu gewichten oder in ihrer Interaktion zu entflechten, bedarf vieler Bemühungen.

---

[3] Bei dieser Familienbeobachtung muß allerdings mit einer Konfundierung von zwei Übertragungsmodi von der Eltern- zur Kindgeneration gerechnet werden, die schwer auseinanderzuhalten sind: Der rein biologisch-chromosomale genetische Erbgang einerseits und demgegenüber die sog. soziale Vererbung per Erziehung, Tradition, psychologische Identifikation und anderen Lernvorgängen.

Zu C: Inwieweit die gesamte äußere rahmengebende Konstellation Einfluß auf eine bereits bestehende Symptomatik ausübt, ist nur anhand der Biographien Betroffener zusammen mit der familiär-beruflich-sozialen Gesamtsituation der Personen und unter Einbeziehung auch umfassender soziologisch-historischer und zeitgeschichtlicher Analysen zu erhellen. Dabei ist z.B. an Arbeit, Arbeitslosigkeit, Berentung, an soziale Konventionen im Bereich Partnerschaft und deren Änderungen, an finanzielle Abhängigkeiten und das Umfeld einschließlich juristisch verbindlicher vertraglicher oder auch moralisch begründeter Verpflichtungen zu denken (bevorzugt z.B. an Unterhalts- und Sorgepflichten für Eltern, Partner, Kinder).

Bei all den genannten persönlichkeitsdisponierenden, den symptomauslösenden und den die Symptomatik beeinflussenden Faktorengruppen ist es eine Forschungsaufgabe, theoretische Modelle ihrer Interaktion zu entwickeln. Der Zeitpunkt (oder soweit nicht punktuell: der Zeitabschnitt) der Einflüsse spielt sicher eine Rolle. Auch wenn es beim Menschen so etwas wie eine Prägung – im Sinne der allseits bekannten Lorenz'schen Graugänse – in dieser unwiderruflich starr festgelegten Form nicht gibt, spielen doch zweifellos Lerneinflüsse in Zeitabschnitten mit höherer Sensibilität und Beeinflußbarkeit (frühe Kindheit, pubertäre Reifephase, Schwellensituationen) eine maßgebliche Rolle – wie bei Primaten und manchen Haustieren auch.

Grundsätzlich gilt es, auch noch folgendes zu bedenken: Besonders im psychologischen Bereich ist die Position des Beobachters selbst und seine Interaktion mit dem zu beobachtenden „Objekt" von Bedeutung für die Ergebnisse, für ihre Echtheit, ihre „Objektivität", den Wahrheitsgehalt jeglicher Aussage. Das gilt nicht nur dann, wenn es sich um Deutungen von Befunden handelt. Bereits bei der Sammlung von Tatsachen, der Sichtung der Realität, ist das wichtig und ganz besonders dann, wenn die Beobachtungsdaten erst in einer Interaktion, durch eine irgendwie formulierte Frage und einen fragenden Mitmenschen, den Experten, erhoben werden müssen.

Schließlich sollte im Rahmen einer Diskussion und wissenschaftlichen Gewichtung von Ursachen auch an eine mögliche Voreingenommenheit und Interessegesteuertheit gedacht werden: sowohl seitens der Forscher, die ihre Ergebnisse mitteilen, wie auch bei den diese Akzeptierenden oder den Kritikern sind berufspolitische Dimensionen und gesellschaftliche, soziale, ja religiöse Konflikte und Wertordnungen zu bedenken. Dabei ist mit dem Stichwort „Interesse" keineswegs nur an ökonomisch-materielle oder Rivalitäts- und Machtbedürfnisse zu denken, sondern an durchaus „ehrenhafte" Werthaltungen, Überzeugungen und ethische Prinzipien bis zu religiösen und Glaubenspostulaten. Hierzu liefert die Geschichte – sogar die der Astronomie – gigantische Beispiele. Es sei daran erinnert, daß ein solch fundamentales Bedürfnis und Konfliktpotential, wie es die Sexualität und der Unterschied der Geschlechter bieten, erst in den letzten Jahrzehnten zum Gegenstand halbwegs nüchterner, wissenschaftlicher Untersuchung und zum Teil sachlicher Auseinandersetzung werden konnten.

3 Untersuchungen zu Häufigkeit, Verlauf und Ursachen psychogener Erkrankungen

S. Häfner, M. Franz

Häufigkeit

Mit wenigen, im Folgenden kurz referierten Ausnahmen gibt es bis in die Mitte der 70er Jahre kaum Erkenntnisse auf dem Gebiet der deskriptiven Epidemiologie psychogener Erkrankungen.

Die Psychoanalytikerin Esther Winter fand in einer Untersuchung der Mitarbeiter der Berliner Reichsbahn eine lebenslange Prävalenz für Neurosen (im umfassenden Sinn) von 64%, davon 8,5% schwerwiegende Erkrankungen. Hauptsymptome waren Depressionen, Magenbeschwerden, Ängste und Verwahrlosung. Ein Vorzug dieser Studie (Winter, 1958/59) ist, dass Bagatellstörungen kompetent und sorgfältig erfasst und bezüglich ihres Krankheitsgrades anhand einer Schweregradgewichtung angemessen eingestuft wurden. Ein weiterer früher Meilenstein ist die Longitudinalstudie über das Vorkommen psychischer Störungen in Island durch Helgason (1964, 1978), der 5.395 Isländer der Geburtsjahrgänge 1895–1897 erfaßte. 28,6% der Probanden, die in den Jahren 1956/57 teils persönlich, teils brieflich befragt wurden, zeigten psychische Störungen.

Pflanz (1962) kam in einer Übersicht von 54 Studien aus westlichen Ländern zu dem Schluss, dass etwa ein Drittel der Patienten, die um ärztliche Hilfe nachsuchten, an psychovegetativen Störungen litten. Bis in die Mitte der 70er Jahre blieb der Erkenntnisstand zur deskriptiven Epidemiologie psychosomatischer Krankheitsbilder aber weiter sehr lückenhaft. Neugebauer et al. (1980) stellten 24 bedeutende Feldstudien aus Nordamerika und Europa aus der Zeit nach 1949 zusammen, wiederum ohne funktionell-psychosomatische Störungen gesondert zu betrachten. Für Neurosen wird dabei ein Median der tatsächlichen Prävalenz von 9,4% in der Gesamtbevölkerung und für Persönlichkeitsstörungen von 4,8% mitgeteilt, freilich mit Maximalschwankungen von unter 1% bis über 60%. Mangelhafte Differenzierung der Häufigkeitskennwerte (Inzidenzraten ergeben niedrige, lebenslange Prävalenz hohe Werte), unterschiedlich enge Falldefinitionen (Schweregrad der Störung, Art der untersuchten Symptome/Krankheiten), die Verwendung von Fallidentifikations-Instrumenten unterschiedlicher Spezifität und Sensitivität, die unterschiedliche Kompetenz der Untersucher (trainierte Laien, Hausfrauen) sowie unterschiedliche Untersuchungs-Designs (bzgl. Probandengewinnung, Fokussierung der Fragestellung, Altersgruppen) können die extreme Schwankungsbreite erklären.

Erste Resultate, die auf die Häufigkeit psychogener Erkrankungen schließen ließen, erbrachten die Midtown-Manhattan-Studie I und II (Srole et al., 1962; Langner und Michael, 1963; Srole, 1975), die Stirling-County-Studie (Leighton et al., 1963) und die Studie von Hagnell (1966, 1970) an der gesamten Bevölkerung zweier südschwedischer Gemeinden. In Abhängigkeit von den jeweiligen Forschungskriterien streuten die Häufigkeitsangaben für neurotische Störungen unter Einschluss funktioneller psychosomatischer Syndrome in verschiedenen Untersuchungen jedoch zwischen 13% und 80%.

Auf eine längere Tradition können Praxisstudien aus Österreich (Strotzka et al., 1969) und Deutschland (Vogt, 1957/58, Zintl-Wiegand et al., 1980, Kruse et al., 1999) zurückblicken. Stets wird von mehr als einem Drittel unter den Patienten der Allgemeinärzte berichtet, welche mit psychogenen, vorwiegend vegetativ-somatoformen Beschwerden zur Behandlung kommen. Allenfalls die Hälfte dieser Patienten wird jedoch entsprechend korrekt diagnostiziert, lediglich ein Bruchteil erhält eine störungsadäquate psychotherapeutische Behandlungsempfehlung (Franz und Schepank, 1994).

War der Kenntnisstand zur Prävalenz psychosomatischer Syndrome schon gering, so erst recht zu einzelnen Aspekten der Demographie, beispielsweise zur Verteilung psychosomatischer Erkrankungen nach soziodemographischen Variablen. Lediglich hinsichtlich der Geschlechtsvariable besteht in der Literatur Einigkeit, dass psychosomatische Störungen beim weiblichen Geschlecht häufiger anzutreffen sind (Dohrenwend und Dohrenwend, 1976; Neugebauer et al., 1980). Bezüglich der sozialen Schichten schließlich setzte sich seit Freedman und Hollingshead (1956) und später durch die Untersuchungen von Robins und Regier (1991) die Auffassung durch, dass psychosomatische Syndrome sich in den unteren sozialen Schichten häufen.

Dilling und Weyerer stellten die Ergebnisse einer zwischen 1975 und 1977 durchgeführten repräsentativen Felduntersuchung (Oberbayerische Feldstudie) zusammen (1.536 Einwohner ländlicher bzw. kleinstädtischer Gemeinden in Oberbayern ab 15 Jahren; Fallidentifikation: Goldberg-Cooper-Interview (Goldberg et al. 1970); Beschwerdelisten nach von Zerssen (1976)). Gemäß ICD-8 wurde die aktuelle Punktprävalenz diagnostiziert. Die Hauptdiagnose einer neurotischen oder psychosomatischen Erkrankung (wobei die Untersucher hier deutliche Unsicherheiten berichten) wurde am häufigsten gestellt, und zwar für 26,4% der erwachsenen Bevölkerung (20,5% Psychoneurosen nach ICD-8: 300; 5,6% psychosomatische Störungen (ICD-8: 305, 306.4/5, 306.8, angeführt von Beeinträchtigungen des Magen-Darm-Traktes und des Herz-Kreislauf-Systems)), Persönlichkeitsstörungen inklusive Suchterkrankungen wurden bei 7,3% der Untersuchten diagnostiziert (ICD-8: 301.4). Erneut überwog der Frauenanteil bei den neurotischen und psychosomatischen Diagnosen, der Männeranteil dagegen bei Alkoholproblemen. Auch bei dieser Studie ist zu erwähnen, dass sie überwiegend von psychiatrischen Assistenzärzten, die in der Diagnostik psychosomatischer Erkrankungen nicht sonderlich erfahren waren, durchgeführt wurde. Die Quote der psychosomatischen Syndrome dürfte insbesondere deshalb so niedrig ausgefallen sein, weil das diagnostische Hauptinstrument, das Goldberg-Cooper-Interview, diesbezüglich im Vergleich zu anderen Symptombereichen recht grobmaschig gehalten ist (Dilling und Weyerer, 1984).

1984 legte das National Institute of Mental Health (NIMH), USA, erste Ergebnisse des Epidemiologic Catchment Area Program (ECA-Studie, Regier et al., 1984; Robins et al., 1984; Myers et al., 1984) aus drei amerikanischen Großstädten vor. Für sämtliche psychiatrisch relevanten Diagnosen zusammengenommen erbrachte diese Untersuchung eine 6-Monats-Prävalenz zwischen 16% und 24% und eine lebenslange Prävalenz zwischen 30% und 40%. Die Rangreihe der Diagnosen wird angeführt von Alkoholabusus und Persönlichkeitsstörungen bei Männern sowie von Phobien und depressiven Episoden bei Frauen. Trainierte Laienberater hatten mit Hilfe des Diagnostic Interview Schedule (DIS) 9.543 Personen befragt und sie anhand dieses Manuals gegebenenfalls einer Kategorie des Diagnostic and Statistical Manual of Mental Disorders (DSM-III, American Psychiatric Association, 1980; Deutsch: Koehler und Saß, 1984) zugeordnet. Ein wesentlicher Mangel dieser Untersuchung ist die Datenerhebung durch trainierte Laien, die speziell bei funktionell-vegetativen bzw. somatoformen Störungen unrealistisch niedrige Resultate erbrachte: die Monats- aber auch die Lebenszeit-Prävalenz der Somatisierungsstörung i.e.S. (unter Verwendung des DIS-Interviews und orientiert an den allerdings sehr engen DSM-III-Kriterien) betrug unter 1%, ein Wert, der jeglicher klinischer Erfahrung vollkommen widerspricht. Auch die Folgeuntersuchung replizierte das zweifelhafte Ergebnis der Erstuntersuchung: Die Häufigkeit eines somatoformen Syndroms (vier oder mehr somatoforme Symptome bei Männern, sechs oder mehr bei Frauen) wurde nun – immer noch unrealistisch niedrig – mit 3,9% (Einjahresprävalenz) angegeben (Swartz et al., 1991). Dieser Artefakt macht das Epidemiologic Catchment Area Program für alle Belange der Psychosomatischen Medizin leider gegenstandslos und wirft erhebliche Zweifel an der diagnostischen Kompetenz der Interviewer und der diesbezüglichen Brauchbarkeit des DIS (vgl. Kessler et al., 1994) und des DSM-III auf.

Gehtinen et al. (1990) beschreiben in einer epidemiologischen Studie in Finnland eine Prävalenzrate von 17,4% für alle psychischen Erkrankungen (Angsterkrankungen: 6,2%, neurotisch-depressive Störungen 4,6%).

Anderen Untersuchungen zufolge sind somatoforme Beschwerden außerordentlich häufig. In Bevölkerungsstichproben werden somatoforme Symptome in einer Größenordnung von 80% (Kellner, 1986) angegeben. Patienten mit somatoformen Beschwerden gehören ausserdem zu den intensivsten Nutzern des medizinischen Versorgungssystems (Fink, 1992a, b; Hoffmann, 1994; Lamprecht, 1996; Franz u. Schepank, 1995; Portegijs et al., 1996). In neueren klinischen Untersuchungen im primärärztlichen ambulanten Versorgungsbereich stehen die somatoformen Erkrankungen an erster Stelle der vergebenen Diagnosen psychogener Erkrankungen. Nach Tress et al. (1997) leiden 17,1% (Frauen 19,3%, Männer 12,3%) der in Allgemeinpraxen gesehenen Patienten an einer krankheitswertigen somatoformen Störung. Auch amerikanische Studien bestätigen diese Häufigkeitsangabe. So fanden Bridges et al. (1991) im primärärztlichen Versorgungsbereich ebenfalls eine Prävalenz somatoformer Erkrankungen von ca. 19%.

Die hohe Varianz der Häufigkeitsangaben in der Literatur resultiert aus der fehlenden, unzureichenden oder unterschiedlichen Berücksichtigung der Symptomanzahl und der Beeinträchtigungsschwere als wesentlichen Parametern der Diagnose und Falldefinition (Franz et al., 1998b).

Untersuchungen im hohen Alter sind ebenfalls selten. Eine Ausnahme stellt die Berliner Altersstudie (Helmchen et al., 1996; Mayer und Baltes, 1996) dar, die die psychiatrische Morbidität bei Hochbetagten im Alter von 70–84 Jahren und Höchstbetagten (über 85-jährige) untersuchte. Diagnostisch fanden sich nach DSM-III-R bei 4,2% schwer ausgeprägte bzw. bei insgesamt 23,5% psychische Störungen; nach dem klinischen Urteil der untersuchenden Psychiater lagen sogar bei 40,4% psychische Störungen mit Krankheitswert vor, überwiegend mit leichtem Ausprägungsgrad. Im Vordergrund des Erkrankungsspektrums standen Störungen wie Insomnien (18,8%) oder unspezifische depressive Störungen (17,8%) sowie Demenzerkrankungen (13,8%).

Verlauf

In einer Zusammenfassung von 14 Studien zum Spontanverlauf neurotischer Erkrankung berichtete Bergin (1971) eine mittlere Remissionsrate von 30% und Lambert (1976) eine mittlere Remissionsrate von 53% (Bereich von 18%–66%). Diese Varianz wurde durch unterschiedliche klinische Stichproben, Untersuchungsintervalle und Outcome-Variablen verursacht. Eysenck's Hypothese einer außerordentlich hohen Spontanremissionsrate bei psychogen beeinträchtigten Patienten (Eysenck, 1952 unter Berufung auf Denker, 1947) wurde methodisch und inhaltlich kritisiert und ist heute mittlerweile widerlegt (Luborsky, 1954; Dührssen und Jorswieck, 1962; Strupp, 1963; Cremerius, 1966; Bergin, 1971; McNeilly und Howard, 1991; Franz et al., 1999).

Weitere Longitudinalstudien wurden auf Bornholm und Samsö in Dänemark durch Strömgren (50-Jahres-Follow-up-Studie; Strömgren, 1938; Fremming, 1947) und Nielsen (1976) anhand eines Zentralregisters für spezielle Inanspruchnahmeklientelen durchgeführt. Die Einjahresprävalenz für Psychoneurosen betrug 11,3% bzw. 9,1%, für Persönlichkeitsstörungen 2,7% bzw. 2,4% (Kennwerte zu funktionellen psychosomatischen Störungen werden nicht angegeben).

Die 1947 in Südschweden begonnene Lundby-Studie wurde in den Jahren 1957 und 1972 wiederholt (Essen-Möller, 1956; Hagnell, 1966, 1989). Dabei wurde eine Zunahme an Depressionen und eine Abnahme von Psychosen bei den älteren Probanden festgestellt. Insbesondere die Diagnose einer Depression erhöhte das Risiko, durch Suizid oder einen Unfall zu versterben (Rorsman et al., 1986).

Die Midtown-Manhattan-Studie (Srole et al., 1962; Langner und Michael, 1963; Srole und Fischer, 1980) legte das Schwergewicht auf den individuellen Langzeitverlauf mit Nachuntersuchungen über 20 Jahre, konnte wegen der in den USA hohen Migrationsrate bei ihrem Follow-up aber nur 67,7% der ursprünglichen Stichprobe erfassen. Ein außerordentlich hoher Bestand von psychogenen Erkrankungen wurde durch Vermischung von Punkt- und lebenslanger Prävalenz vorgetäuscht, außerdem war der damals in den USA stark erweiterte Psychosebegriff mit neurotischen Störungen vermischt, was zu einer hohen Rate psychischer Störungen insgesamt führte (58,1% leichte bis mäßige und 23,4% schwerer Kranke, Invalidisierte etc.). Von daher sind die Aussagekraft und die Schlussfolgerungen ziemlich eingeschränkt.

Auch die Nachuntersuchung der oberbayerischen Feldstudie von Dilling und Weyerer (1984) durch Fichter (1990) ist mit unserer Studie nur eingeschränkt vergleichbar, da die großen psychiatrischen Krankheitsbilder mit eingeschlossen sind und es sich um eine ländlich-kleinstädtische Population handelt. 55,6% der über

20jährigen waren durchgehend gesund, 11,5% wiesen eine leichtere psychische Erkrankung mit Schweregrad (zugrundegelegt versorgungsbezogene Behandlungsbedürftigkeit) 1 auf, 23,2% mit Schweregrad 2 und 9,6% mit maximalem Schweregrad 3 und 4. Der Prozentsatz der „Fälle" stieg somit für den 5-Jahres-Zeitraum auf 32,9%, d. h. nahezu ein Drittel der Allgemeinbevölkerung über 20 Jahre litt zumindest einmal in einem 5-Jahres-Verlauf an einer behandlungsbedürftigen psychischen Erkrankung (Meller et al., 1989).

Die Langzeituntersuchung von Angst et al. (1984) beschränkt sich auf Depressionen (1-Jahresprävalenz etwa 5%; Angst und Hochstrasser, 1994) sowie Ängste (Prävalenzrate 2,9%) und Phobien (Prävalenzrate 4,3%) (Angst und Dobler-Mikola, 1985) bei einer Alterskohorte, die bei Beginn etwa 20 Jahre alt war, somit nur auf einen speziellen Morbiditätssektor aus der Untergruppe der Psychoneurosen. Im Alter von 27–28 Jahren berichteten 23% der Depressiven und 15% der als neurasthenisch Diagnostizierten über eine erhöhte Anfälligkeit für saisonal bedingte Depressionen im Herbst oder Winter. 10,4% der 417 in die Längsschnittstudie einbezogenen Probanden litten in zwei aufeinanderfolgenden Jahren unter saisonalen Depressionen (Wicki et al., 1992).

K. Ernst (1964) untersuchte 70 stationär behandelte und 120 poliklinische Neurosekranke (Psychoneurosen und Persönlichkeitsstörungen) 20–30 Jahre nach der psychiatrischen Erstbehandlung katamnestisch. „Spontane" Dauerheilungen fanden sich in beiden Gruppen selten. Bei den stationär Behandelten häuften sich spätere Rehospitalisierungen. Auch Sims (1984) betont in seiner Untersuchung des Langzeitverlaufs und der Letalität bei ehemaligen Patienten psychiatrischer Kliniken mit sehr schweren Ausprägungsgraden von Neurosen den desolaten Krankheitsverlauf psychogener Erkrankungen. Madianos et al. (1998) berichten über einen 13-Jahres-Follow-up in Athen. Bei Verwendung des Structured Clinical Interview for DSM-III-R (SCID) waren 42,8% der Probanden auch zum zweiten Untersuchungszeitpunkt Fälle. Die Fallzuweisung war auch mit höherer Letalität verbunden.

Der Langzeitverlauf psychischer Störungen im Kindesalter ist ebenso wenig erforscht. Den Einfluß primär somatischer und psychosozialer Risiken auf die weitere Entwicklung und Psychopathologie untersucht die Mannheimer Risikokinderstudie (Esser et al., 1993a, b, 1994; Laucht et al., 1996). Auf die Erfassung von Risiko- und Schutzfaktoren zentrierte die Untersuchung von E. Werner (1989), die eine Geburtskohorte auf Hawaii 32 Jahre lang verfolgte (Werner, 1992) bzw. die Studie von Vaillant (1980), die wir im jetzt folgenden Abschnitt „Ursachen und Einflussfaktoren" näher beschreiben.

Ursachen und Einflussfaktoren

Genetische Disposition

Der stärkste erbgenetische Einfluss besteht bei den Persönlichkeitsstörungen, gefolgt von den Psychoneurosen. Am geringsten, aber noch immer statistisch signifikant ist der erbliche Einfluß für die Gruppe der somatoformen oder funktionellen psychosomatischen Störungen (Heigl-Evers und Schepank, 1980, 1982; Schepank, 1996).

Für delinquentes Verhalten, dessen Grundlage in basalen auch erbgenetisch determinierten Persönlichkeitsfaktoren wie Ich- und Steuerungsschwäche, Frustrationsintoleranz und emotionaler Instabilität gesehen wird, konnten gewisse Erbkomponenten anhand von Zwillingsuntersuchungen eruiert werden (Zusammenfassung bei Schepank, 1974). Alkoholismus zeigt deutliche genetische Determinanten (Zusammenfassung bei Propping, 1989), ebenso die Pubertätsmagersucht (Schepank, 1983, 1991; Crisp et al., 1985) und Bulimie (Kendler et al., 1991). Bei den psychosomatischen Funktionsstörungen oder Erkrankungen im engeren Sinne weisen u. a. die Enuresis (Hallgren, 1960), das Stottern (Godai und Tatarelli, 1974) und die Adipositas (Stunkard, 1991) eine erbgenetische Komponente auf.

Frühkindliche Entwicklungsrisiken

Wissenschaftshistorisch gesehen erweisen sich neben tiefenpsychologisch orientierten Ansätzen (Thomä und Kächele, 1985, 1988; Mertens, 1996; Loch, 1999) wie den Studien über Hospitalismus und anaklitische Depression als Folgen frühen Mutterentzugs (Spitz, 1945, 1946; Spitz und Wolf, 1946; Dührssen, 1958; vgl. auch Schmidt, 1990; Schoon und Montgomery, 1997) die Arbeiten von Bowlby als sehr einflussreich, dessen Konzept über die frühe Mutter-Kind-Bindung wesentlich von biologisch-ethologischen Studien beeinflußt war (Bowlby, 1969, 1975, 1989, 1995; Grossmann et al., 1989; Köhler, 1995, 1998; Schmidt und Strauß, 1996; Strauß und Schmidt, 1997; Spangler und Zimmermann, 1997; Buchheim et al., 1998; Dornes, 1998; Wöller, 1998).

Danach existiert auch beim Menschen ein biologisch angelegtes Bindungssystem, das die Kinder dazu veranlaßt, im Falle einer von innen oder außen kommenden Gefahr bei den Eltern bzw. der von Bowlby so genannten „Bindungsperson" Schutz zu suchen, d. h. bei derjenigen Bezugsperson, mit der das Neugeborene in seinen ersten Lebensmonaten den meisten Kontakt hatte. Nach Ausbildung der Bindung an die Bindungsperson aktiviert auch Trennung oder drohende Trennung von der Bindungsperson das Bindungssystem. Das Bindungsmuster bzw. die Strategie im Umgang mit dieser Bindungsperson, die das Neugeborene während des ersten Lebensjahres entwickelt, ist spezifisch und bleibt – zumindest statistisch – bis zur Präpubertät konstant. Weiterführende Literatur siehe Ainsworth et al. (1978), Ainsworth und Eichberg (1991) und George et al. (1985). Die Bindungsforschung ist nach dem heutigen Stand der Forschung in der Lage, die Bedeutung der frühen Kindheitserfahrungen für die spätere Persönlichkeit methodisch beeindruckend nachzuweisen (Pilkonis, 1988; Patrick et al., 1994; Fonagy et al., 1995; de Ruiter und van Ijzendoorn, 1992; Hazan und Shaver, 1990; Buchheim et al., 1998). Longitudinalstudien menschlicher Entwicklungsverläufe (Thomas und Chess, 1977, 1982) unterstützen die Folgerung, dass es beim Menschen zwar keine unmittelbar nach der Geburt erfolgenden irreversiblen Prägungen, wohl aber bindungssensible

Phasen zwischen Mutter und Kind gibt (Klaus und Kennell, 1976; Klaus et al., 1975; Salk, 1962).

Breier et al. (1988) untersuchten die psychopathologischen Folgen des frühen Elternverlustes anhand der sogenannten „Home Life and Personal Adaptation" (HAPA) Skala bei 90 Erwachsenen. Der Gesamtwert erwies sich als starker Prädiktor für psychische Störungen im Erwachsenenalter. Die Studie macht deutlich, dass nicht der Verlust eines Elternteils für sich allein schon einen hinreichenden Risikoprädiktor darstellt, sondern die Qualität des Ersatzmilieus von entscheidender Bedeutung ist. Danach führt „die böse Stiefmutter" und nicht die verlorene „gute Mutter" letztendlich zur späteren psychischen Beeinträchtigung.

In der Prager Studie zur Entwicklung unerwünschter Kinder untersuchten Matejcek und Mitarbeiter insgesamt 220 Kinder der Geburtsjahrgänge 1961–63, deren Mütter bei den damals zuständigen Behörden zweimal die Abtreibung dieser Kinder beantragt und jeweils einen negativen Bescheid erhalten hatten (Matejcek, 1991; Kubicka et al., 1995). Im Alter von 23 Jahren fanden sich in der Untersuchungsstichprobe im Vergleich zu einer sorgfältig parallelisierten Kontrollgruppe signifikant mehr Persönlichkeits- und soziale Anpassungsstörungen, Delinquente, kriminelle Wiederholungstäter und Süchtige. Die unerwünschten Kinder bewerteten ihr Leben signifikant häufiger als unbefriedigend, waren mit ihrem Beruf unzufriedener und gaben häufigere Konflikte mit Partnern und Kollegen an als die Probanden der Kontrollgruppe. In der sehr umfassenden Literaturübersicht von Amendt (1992) werden die eindrucksvollen Belege für den Zusammenhang von primärer Ablehnung und späteren Erkrankungsrisiken dargestellt.

Furstenberg und Teitler (1994) untersuchten 950 Kinder bzw. junge Erwachsene hinsichtlich der Langzeitauswirkungen elterlicher Trennungen und vorausgegangener Störungen der familiären Atmosphäre. Unabhängig davon, ob es zu einer elterlichen Trennung kam oder nicht, hatten elterliche Erziehungsprobleme, häufige eheliche Konflikte und andauernde ökonomische Engpässe einen großen Einfluss auf die spätere Gesundheit der Kinder. Elterliche Scheidungen waren mit verschiedenen ökonomischen, sozialen und psychischen Folgen verknüpft, wie zum Beispiel frühe Aufnahme sexueller Aktivitäten, nichtehelicher Geschlechtsverkehr und Schulabbrüche. Dabei erwies sich die ständige Trennungsdrohung für das Kind schädlicher als die schließlich erfolgende Trennung der Eltern, die eher als Entlastung erlebt wird. Nach einer länger dauernden Umstellungsphase entwickeln sich solche Kinder besser als solche, die in chronisch zerrütteten Verhältnissen verbleiben.

Zahlreiche Studien, die in der letzten Dekade hinsichtlich der Bedeutung von Kindheitsfaktoren für die Entwicklung bestimmter psychischer und psychosomatischer Störungen durchgeführt wurden, befassen sich mit dem meist sehr unscharf definierten Faktor „sexueller Missbrauch" (z. B. Herman et al., 1986; Übersicht bei Bender und Lösel, 1997). Mullen et al. (1993) untersuchten an einer Zufallsstichprobe den Einfluß von sexuellem Missbrauch in der Kindheit auf die spätere seelische Gesundheit. Bei missbrauchten Kindern kam es im späteren Leben häufiger zu Drogenmißbrauch und suizidalem Verhalten. Sexueller Missbrauch in der Kindheit war bei Frauen aus zerbrochenen Familien häufiger sowie bei denjenigen, die in ihrer Kindheit mangelnder elterlicher Fürsorge und/oder körperlichen Missbrauchserlebnissen ausgesetzt waren. Die Schwere der Missbrauchserlebnisse korrelierte mit der Ausprägung der Psychopathologie im Erwachsenenalter (vgl. auch Bryer et al., 1987). Mullen et al. konnten aber auch zeigen, dass die hohen korrelativen Zusammenhänge zwischen sexuellen Missbrauchserfahrungen und psychischen Störungen sehr viel geringer ausfallen und teilweise sogar ganz verschwinden, wenn andere – weniger spektakuläre – Kindheitsbelastungsfaktoren bei der Erhebung Berücksichtigung finden. Ebenso relativieren Richter-Appelt und Tiefensee (1996a,b) durch Verwendung multivariater Analysen die einseitige Überbewertung sexueller Missbrauchserfahrungen und betonen deren Einbettung in andere soziale und familiäre Belastungsfaktoren sowie deren Abhängigkeit von der Qualität der Eltern-Kind-Beziehung und der Beziehung der Eltern untereinander. Auch der häufig vermutete spezifische Zusammenhang zwischen Essstörungen und sexuellem Missbrauch läßt sich nicht belegen (Übersicht bei Brink, 1996). Bei neurotischen und psychosomatischen Poliklinikspatienten konnte gezeigt werden, dass sexueller Missbrauch nicht zu den häufigen Belastungsfaktoren in Kindheit und Jugend gehört (Egle et al., 1997b; Egle und Nickel, 1998). Ohne eine endgültige Bewertung in dieser Frage durchführen zu können, stimmt auch die Metaanalyse von 59 Studien durch Rind et al. (1998) nachdenklich, die die Auswirkungen von sexuellem Missbrauch in der Kindheit relativiert.

Eine Zusammenstellung der heute aufgrund großer epidemiologischer Studien empirisch als gut gesichert geltenden (früh-)kindlichen Risikofaktoren ist in der Tabelle 1 aufgeführt (modifiziert nach Hoffmann und Egle, 1996).

Ressourcenorientierte Ansätze

Allgemein lassen sich bei gesunden Personen verschiedene Merkmale benennen, die für eine gute Lebensbewältigung bei alltäglichen Belastungen, aber auch in Krisensituationen hilfreich sind. Es besteht eine weitgehende Übereinstimmung bezüglich dieser „Bewältigungsressourcen" (Tabelle 2).

Die Mehrzahl der Studien, die eine Aussage über den Zusammenhang zwischen einem möglichst breiten Spektrum von Alltagsbelastungen, Bewältigungsstrategien, personalen (gegebenenfalls auch sozialen) Ressourcen und „Gesundheitsresultaten" zulassen, orientiert sich an sogenannten kritischen Lebensereignissen („life events"). Es handelt sich hierbei um eine im Grunde heterogene Sammlung zum Teil recht einschneidender, über längere Zeiträume in den untersuchten Populationen aber relativ häufiger Ereignisse. Ausnahmen hiervon stellen die Studien von DeLongis et al. (1988) und Folkman et al. (1986) dar, die kürzer zurückliegende, geringfügigere Belastungen (sog. „daily hassles") einbeziehen, die sich in einer Reihe von Studien als maßgeblicher für psychische Befindlichkeit erweisen als die oben erwähnten life events (zum Beispiel Eckenrode, 1984; Holahan et al., 1984; Kanner et al., 1981; aber: Zarski, 1984).

In diesen Studien zeigt sich generell, daß ein signifikanter, wenn auch geringer ($r = .27 – .42$) Zusammenhang zwischen belastenden Lebensereignissen, etwas stärker noch alltäglichen Ärgernissen, dem Auftreten von psychischen Symptomen

Tabelle 1. Biographische Risikofaktoren für die Entstehung psychogener/psychosomatischer Krankheiten

Chronische Disharmonie und Beziehungspathologie innerhalb der Familie (23, 24)
Psychische Störungen der Mutter oder des Vaters (3, 4, 6, 7, 19, 20, 21, 23)
Häufig wechselnde frühe Beziehungen (23)
Kriminalität oder Dissozialität eines Elternteils (16)
Schwere körperliche Erkrankungen der Mutter oder des Vaters (4, 6, 7, 22, 23)
Eine schlechte Schulbildung der Eltern (15, 22)
Große Familien (4)
Wenig Wohnraum (4)
Verlust der Mutter (4, 22)
Alleinerziehende Mutter (22)
Mütterliche Berufstätigkeit im ersten Lebensjahr (2)
Autoritäres väterliches Verhalten (8)
Schlecht ausgeprägte Kontakte zu Gleichaltrigen (11)
Altersabstand zum nächsten Geschwister geringer als 18 Monate (13, 15, 22)
Unerwünschtheit (1, 12, 17)
Uneheliche Geburt (4, 9)
Junge Mütter bei Geburt des ersten Kindes (9, 15)
Ernste oder häufige Erkrankungen in der Kindheit (23)
Sexueller und/oder aggressiver Missbrauch (18)
Niedriger sozioökonomischer Status (4, 7, 9, 19, 22)
Kontakte mit Einrichtungen der „sozialen Kontrolle" (22, 23)
Hoher Gesamtrisikoscore/stärkere frühkindliche psychosoziale Belastung (4, 5, 10, 14)

Nach Amendt, 1992 (1); Baydar und Brooks-Gunn, 1991 (2); Bromet et al., 1998 (3); Dührssen, 1984 (4); Dührssen und Lieberz, 1999 (5); Egle et al., 1997a (6), 1997b (7); Elder, 1974 (8); Fergusson et al., 1994 (9); Heigl-Evers und Schepank, 1982 (10); Kauffman et al., 1979 (11); Kubicka et al., 1995 (12); Lieberz, 1983 (13); Lieberz und Schwarz, 1987 (14); Lieberz, 1988 (15); Lösel et al., 1989 (16); Matejcek, 1991 (17); Mullen et al., 1993 (18); Schepank, 1990 (19); Tress, 1986a (20), 1986b (21); Werner und Smith, 1982 (22), 1992 (23)

Tabelle 2. Bewältigungsressourcen von Gesunden

Aktive und konstruktive Krisenbewältigung (2)
Emotionale Stabilität (1)
Internale Kontrollüberzeugung (3)
Optimistische Lebenseinstellung (1)
Positive und zuverlässige Bezugsperson in der Kindheit (4,5)
Positives Selbstbild (2)
Sog. „Autarkieideal" (2)
Tendenz zu Problemabschwächung (1)

Nach Becker, 1985 (1); Deneke et al., 1987 (2); Thomas und Hooper, 1983 (3); Tress, 1986a (4), 1986b (5)

(vor allem Depressivität), körperlichen Beschwerden und Krankheitsmanifestationen besteht. Den untersuchten Bewältigungsressourcen (unter anderem „hardiness", Selbstwertgefühl, Selbstvertrauen, Optimismus, interpersonales Vertrauen, unbekümmerte Selbsteinschätzung, soziale Unterstützung) und -strategien (aktives Coping versus Vermeidung und selektives Ignorieren, planvolles Problemlösen, optimistischer Vergleich, weniger selbstschädigendes Verhalten) kommt hingegen ein quantitativ nicht sehr ausgeprägter, statistisch jedoch signifikanter und konsistent protektiver Einfluß zu.

Bezogen auf die Erforschung der Entstehungsbedingungen psychogener Erkrankungen kritisierte H. Murphy bereits 1976: „Jeder einzelnen Untersuchung zur Frage, wie Lebensprobleme aus eigener Kraft und mit angemessenen Mitteln praktisch bewältigt werden können, stehen Tausende von Arbeiten über Fehlanpassung gegenüber" (Vaillant, 1980). Zuvor hatte auch Barron (1953) schon die These aufgestellt, dass nicht das Fehlen von Problemen Gesundheit ausmache, sondern wie eine Person mit Problemen umgeht.

Zunehmend wurde deutlich, daß eine belastungs- und pathologiezentrierte Sichtweise in der Erklärung und Vorhersage von Erkrankungen unzureichend ist. Dieser Prozeß wurde durch die moderne Copingforschung noch unterstützt. Nun zeichnet sich in entwicklungs- (Ulich, 1988), neurosenpsychologischen und psychosomatischen Untersuchungen (Tress, 1986a,b, 1987; Tress und Reister, 1994; Tress et al., 1989; Reister und Tress, 1993; Reister, 1995) ein Wandel des Interesses ab: hin zu den protektiven Faktoren. Einen hohen Stellenwert haben hierbei Bewältigungsprozesse und personale oder internale Ressourcen, also Merkmale der Persönlichkeit, die helfen sollen, Belastungssituationen zu widerstehen oder sie zu bewältigen. Auch in unserer Langzeitstudie zu Häufigkeit und Verlauf psychogener Erkrankungen waren Persönlichkeitsmerkmale für das Ausmaß der bestehenden Beeinträchtigung von Bedeutung (Franz et al., 1993b, 1998a).

Cederblad et al. (1994) berichten – in ihrer Nachbefragung an mittlerweile erwachsenen Probanden der seit 1947 in der südschwedischen Gemeinde Lundby durchgeführten Studie – über salutogenetische Faktoren bei Kindern, die mindestens drei Risikofaktoren ausgesetzt waren. Ein hohes Selbstwertgefühl während der Kindheit, erfolgreiche Copingstrategien, ein internal locus of control sowie intellektuelle Fähigkeiten waren hochgradig mit seelischer Gesundheit im späteren Erwachsenenleben assoziiert. Eine vertrauensvolle Beziehung zu mindestens einem Elternteil sowie gemeinsame Werte erwiesen sich ebenfalls als wichtig.

Beutel (1989) beschäftigte sich mit der Fragestellung, inwieweit personale Ressourcen in der Bewältigung von Alltagsbelastungen eine Rolle spielen. Im wesentlichen handelt es sich dabei um generalisierte Einstellungen von Personen zu sich und ihrer Umwelt (Zuversicht, internale Kontrollüberzeugungen, Selbstvertrauen und Zielbindung). Externe Ressourcen als hilfreiche Aspekte der Umwelt beinhalten zum Beispiel auch die gesundheitserhaltende Wirkung sozialer Integration.

Für die Protektionsforschung sind vor allem Forschungsergebnisse relevant, die die Bewältigung von Alltagsbelastungen und Gesundheit betreffen sowie ausgewählte Längsschnittstudien zu lebensgeschichtlichen protektiven Faktoren und retrospektive Studien an „Gesunden". Dies mündet in die salutogenetischen Forschungsansätze, deren zentrale Fragestellung lautet: Wie kommt es, daß ein Mensch trotz zahlreicher krankheitserzeugender Bedingungen seine Gesundheit bewahrt (Lamprecht und Johnen, 1994)? Auf Studien zur Bewältigung spezifischer Belastungen bei körperlichen oder psychischen Erkrankungen oder in spezifischen Belastungssituationen kann im folgenden nur überblicksmäßig eingegangen werden (vgl. Kapitel C 5).

Zur Bedeutung protektiver, lebensgeschichtlicher Faktoren liegen mehrere grosse epidemiologische Längsschnittstudien an größeren Populationen über lange Zeiträume (bis zu 30 Jahren) vor:

1. Die Johns-Hopkins-Studie, die angelegt war, gesundheitliche Risiken in bezug auf schwere körperliche Erkrankungen (vor allem koronare Herzkrankheiten, aber auch Krebs, psychiatrische Erkrankungen und Hypertonie) zu erfassen und wichtige Hinweise auf protektive, zeitlich stabile Faktoren gibt (Thomas und Greenstreet, 1973; Thomas und Duszynski, 1974; Thomas und McCabe, 1980).

2. Die umfangreiche Nacherhebung an primär nach ihrer Gesundheit ausgewählten College-Studenten von Vaillant (1980) beinhaltet eine differenzierte Einschätzung von Anpassungsstrategien und Gesundheitsindikatoren im Erwachsenenalter.

3. Die Kauai-Studie von Werner (Werner und Smith, 1982, 1992) beinhaltet eine differenzierte und prospektive Erhebung frühkindlicher Belastungs- und Schutzfaktoren an einem Kollektiv, das sozioökonomisch benachteiligt ist.

In der Langzeitstudie von Werner und ihren Mitarbeitern (Werner und Smith, 1982, 1992; Werner, 1985, 1992) wurde ein ganzer Geburtsjahrgang von der pränatalen Phase bis ins Erwachsenenalter untersucht, wobei speziell nach entwicklungsrelevanten Risiko- und Schutzfaktoren und der Entwicklung von Vulnerabilität und Widerstandskraft über den Lebenslauf gefragt wurde. Die 698 Kinder (Geburtsjahrgang 1958) auf Kauai, einer Insel des Hawaii-Archipels, entstammen meist ethnisch gemischten Familien (Einwanderer und Einheimische) und sind amerikanische Staatsbürger. In der Mehrzahl handelte es sich bei den Vätern um halbausgebildete oder ungelernte Arbeiter. Die Mütter wiesen keinen High School-Abschluß auf. Über einen Zeitraum von 20 Jahren wurden Angaben zur Familiengeschichte, Familie und Haushalt, Hausbesuchen mit Interviews, pädiatrischen Untersuchungen, psychologischen Tests, Schulnoten, Karteien und Berichten von Erziehungs- und Gesundheitseinrichtungen, Sozialdiensten und Polizeiämtern gesammelt. Die Meßzeitpunkte waren: Schwangerschaft, Geburt, 1, 2, 10 und 18 Jahre. Teilstichproben wurden sogar bis zum 25. Lebensjahr begleitet. Differentielle Erkenntnisse über die Entwicklung der sogenannten „Unbesiegbaren" wurden über eine Teilstichprobe von Kindern gewonnen, die im Alter von 2 Jahren mit mindestens 4 Risikofaktoren (z. B. Armut, psychotischer Elternteil) belastet waren. Vier oder mehr Risikofaktoren stellen einen Grenzwert dar, ab dem sich mit einer hohen Wahrscheinlichkeit Entwicklungs- und Verhaltensstörungen voraussagen lassen. Werner und Smith (1982) benennen in der Fähigkeit einzelner, in der Kindheit schweren Belastungen ausgesetzter Personen, in allen Entwicklungsphasen positive Reaktionen in ihrer Umgebung hervorzurufen und altersentsprechende Entwicklungsaufgaben zu bewältigen, ebenfalls einen wichtigen Schutzfaktor. Darüber hinaus stellen nach Werner und Smith (1992) ein hoher sozialer Aktivitätsgrad, gute kommunikative Fähigkeiten, Einbindung in gesellschaftliche Gruppen (Vereine, Kirchen etc.), internale Kontrollüberzeugungen und das Vorhandensein von stabilen Liebesbeziehungen protektive Faktoren dar.

In allen drei Untersuchungen zeigt sich übereinstimmend, daß auch potentiell traumatische Einzelereignisse wie zum Beispiel der Verlust eines Elterteils vor dem 20. Lebenjahr – isoliert betrachtet – nicht so relevant für spätere Gesundheit oder Krankheit sind. Entscheidend für die zukünftige Gesundheit, insbesondere auch für die Qualität der Beziehungsgestaltung im Erwachsenenalter, ist vielmehr die Qualität der kindlichen Bindungserfahrungen, d.h. zu den primären Bezugspersonen, aber auch des sozialen Netzwerks sowie der erweiterten Verwandtschaftsbeziehungen. Auch Stabilität und Sicherheit des kindlichen, familiären Umfeldes gehören hierher (Thomas et al., 1979). Hierbei ergibt sich eine Übereinstimmung mit den Ergebnissen von Tress (aus dem hiesigen Datenmaterial 1986a,b, 1987).

Im *deutschen Sprachraum* wurde die kumulative Wirkung von biologischen und psychosozialen Risikofaktoren unter anderem in der Rostocker Längsschnittstudie bestätigt (Meyer-Probst und Teichmann, 1984; Teichmann et al., 1991): Kinder, die prä- und perinatalen biologischen und sozialen Belastungen ausgesetzt waren, jedoch im weiteren unter guten psychosozialen Bedingungen aufwuchsen, zeigten gegenüber sozioökonomisch benachteiligten Familien überdurchschnittliche Leistungen im Schulalter.

Ein günstiger sozioökonomischer Status wirkt auch den Studien von Werner (1985) und Ulich (1988) zufolge protektiv. Analoge Befunde berichten Th. Ehlers et al. (1985) aus ihrer Längsschnittstudie: Die Lebensbedingungen in Familien mit überdurchschnittlichem Bildungsniveau können bei prä- und perinatal belasteten Kindern Defizite im Bereich der Intelligenz und Motorik kompensieren. Für den Bereich der Verhaltensauffälligkeit konnte die Bedeutung der Statusvariable hingegen nicht bestätigt werden.

Auch die Studie von Glenn Elder (1974) enthält Aussagen über Einflüsse von sozialem Wandel auf Familiendynamik und kindliche Entwicklung. Er untersuchte mit einem Forschungsteam die Folgen einer historisch bedeutsamen Krise in den USA, nämlich der „Great Depression" in den Jahren 1929–1932, auf die Entwicklung von Kindern und Jugendlichen. Dabei werden zwei Längsschnittstudien ausgewertet: die sogenannte „Oakland Growth Study" und die „Berkeley Guidance Study". Die große Wirtschaftskrise in den USA traf die Oakland Kohorte im Jugendalter, die Berkeley-Kohorte in der frühen Kindheit. Jedes Jahr wurden die Folgen der Wirtschaftskrise in beiden Kohorten durch Interviews und Beobachtungen erhoben. Im Kohortenvergleich (jeweils 167 und 214 Kinder) können die Folgen der ökonomischen Krise nach Lebensalter und Entwicklungsstufe differenziert werden.

Ein wichtiges Ergebnis der Re-Analyse von Elder und Mitarbeitern war, dass die Einflüsse der Wirtschaftskrise und ihre Folgen auf die Kinder davon abhängen, welche Merkmale die Familienmitglieder vor der Krise hatten, wie sie sich vor der Krise zueinander verhielten, wie die Familie, insbesondere der Vater, auf die Krise reagierte, wie die Kinder vor und während der Krise durch eigenes Verhalten und eigene Eigenschaften (z. B. Temperament, Alter, Geschlecht und physische Attraktivität) die Familiendynamik und die Behandlung durch den Vater beeinflußten, und wie schließlich die Mutter die Kinder vor ökonomischer Belastung und einer schlechten Behandlung durch den Vater schützte. Die Väter zeigten nach dem Zusammenbruch eher strafendes, willkürliches und tyrannisches elterliches Verhalten als die Mütter und dies war für die Kinder ein deutlich nachweisbarer Risikofaktor: Insbesondere folgende Faktoren moderierten jedoch diesen Risikofaktor: Kindliches Temperament, physische Attraktivität (nur bei Mädchen) und die Mutter-Kind-Beziehung.

Darüber hinaus konnten im Kohortenvergleich speziell für Kinder und Jugendliche aus ökonomisch besonders belasteten Familien folgende alters- und geschlechtsspezifischen Entwicklungsprofile differenziert werden: Jungen der Berkeley-Kohorte, die den Zusammenbruch und seine Folgen in der frühen Kindheit erlebten, hatten im Jugend- und Erwachsenenalter signifikant mehr Schwierigkeiten als ihre Altersgenossen. Diese Schwierigkeiten umfassten vor allem ein negatives Selbstkonzept und mangelnde soziale Kompetenz. Die Mädchen aus der Berkeley-Kohorte konnten die Belastung in der Kindheit hingegen gut bewältigen.

Weitere Studien zum Einfluss von sozialem Wandel lieferten unterschiedliche Ergebnisse: Während Juhász (1974) in Ungarn in Querschnittuntersuchungen an jeweils neuen Stichproben einen Prävalenzanstieg für Neurosen in einer Dorfpopulation synchron mit einer Änderung der soziokulturellen Umstände feststellen konnte, zeigte sich in der Stirling-County-Studie aus Kanada (Leighton et al., 1963; Murphy et al., 1984), dass die Erkrankungsraten an Depressionen und Ängsten in 18 Jahren (1952–1970) trotz eines nachweislich gravierenden sozialen Wandels in dieser Dorfgemeinschaft praktisch unverändert blieben.

In dem iranischen Dorf Qassemabad in der Provinz Fars führten Bash und Bash-Liechti (1978, 1986) an nicht vorselegierten Probanden in den Jahren 1963 und 1976 psychiatrisch-epidemiologische Untersuchungen durch. Das abgelegene reine Bauerndorf war infolge einer 1963 erlassenen Landreform zu einem in sozioökonomischem Wandel begriffenen Dorf von Arbeiterbauern geworden. Die

Tabelle 3. Protektive Faktoren, die das Risiko einer späteren psychischen/psychosomatischen Erkrankung vermindern können

---

Dauerhafte und gute Beziehung zu mindestens einer primären Bezugsperson
  (1, 2, 5, 7, 9, 11, 16, 17, 21)
Internale Kontrollüberzeugungen (18)
Aufwachsen in einer Familie mit Entlastung der Mutter, kompensatorische Bezugspersonen
  (18, 19, 20)
Ein insgesamt attraktives Mutterbild/positive Elternimagines (8, 9, 21)
Mindestens durchschnittliche Intelligenz (10, 20)
Ein robustes, aktives und kontaktfreudiges Temperament (18)
Soziale Förderung (Schule, Kirche, Jugendgruppen) (12, 13, 14, 20)
Eine oder mehrere verläßlich unterstützende Bezugspersonen im Erwachsenenalter (6, 11, 18, 19, 20)
Lebenszeitlich späteres Eingehen sogenannter „schwer auflösbarer Bindungen" (9)
Geringere Risikogesamtbelastung (3, 4, 15)

Nach Breier et al., 1988 (1); Cederblad et al., 1994 (2); Dührssen, 1984 (3); Dührssen und Lieberz, 1999 (4); Dornes, 1997 (5); Gribble et al., 1993 (6); Hoffmann und Egle, 1996 (7); Kauffman et al., 1979 (8); Lieberz, 1988 (9); Lösel et al., 1989 (10); Reister, 1995 (11); Rutter, 1979 (12); Rutter und Quinton, 1984 (13); Rutter 1987 (14); Schepank, 1987a (15); Tress, 1986a (16), b (17); Werner, 1989 (18); Werner und Smith, 1982 (19), 1992 (20); Wyman et al., 1992 (21)

Gesamtprävalenz psychiatrischer Störungen war von 11,0% im Jahre 1963 auf 8,8% im Jahre 1976 zurückgegangen. Dabei wurden eine Verschiebung von psychosomatischen zu neurotischen Erkrankungen und ein Rückgang der meist psychoreaktiven Störungen beobachtet.

In Tabelle 3 sind die wesentlichen empirisch gesicherten Schutzfaktoren zusammengefasst.

B Methodik

1 Stichprobengewinnung und Studienablauf

K. Lieberz, H. Schepank, M. Franz

Der **Studienort Mannheim** wurde aus naheliegenden forschungstechnischen Gründen für die Studie ausgewählt. Inwieweit sie repräsentativ für die heutige deutsche Großstadt ist und die hier gewonnenen Ergebnisse auch generalisierbar sind, soll mit ein paar Stichworten skizziert werden: An der Mündung des Neckars in den Rhein gelegen, ist Mannheim mit über 300.000 Einwohnern die zweitgrößte Stadt im Bundesland Baden-Württemberg. Sie grenzt – durch den Rhein getrennt – an die in Rheinland-Pfalz linksrheinisch gelegene und durch die Großchemie (BASF) geprägte Industriestadt Ludwigshafen. Vor fast 400 Jahren wurde Mannheim als Stadt gegründet, war zeitweilig kurfürstliche Residenz, erlebte mit der Industrialisierung im vorigen Jahrhundert einen wirtschaftlichen Aufschwung und wurde im Zweiten Weltkrieg schwer zerstört.

Mannheim ist nicht nur eine florierende Industriestadt (Elektrotechnik, Fahrzeugbau, Pharma-Chemie etc.) mit bedeutsamem europäischem Binnenhafen, Eisenbahnumschlagplatz, Intercity-Zugkreuzung und Autobahnschnittpunkt mit Nord-Süd- und Ost-West-Verbindung. Sie hat auch im Bereich Kultur, Bildung und Sozialwesen eine lange Tradition und bedeutende Einrichtungen: Ausbildung leistet sie mit zahlreichen allgemeinbildenden Schulen, davon 13 Gymnasien sowie Berufsschulen und Abendakademie, Verwaltungs-, Wirtschaft- und Berufsakademie, Fachhochschulen für Technik und Sozialwesen sowie durch die Universität Mannheim und die Fakultät für Klinische Medizin Mannheim der Universität Heidelberg. In der Gerichtsbarkeit (OLG) kommt ihr ebenso wie im Rahmen der Finanzverwaltung und dem Versicherungsgewerbe überregionale Bedeutung zu, ebenso wie in der Kunst mit bedeutenden Museen, Theaterbühnen, Konzerthallen, Kunsthallen und zahlreichen Sporteinrichtungen sowie einem „Vergnügungssektor" in Hafennähe. Der Anteil ausländischer Einwohner, überwiegend Türken und Griechen, prägt mit ca. 12% das Stadtbild einiger Innenbezirke. Konfessionell ist Mannheim ziemlich gleichgewichtig evangelisch/katholisch bevölkert.

Mannheim ist insofern mit denjenigen deutschen Großstädten gut vergleichbar, die Industrie, Handel mit Kultur sowie Verwaltung und Dienstleistungsgewerbe verbinden und beherbergen. Mannheim ist also nicht, wie einige mittelgroße Städte, bevorzugt durch ihre Universität geprägt (wie z.B. Gießen, Marburg, Tübingen, Freiburg) und auch nicht nur um einen Industriezweig gruppiert (wie etwa Wolfsburg oder das angrenzende Ludwigshafen) oder von einem Verwaltungszentrum beherrscht wie die Bundes- oder Landesregierungsstädte (Bonn oder Wiesbaden). Mannheim ist insofern am ehesten ähnlich und vergleichbar in der Größenordnung und in der Struktur mit Großstädten wie Köln, Düsseldorf, Hannover, Bremen, oder sie entspricht auch (wenngleich in kleinerem Format) Berlin, Hamburg oder München (eine ausführlichere Schilderung und demographische Auflistung findet sich in Schepank 1987a, S. 51–53).

Der eigentlichen Studie ging von Juli 1978 – Oktober 1979 eine **Pilotuntersuchung** an 114 nach Zufallskriterien ausgewählten Probanden voraus. 75 Untersuchungen konnten durchgeführt werden, 22 Personen (19,3%) waren nicht erreichbar, 17 Probanden (18,5%) verweigerten die Teilnahme an der Studie (vgl. Ergebnisse in Schepank 1987a, S: 48–50).

A-Studie

Anschließend wurden von einer Zufallsstichprobe aus dem Registerauszug des Einwohnermeldeamtes (n = 10.966) 1028 in Mannheim lebende deutsche Erwachsene der Geburtsjahrgänge 1935, 1945 und 1955 angeschrieben. Neben zahlreichen inzwischen fortgezogenen (n = 203), nicht erreichbaren (n = 8), inzwischen verstorbenen (n = 6), überzählig angeschriebenen (n = 24) oder den wegen Psychose oder höchstgradiger geistiger oder somatischer Behinderung (n = 11) von der Studie ausgeschlossenen Personen verweigerten insgesamt 176 (= 23% der erreichbaren, noch in Mannheim lebenden Probanden) die freiwillige Untersuchung. Es verblieben insgesamt 600 Mannheimer Bürger der o.g. Jahrgänge, etwa zur Hälfte Männer (n = 311, 51,8%), zur anderen Hälfte Frauen (n = 289, 48,2%), die in der ersten Querschnittsuntersuchung (A-Studie, 1979–1982) erfaßt werden konnten.

B-Studie

Von diesen 600 untersuchten Probanden der A-Studie konnten in der zweiten Querschnittstudie (B-Studie, 1983–1985) insgesamt 528 Probanden (88,0%) gründlich nachuntersucht werden. Die nicht erfassten 72 Probanden beinhalten 57 Verweigerer (= 9,5%), 11 Verzogene (4 unbekannt, 7 interkontinental), 3 Verstorbene und 1 Sonderfall (berentet nach Apoplexie 30 jährig). Diese Probanden verteilten sich ziemlich gleichmäßig über die 3 Geburtsjahrgangskohorten und Geschlechter (Schepank 1990). Nachuntersucht wurden n = 280 Männer (53,0%) gegenüber 243 Frauen (47,0%). Auch hinsichtlich der sozialen Schichtzugehörigkeit fanden sich gegenüber der Ausgangsstichprobe keine nennenswerten Verschiebungen.

c-Studie

In den folgenden Jahren untersuchten wir zur Aufklärung von ursächlichen Entstehungszusammenhängen psychogener Erkrankungen zunächst eine Teilstichprobe der B-Studie. Diese Probandengruppe (n = 292) umfaßte solche mit einer mittelschweren psychogenen Beeinträchtigung (sog. Risikoklientel der c-Studie). Das Selektionsprinzip verlief folgendermaßen: Die Probanden hatten mindestens zu einem der früheren Erhebungszeitpunkte (A- oder B-Studie) einen BSS-Wert von wenigstens 2 im körperlichen oder psychischen Bereich. Die dritte Subskala des BSS, die sozialkommunikative Beeinträchtigung, wurde als Kriterium nicht berücksichtigt, da wir eine Konfundierung mit relevanten Aspekten unabhängiger Variablen wie z.B. „soziale Unterstützung" oder „kritische Lebensereignisse" befürchteten. Zudem sollte der BSS-Gesamtwert die 6 sowohl in der A- wie auch der B-Studie nicht überschritten haben. Bei diesen konstant mittelgradig beeinträchtigten Risikoprobanden rechneten wir mit einer relativ hohen Spontanfluktuation der Symptomatik im Verlauf. In der Risikostichprobe befanden sich schließlich 292 Probanden, die einerseits eine psychische oder körperliche Beeinträchtigung mittleren Ausmaßes aufwiesen, andererseits jedoch nicht so stark beeinträchtigt waren, daß ihre soziale Anpassung in Beruf oder Familie akut gefährdet gewesen wäre. Von diesen 292 Probanden waren 37 nicht erreichbar, 15 Probanden (5,1%) verweigerten die weitere Teilnahme. Die verbliebenen 240 Probanden konnten zwischen 1988–1990 in der c-Studie weiterhin untersucht werden.

D-Studie

Die Stichprobe der D-Studie setzt sich aus zwei Teilstichproben zusammen, die mit einem unterschiedlichen Instrumentarium untersucht wurden: Der D_m-Studie (Folgeuntersuchung der mittelgradig beeinträchtigten Risikoprobanden der c-Studie) und der D_e-Studie (Untersuchung der in A und B entweder extrem beeinträchtigten oder stabil gesunden Probanden). Insgesamt resultierte eine für die Ausgangsstichprobe repräsentative Erhebung von 55,5% der A-Stichprobe, in welche allerdings 56 Probanden der B-Studie aus technischen Gründen nicht eingingen. Dies führte jedoch nicht zu einer Verzerrung der Stichprobe.

Von den 240 mittelgradig beeinträchtigten Probanden der c-Studie konnten zwischen 1991–1994 insgesamt 209 erneut aufgesucht werden: D_m-Stichprobe. Diesmal fielen 2 Probanden durch Auswanderung bzw. Tod heraus, während n = 29 (12,2%) die weitere Teilnahme ablehnten. Zu beiden Zeitpunkten verteilen sich die untersuchten Probanden gleichmäßig über die 3 Geburtsjahrgangskohorten. Auch die Geschlechterrelation war ausgeglichen (c-Studie: 121 (50,4%) Männer und 119 (49,6%) Frauen, D_m-Studie: 101 (48,3%) Männern und 108 (51,7%) Frauen.

In die D_e-Studie (1991–1992) gingen 180 Probanden ein, welche die Kriterien für die Aufnahme in die Gruppe der mittelgradig beeinträchtigten Probanden der c-Studie nicht erfüllt hatten. Es handelt sich hierbei um die Extremvarianten einerseits von 53 Probanden, die in der A- oder B-Studie zu schwer psychogen beeinträchtigt

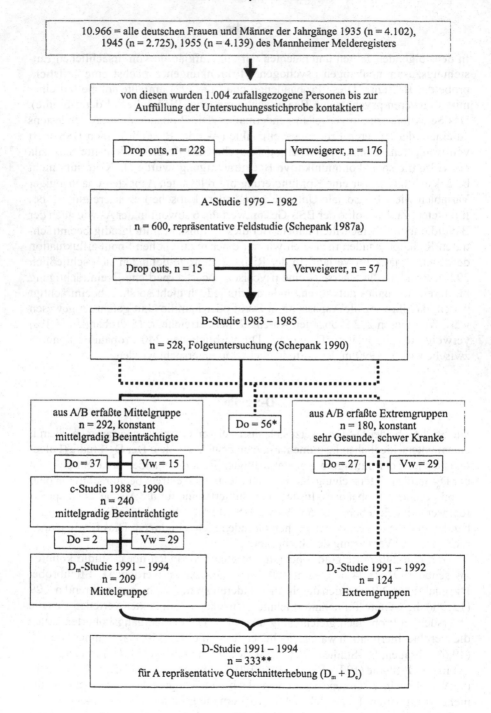

waren (BSS-Summenwert von mindestens 7 Punkten im Einjahresprävalenzabschnitt), andererseits um 127 Probanden, die in A- und B-Studie in der körperlichen und psychischen Subskala (ebenfalls im BSS bezogen auf das letzte Jahr) immer einen Wert von kleiner als 2 hatten, d.h. konstant seelisch gesund waren. Diese 180 Probanden der D_e-Studie setzen sich aus 70 (38,9%) Frauen und 110 (61,1%) Männern zusammen. Der Jahrgang 1935 ist mit 74 (41,1%) Probanden am stärksten beteiligt, während die 1945 und 1955 Geborenen mit einer Anzahl von 59 (32,8%) bzw. 47 (26,1%) etwas schwächer vertreten sind. Von den 180 Probanden konnten 124 (68,9%) in die Untersuchung einbezogen werden. Von den ausgefallenen 56 Probanden haben 29 (18,9%) die weitere Teilnahme am Mannheimer Kohortenprojekt verweigert, 13 (7,2%) waren unbekannt verzogen, 10 (5,5%) nicht erreichbar und 4 (2,2%) zwischenzeitlich verstorben.

Psychosen und solche primär somatischen Erkrankungen, die eine diagnostische Kommunikation so erschwerten, daß eine Beurteilung in Hinsicht auf das Vorliegen oder die Ausprägung psychogener Erkrankungen von vornherein ausgeschlossen war (z.B. hochgradiger Schwachsinn, Taubstummheit), galten im gesamten Projekt als Ausschlußkriterien.

Das mittlere Verlaufsintervall zwischen den zwei Untersuchungszeitpunkten der A- und D-Studie betrug für die zu beiden Zeitpunkten zwischen 1979 und 1994 untersuchten Probanden 11,1 Jahre mit einem Minimum von 9 und einem Maximum von 13 Jahren.

Abb. 2. Das Mannheimer Kohortenprojekt. Flußdiagramm des zeitlichen Ablaufs und der Untersuchungsschritte (Do = Drop outs, Vw = Verweigerer). * 56 Probanden wurden von der Samplingprozedur für D_e (n = 180) aus technischen Gründen nicht erfaßt. Die 180 eingeschlossenen Probanden sind jedoch repräsentativ für die Gesamtgruppe der 236 stabil gesunden bzw. schwer kranken Probanden, die nicht die Einschlusskriterien der c-Studien-Probanden (n = 292) erfüllten. Diese 56 Probanden fehlen dementsprechend auch in der Stichprobe der D-Studie. Die gesamte D-Stichprobe ($D_e + D_m$) ist repräsentativ für die Ausgangsstichprobe der A-Studie (n = 600). ** 32 der 333 Probanden der D-Studie sind nicht dem *Spontan*verlauf zuzuordnen, da diese Probanden i. R. einer Untersuchung zur Psychotherapieakzeptanz (Kap. C 6) zwischen c und D_m das projektinterne Angebot einer Psychotherapie annahmen

2 Praktische Durchführung

S. Häfner

Nach einer Planungsphase und einem Konzeptentwurf (1977/1978) wurde mit einer ersten Pilotuntersuchung (1978/79) begonnen. Insbesondere auf die Erarbeitung und Erprobung des Erstanschreibens wurde viel Sorgfalt verwendet. Ein entscheidener Einfluß auf die Mitarbeit der Probanden, auf die Verweigererquote und die Qualität der zu erhebenden Daten wurde der Formulierung und Aufmachung des Schreibens beigemessen. Nach zahlreichen freigestalteten diagnostischen Gesprächen mit verschiedenen Probanden unter Verwendung von Testverfahren entstand im Lauf der Zeit schließlich das wesentliche Untersuchungsinstrument, das strukturierte halbstandardisierte Interview. Zeitaufwendig erwies sich auch die Erstellung des 99 Seiten umfassenden Datenbogens für die elektronische Datenverarbeitung. Ankerbeispiele für Ratingskalen, Regeln für die Vergabe der ICD-Diagnosen und andere Detailarbeiten waren Gegenstand dieser Vorbereitungsphase. Hierfür wurde jede Woche eine Forschungskonferenz durchgeführt. Es erwies sich als ökonomisch, den ersten persönlichen Kontakt zum Probanden durch einen im Projekt tätigen Sozialarbeiter knüpfen zu lassen. Aus der Pilotstudie konnte die positive Bilanz gezogen werden, daß eine Felduntersuchung trotz der diffizilen Fragestellung und zeitaufwendigen Erhebung grundsätzlich durchführbar erschien (Schepank 1987a, S. 48–50).

Zu jedem Untersuchungszeitpunkt bestand der Stab der Interviewer aus mehreren Experten. Dabei wurden die einzelnen Probanden in der Abfolge der verschiedenen Untersuchungen von unterschiedlichen Interviewern untersucht.

In der Pilotstudie hatte sich für die Kontaktaufnahme ein – immer original getipptes – Anschreiben durch den Projektleiter auf dem Briefpapier des Sonderforschungsbereiches der Universität Heidelberg bewährt. Dadurch konnten Assoziationen der Bevölkerung mit der im Zentralinstitut für Seelische Gesundheit ebenfalls ansässigen Psychiatrischen Klink vermieden werden. Aufgrund der weitverbreiteten Vorurteile gegenüber der Psychiatrie in der Bevölkerung hätte sich dies nachteilig auf die Akzeptanz auswirken können. Die geringen Verweigererquoten führen wir auch auf diese Vorgehensweise zurück. Gleichzeitig wurde über die Abteilung Öffentlichkeitsarbeit des Zentralinstituts für Seelische Gesundheit die Presse gezielt informiert. Als Anlage zu den Anschreiben konnten dann fotokopierte Ausschnitte von Artikeln über das geplante Projekt aus den beiden regional bedeutsamen Tageszeitungen zur näheren Information beigefügt werden.

Ab Ende 1979 wurde mit der ersten Hauptstudie, der **A-Studie**, begonnen. Insgesamt 1.028 Bürger wurden angeschrieben, eine Zufallsstichprobe aus dem Registerauszug (n = 10.966) des Einwohnermeldeamtes. Sie enthält sowohl Personen mit erstem wie mit zweitem Wohnsitz in Mannheim, also insbesondere die tatsächlich hier wohnhaften und tätigen Menschen. 24 Anschriften wurden gegen Ende der Aktion nicht bis zur Durchführung des Interviews bearbeitet, da die entsprechenden Kohorten inzwischen ihre Sollstärke von 3 × 200 Probanden erreicht hatten. Somit verblieben 1.004 Probanden, für die etwa ein bis zwei Wochen nach dem Anschreiben die im Projekt tätige Sozialarbeiterin, gegebenenfalls auch der Interviewer selbst, versuchte, telefonisch oder bei einem Hausbesuch einen Termin für ein Interview zu vereinbaren (Schepank, 1987c), was schließlich in 600 Fällen möglich war.

In der **B-Studie** stellte sich die Frage, ob der Interviewer vor dem Zweitkontakt den Klartext des A-Interviews lesen sollte oder nicht. Nach eingehenden Diskussionen über die Vor- und Nachteile wurde dann folgende Strategie gewählt: Die Hälfte der Probanden wurde in Kenntnis des A-Interviews (= *„sehend"*) und die andere Hälfte ohne jede A-Information (= *„blind"*) aufgesucht. Bei der „blinden" Vorgehensweise erhielt der Interviewer erst zur Verlaufssynopsis, mithin nach Erhebung seines B-Interviews, das A-Interview zur Kenntnis. Er hatte dann die Fakten, klinischen Befunde und ggf. auch Diskrepanzen der Angaben zu vergleichen und dies in seine Gesamtbeurteilung des Verlaufs einmünden zu lassen (Tress, 1990).

Im Anschreiben an die Probanden der c- und D_m-Studie wurde auf die Wichtigkeit der bisherigen Teilnahme besonders hingewiesen und um eine erneute Teilnahme gebeten. Es wurde angekündigt, daß sich einer der Interviewer in den nächsten Tagen telefonisch melden würde. In den Fällen, in denen die Anschrift nicht mehr gültig war, mußte sich die Sozialarbeiterin an das Einwohnermeldeamt zur Erfassung der neuen Anschrift wenden. Trotz der sorgfältigen Erhebung von Achtungsdaten (z. B. bevorstehender Umzug, Adresse von Eltern, Freunden oder Bekannten bei geplantem Wegzug) war es angesichts der hohen Mobilität der Stadtbevölkerung keineswegs leicht, die Probanden wieder aufzusuchen. Kam es daraufhin zu einem telefonischen Erstkontakt zwischen Interviewer und Probanden, wurde möglichst sofort ein Gesprächstermin vereinbart.

Es hatte sich bewährt, sehr schwer motivierbare Probanden zunächst an das Ende der jeweiligen Erhebungswelle zu platzieren, da diese „potentiellen Studienablehner" mit sehr hohem zeitlichem und organisatorischem Aufwand zur Teilnahme motiviert werden mußten, um sie nicht ganz zu verlieren. Dies erforderte von Seiten der Sozialarbeiterin und der Interviewer ein außerordentlich hohes Maß an Geschick und Fingerspitzengefühl sowie an Frustrationstoleranz bei mehrfach geplatzten Terminen bzw. schroff-ablehnendem Verhalten. Teilweise besaßen die Probanden auch keinen Telefonanschluß und mußten daher von den Interviewern wiederholt direkt aufgesucht werden. Auch hierbei war wieder ein hohes Maß an ökonomischer Organisation und Mobilität gefragt. Wurden diese Probanden auch nach mehrfachem persönlichem Aufsuchen immer noch nicht angetroffen, wurden diskrete Recherchen über deren Verbleib in der Nachbarschaft angestellt. Einen Einblick in die oftmals nicht leichten Realitäten des Forscheralltags geben auch die Kasuistiken in den Kapiteln C 4.1.2.1, C 4.1.2.3, C 4.2.1 und C 4.3.3.

Wieder war das strukturierte, halbstandardisierte psychodynamische Interview Hauptinstrument der Datenerhebung. Es wurde durch die Frage nach den wesentlichen Lebensveränderungen im Interviewintervall eingeleitet. Anschließend folgte das genaue Erfragen des aktuellen (letzte 7 Tage) Gesundheitszustandes unter

Einschluß von Medikamenteneinnahme, Arztbesuchen, Alkohol- und Nikotingebrauch etc. sowie des Gesundheitszustandes während weiterer Prävalenzab-
schnitte, nämlich des letzten Jahres sowie des Interviewintervalls. Auf dieser
Grundlage wurden die Expertenratings durchgeführt.

Wenn seit dem letzten Interview nennenswerte Symptomveränderungen aufge-
treten waren, wurden die auslösenden Ereignisse bzw. die Rahmensituation erfragt.
Oft war den Probanden die Zuordnung der jeweiligen Versuchungs- und Versagungssituationen nicht bewußt, so daß die tiefenpsychologische Kompetenz
der Interviewer gefragt war. Dies unterstreicht noch einmal die Wichtigkeit von
neurosendiagnostisch geschulten Untersuchern, da ansonsten subtile Zusammenhänge nicht erkannt worden wären. Im weiteren Interviewverlauf wurden Status
und Veränderungen in den Bereichen Beruf, finanzielle Situation, Freizeit, soziale
Kontakte, Familie und Partnerschaft, Sexualität, Zielvorstellungen und Wünsche
hinsichtlich der Lebensplanung des Probanden exploriert und die im Kapitel B 3
näher erläuterten Erhebungsinstrumente vorgelegt.

Nach Abschluß des Interviews wurden noch einige Fragebögen, mit frankiertem Rückumschlag und der Bitte um ausgefüllte Rücksendung beim Probanden
hinterlassen. Wie zu allen Untersuchungszeitpunkten erhielt der Proband für seine
Teilnahme als Anerkennung ein Honorar, diesmal in Höhe von DM 30,-.

Nach der Erhebung wurden die so erhaltenen Daten von dem Interviewer in einen
EDV-Datenbogen eingetragen. Zusätzlich wurde von jedem Interviewer ein ca.
drei bis vier Seiten umfassender Klartext verfaßt, in dem – ähnlich wie in einem
psychoanalytischen Erstinterview – von der Kontaktaufnahme über allgemeine
Beobachtungen, die klinisch-psychopathologischen Befunde und Symptommanifestationen, bis zu Schwierigkeiten, Gegenübertragung, analytisch-psychody-
namischen Gesamtinterpretationen und schließlich die Prognose die erhaltenen
Informationen in Worten dokumentiert wurden. Diese Klartextinterviews stellen
die Grundlage für die einzigartige Möglichkeit dar, neben quantitativen Analysen
auch qualitative Auswertungen vorzunehmen, deren Ergebnisse in den Kapiteln C
4.1.2.1, C 4.1.2.3, C 4.2.1 und C 4.3.3 in diesem Buch dargestellt werden. Der
hohe Aufwand pro Proband dokumentiert sich auch in der Zeit von etwa 15 Stunden, die für die Bearbeitung eines Interviews durchschnittlich veranschlagt werden
musste, wenn man die Kontaktaufnahme, die Durchführung des Interviews, die
EDV-Dateneingabe und die Abfassung des Klartextes mit einrechnet. Darüber
hinaus fanden während der gesamten Erhebungsphase Teamsupervisionen der Interviewer durch erfahrene Psychoanalytiker statt. Weiterhin wurden insbesondere
für den Beeinträchtigungs-Schwere-Score nach Schepank (BSS), aber auch für die
anderen verwendeten Instrumente und Ratings, Interrater-Trainings durchgeführt.

Natürlich erforderte die Untersuchung auch einen erheblichen logistischen Aufwand in der Koordinierung der Schreibarbeit (Anschreiben, Erinnerungsschreiben,
Klartext etc.), die durch die Projektsekretärinnen geleistet wurde. Studentische Hilfs-
kräfte übernahmen die Zusammenstellung der Interviewunterlagen sowie im wesentlichen die Auswertung der Tests sowie die EDV-Dateneingabe und -kontrolle.

Die letzten ausgefüllten Testbögen trafen im Oktober 1994 ein, nachdem bei einigen Probanden doch noch ein bis drei Erinnerungsschreiben erforderlich geworden

waren. Parallel zur Durchführung der Interviews konnte bereits eine Kontrolle der erhobenen und eingegebenen Daten stattfinden und Plausibilitätsüberprüfungen an den Rohdaten und den erstellten Systemdateien durchgeführt werden.

In der D_e-Studie wurden die Extremgruppenprobanden (anfänglich konstant Gesunde oder besonders schwer psychogen Erkrankte) ebenfalls in ihrer häuslichen Umgebung aufgesucht und dort vom Interviewer in Kenntnis der Vorinterviews befragt. Die Interviewer für den betreffenden Probanden waren nicht dieselben Kollegen wie in der A- oder B-Studie, sondern ebenfalls in der tiefenpsychologischen Diagnostik erfahrene Ärzte und Psychologen der Psychosomatischen Klinik. Diese D_e-Probanden wurden somit im Laufe der gesamten Untersuchung von drei verschiedenen Experten gesehen. Im Zentrum stand die Erhebung der Zwischenanamnese seit der B-Studie (Neuauftreten/Veränderung von Symptomatik, Auslösesituationen, Krankheitsverhalten, Veränderung der Lebensumstände, Life events, soziales Netzwerk und das aktuelle Befinden). Die genaue Erfassung symptomauslösender Situationen war in jedem Fall einer Symptomverstärkung oder neu hinzugekommenen Symptomatik besonders wichtig. Einbezogen wurden auch gesundheitsbezogene Veränderungen in der Familie sowie Angaben zu Veränderungen in der beruflichen, finanziellen und Wohnungssituation des Probanden sowie seines näheren Umfeldes. Die Falldefinition wurde derart modifiziert, daß nunmehr eine Einjahresperiodenprävalenz und nicht wie früher die Punktprävalenz hinsichtlich des Schweregrades der psychogenen Beeinträchtigung (BSS) eingeschätzt wurde (Lieberz et al., 1998).

3 Verwendete Instrumente

S. Häfner, M. Franz

Das wesentliche Untersuchungsinstrument stellt das **strukturierte, halbstandardisierte tiefenpsychologische Interview** dar, das in der Pilotstudie nach zahlreichen freigestalteten diagnostischen Gesprächen mit verschiedenen Probanden unter Einbeziehung von Testverfahren entwickelt wurde. Es wurde hinsichtlich seines Inhalts in Analogie zu einer tiefenpsychologischen diagnostischen Untersuchung bei einer Inanspruchnahmeklientel entworfen. Formal wurde so vorgegangen, daß Rahmen und Reihenfolge der zu besprechenden Fragenkomplexe und deren Inhalt festgelegt (strukturiert) und vorgegeben waren. Ein Teil der diesbezüglichen Fragen war wörtlich vorformuliert, andere nur thematisch vorgegeben. Dem Interviewer und Probanden wurde aber auch ein beträchtlicher Freiraum zur Gewährleistung eines optimalen Tiefgangs des Gesprächs gelassen, um Informationen über sehr diskrete und viele unvorhersehbare Details zuzulassen. Der Wechsel von Schriftform (Fragebogen), festgelegten Fragen und themenzentriert-freiem Gespräch hat sich auch deswegen bewährt, weil er für beide Gesprächspartner weniger ermüdend und damit effektiver ist. Die Vorgehensweise ist „strukturiert" wegen der einheitlichen und bei allen Probanden gleichförmigen Reihenfolge von Fragen, Fragebögen, Fragenkomplexen; sie ist insofern halbstandardisiert, als nur zum Teil geschlossene Fragen und vorgegebene Antwortkategorien verwendet wurden, zum anderen Teil dem Interviewer und dessen persönlicher Gesprächsführung überlassen wurden. Für den Fall einer notwendigen zeitlichen Begrenzung durch den Probanden oder des vorzeitigen Abbruchs existierte ein „Notprogramm" mit Fokussierung auf besonders wichtige Bereiche. Bewährt hatte sich in der A- und B-Studie die Eröffnung des Interviews mit dem Ausfüllen der drei Beschwerdelisten (BL, BL' und BL^0) von v. Zerssen (1976). Die weiteren Themenkomplexe, die im Rahmen des Interviews erfragt wurden, waren:

- Sozialdaten[4]
- Augenblicklicher Gesundheitszustand
- Gesamte körperliche und psychische Gesundheits- bzw. Krankheitsanamnese
- Ggf. Klärung der symptomauslösenden Versuchungs- und Versagungssituationen (VVS)
- Eltern und Geschwister (Berufe, Alter, Erkrankungen, emotionale Beziehung früher und jetzt)
- Eigene Lebensentwicklung (insbesondere Kindheit, schulische, berufliche und spätere Jahre)
- Psychoanalytisch orientierte Testfragen (Traum, früheste Erinnerung, 3 Wünsche)

---

[4] Anhand der erhobenen Infomationen erfolgte die Einstufung der Schichtzugehörigkeit im Anschluß an das Interview in der A- und B-Studie nach Kleining und Moore (1968) bzw. in der c- und D$_m$-Studie nach Krause et al. (1980).

– Lebenssituation (Berufs-/Wohnsituation, Einkommen, Partnerschaft/Sexualität), Freizeit, soz. Kontakte

Zum Zeitpunkt der B-Studie wurde neben dem bereits erfolgreich eingeführten und sehr komplexen Bereich der Lebensereignisse in Ergänzung das Copingverhalten (Streßbewältigung) des Probanden sowohl in der Selbst- als auch in der Fremdbeurteilung berücksichtigt. Um auch Aspekte der sozialen Unterstützung berücksichtigen zu können, wurden auf der Basis der umfangreichen Klartextinterviews einige Parameter des sozialen Netzwerks des Probanden und der ihm daraus erwachsenden sozialen Unterstützung erhoben.

Für die Follow-up-Untersuchungen war das Forschungsinterview um Passagen zu erweitern, die ganz gezielt Geschehnisse und Entwicklungen im Erhebungsintervall (im Sinne einer Zwischenanamnese) erfragten. Anschließend erfolgte deren Beurteilung durch den Interviewer.

In der c-Studie stand die ätiologische Bedeutung von Persönlichkeit, Lebensereignissen und sozialer Unterstützung für die psychogene Beeinträchtigung im Mittelpunkt des Interesses, wobei für das Konstrukt Persönlichkeit eine maßgebliche Rolle für die Auslösung und Verlaufsgestaltung psychogener Beschwerden vermutet wurde. Entsprechend dieser Fragestellung erfolgte die Auswahl gut eingeführter, standardisierter Instrumente. Neben den in der A- und B-Studie bewährten Instrumenten konnte auf mittlerweile neu entwickelte Testverfahren bzw. innerhalb der Projektgruppe entwickelte Tests und Ratings zurückgegriffen werden. Die Testverfahren waren zumeist wieder in den Ablauf des Interviews integriert; einige Fragebögen (FPI-A, GT-S, IPC und in wenigen Fällen auch der Bond-Fragebogen) wurden beim Probanden nebst frankiertem Rückumschlag mit der Bitte um ausgefüllte Rücksendung hinterlassen. Das in der A- und B-Studie noch verwendete Life-event-Inventar sowie der Life-event-Zusatzbogen wurden in der c-, D_m- und D_c-Studie durch die Münchner Ereignisliste ersetzt. Eine zusammenfassende, nach den untersuchten Konstruktbereichen differenzierende Tabelle mit den in den verschiedenen Erhebungswellen verwendeten Untersuchungsinstrumenten zeigt die folgende Übersicht (Tabelle 4).

Der **Beeinträchtigungsschwerescore** (BSS nach Schepank, 1995a) ist ein hochreliables, standardisiertes Instrument zur Bestimmung der Beeinträchtigungsschwere aufgrund einer psychogenen Erkrankung. Zwingende Voraussetzung für eine valide Schweregradeinschätzung ist die *gründliche und persönliche Diagnostik* durch einen in der Beurteilung psychogener Erkrankungen erfahrenen Experten. Ihr muß in der Regel der differenzialdiagnostische *Ausschluß* einer *primär somatischen* Erkrankung als Ursache für die festgestellte und mit dem BSS zu gewichtende Symptomatik vorgeschaltet sein. Das erforderliche Fundament bilden somit: eine detaillierte Erfassung der aktuellen Symptomatik, eine biographische Anamnese unter tiefenpsychologischem oder lerntheoretischem Aspekt, die Erfassung der symptomauslösenden Versuchungs- und Versagungssituation bzw. Stimuluskonstellation, die Diagnostik der Persönlichkeitsstruktur und der gesamten aktuellen Lebensbezüge. Auf drei Subskalen (körperlich, psychisch, sozialkommunikativ) werden Werte zwischen 0 (keine psychogene Beeinträchtigung) und 4 (extreme

Tabelle 4. In der Mannheimer Kohortenstudie verwendete Untersuchungsinstrumente

Instrumente	wurden eingesetzt in				
Strukturiertes tiefen-psychologisches Interview (E)	A	B	c	D_m	D_e
Psychogene Beeinträchtigung					
ICD-Diagnose (E)	A	B	c	D_m	D_e
BSS (E)	A	B	c	D_m	D_e
Goldberg-Cooper-Interview (E)	A	B			
Beschwerdelisten (BL, BL', BL[0]) (S)	A	B			
KÖPS (S)			c	D_m	D_e
Symptomliste (E)	A	B	c	D_m	D_e
Experteneinschätzungen (E)	A	B	c	D_m	D_e
Persönlichkeit					
FPI (S)	A	B	c	D_m	
Giessen-Test (S/E)			c	D_m	
Bond (S)			c	D_m	
Vaillant[1] (E)			c	D_m	D_e
Streeck[2] (E)			c	D_m	D_e
IPC (S)			c	D_m	
Strukturdiagnose (E)	A	B	c	D_m	D_e
Lebensereignisse					
LE-Inventar (S)	A	B			
Life-event-Zusatzbogen (S/E)	A	B			
Münchner Ereignisliste MEL (S)			c	D_m	D_e
Stressverarbeitungsfragebogen SVFb (S)		B	c	D_m	
Psychodynamische Bedeutung der VVS (E)	A	B	c	D_m	D_e
Soziale Unterstützung					
NEFRA (S)			c	D_m	D_e
Confidant-Rating (E)			c	D_m	
Fragebogen zur Inanspruchnahme wegen seelischer Beschwerden (S)	A	B			

S = Selbstbeurteilung, E = Expertenbeurteilung; [1,2] gekürzte Fassung zu D_m

Beeinträchtigung) vergeben und zu einem Summenwert (zwischen 0 und 12) addiert. Die Fallgrenze liegt bei einem Wert von ≥ 5. Der BSS-Wert wurde jeweils für verschiedene Prävalenzzeiträume (z.B. für die letzten sieben Tage oder das letzte Jahr) bestimmt.

Für jeden Probanden stellte der Interviewer entweder eine **Diagnose** nach ICD-8 (Degkwitz et al., 1975) bzw. ICD-9 (Degkwitz et al., 1980) oder schloß sie aus.

Mit dem für Zwecke der psychiatrischen Feldforschung entworfenen halbstrukturierten **Goldberg-Cooper-(GC)-Interview** können die relevanten Aspekte einer eventuellen psychiatrischen Symptomatik erfaßt und in einer Diagnose präzisiert werden (Goldberg et al., 1970). Es ist im Vergleich zu dem von uns entwickelten Interview wesentlich strenger strukturiert und setzt keine tiefenpsychologisch-diagnostische Fachkompetenz und Erfahrung voraus, wohl aber eine psychiatrische

Der Beeinträchtigungs-Schwere-Score (BSS)

Experteneinschätzung der psychogenen Beeinträchtigung auf 3 Subskalen

- körperlich (BSS-k) $\boxed{0}$ $\boxed{1}$ $\boxed{2}$ $\boxed{3}$ $\boxed{4}$
- psychisch (BSS-p) $\boxed{0}$ $\boxed{1}$ $\boxed{2}$ $\boxed{3}$ $\boxed{4}$
- Verhalten (BSS-s) $\boxed{0}$ $\boxed{1}$ $\boxed{2}$ $\boxed{3}$ $\boxed{4}$
- Gesamtwert (BSS-ges) $\boxed{\qquad 0-12 \qquad}$

hohe Interraterreliabilität (ICC .85 – .92), variable Bezugsintervalle (7 T, 1 J)

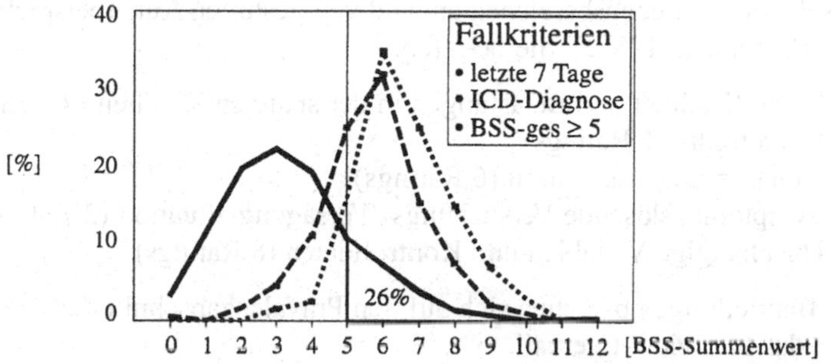

Fallkriterien
- letzte 7 Tage
- ICD-Diagnose
- BSS-ges ≥ 5

[%]

26%

0 1 2 3 4 5 6 7 8 9 10 11 12 [BSS-Summenwert]

Abb. 3. Der Beeinträchtigungs-Schwere-Score (BSS nach Schepank, 1995a). Im Kurvendiagramm ist die Verteilung (%) des BSS-Summenwertes in der Allgemeinbevölkerung (dicker durchgezogener Strich), in einer ambulanten psychosomatischen Patientenklientel (gestrichelte Kurve) und in einer stationär behandelten Patientenklientel (gepunktet) dargestellt. Die Fallgrenze ist bei einem BSS-Summenwert von ≥ 5 markiert; 26% der erwachsenen Normalbevölkerung sind Fall einer psychogenen Erkrankung; ICC = intra class correlation (Shrout und Fleiss, 1979); 7T = letzte sieben Tage, 1J = letztes Jahr ohne die letzten sieben Tage

Vorbildung des Untersuchers. Die Einbeziehung des GC-Interviews als Fallidentifikationsinstrument in der A- und B-Studie ermöglicht den Vergleich mit psychiatrisch-epidemiologischen Feldstudien.

Der Einstieg in das Gespräch über die Symptomatik wurde durch die Verwendung der drei **Beschwerdelisten** (BL, BL', BL⁰) von v. Zerssen (1976) erleichtert, deren Vorteil darin besteht, daß sie nicht zu direkt auf Psychisches oder Psychogenes hinsteuern, sondern auch somatische Beschwerden erfragen. Der Tendenz zur Dissimulation wird damit vorgebeugt. Die Zuordnung der Beschwerden zu mehreren Prävalenzabschnitten (letzte 7 Tage, letztes Jahr, letzte 3 Jahre und lebenslang) und deren jeweilige Stärke wurden in der anschließenden Befragung des Probanden abgeklärt.

Beim **KÖPS** handelt es sich um ein von unserer Projektgruppe konzipiertes (Manz und Schepank, 1993) Selbsteinschätzungsinstrument zur Erfassung und

Gewichtung verschiedener *körperlicher, psychischer* und *sozialkommunikativer* Symptome. Der Fragebogen umfaßt 64 vierstufig skalierte Items.

Die vom Probanden auf den Beschwerdelisten nach v. Zerssen oder im KÖPS angegebenen Beschwerden wurden zusätzlich zu den vom Experten diagnostizierten Beschwerden in die 46 Items umfassende **Symptomliste** übertragen und zeitlich zugeordnet (letzte 7 Tage, letztes Jahr, Interviewintervall und lebenslang bestehend).

Im Rahmen des diagnostischen Interviews wurde im ersten Drittel des Gesprächs präzise nach ärztlicher und psychotherapeutischer Inanspruchnahme im letzten Jahr und lebenslang gefragt und diese in einem für das Projekt entworfenen **Fragebogen zur Inanspruchnahme bei seelischen Beschwerden** dokumentiert (Valentin und Janta, 1987).

Zusätzlich wurden von den Interviewern **globale Experteneinschätzungen** zu verschiedenen Lebensbereichen anhand von gestuften Ankerbeispielen vorgenommen (Schepank, 1987a). Sie betrafen:

- Frühe Kindheit und Belastungen in der späteren Kindheit (7 Ratings)
- Neurotizität (6 Ratings)
- Aktuelle Lebenssituation (6 Ratings)
- Symptomauslösende Versuchungs-/Versagungssituation (3 Ratings)
- Unabhängige Variablen und Kontrolldaten (8 Ratings)

Die Beurteilungen beziehen sich auf den Prävalenzabschnitt der letzten drei Jahre bzw. das Interview-Intervall.

Für die **Operationalisierung von Persönlichkeit** wurden sowohl standardisierte, psychometrische Testverfahren als auch projektintern konzipierte Instrumente verwendet.

Verschiedene Persönlichkeitseigenschaften wurden mit dem **Freiburger Persönlichkeitsinventar** (FPI, Fahrenberg et al., 1978) erfasst. Die 114 zweistufigen (stimmt/stimmt nicht) Items laden auf 12 Subskalen (z.B. Depressivität, emotionale Labilität, Offenheit). Die Stabilität (Korrelationskoeffizienten) der einzelnen Skalenwerte betrug für die 209 Probanden, welche von A nach D_m teilnahmen, bei einem im Vergleich zu anderen Untersuchungen (z.B. Baumann, 1974) also deutlich längerem Verlaufsintervall, zwischen 0,44 bis 0,74. In der D_e-Studie mußte auf den FPI bedauerlicherweise verzichtet werden.

Der **Gießen-Test** (GT, Beckmann et al., 1983) wurde zur Erfassung interaktionsrelevanter Persönlichkeitsmerkmale in der Selbst- und Fremdbeurteilungsform eingesetzt.

Mit Hilfe des 88 Items umfassenden **Bond-Fragebogens** (Bond et al., 1983; Bond und Vaillant, 1986) ist es möglich, spezifische Abwehrstile des Patienten zu erfassen (Ehlers und Czogalik, 1984; Schauenburg et al., 1991). Zweck des in c und D_m eingesetzten Instrumentes war es, individuelle Reaktionsmuster zu identifizieren, die als maladaptive überdauernde Reaktionsstereotypien im Sinne von „Abwehrmechanismen" verstanden werden können und einen bedeutsamen Beitrag zur Erklärung der psychogenen Beeinträchtigungsschwere leisten. Zusammenfassend kann gesagt werden, daß nur die ersten drei Skalen eine relativ zu ihrer Itemzahl gute interne Konsistenz aufweisen (Tabelle 5).

Tabelle 5. Cronbachs Alpha und Korrelationskoeffizienten für die fünffaktorielle Struktur des Bond-Abwehrfragebogens

Faktor	Cronbachs Alpha c-Studie	Cronbachs Alpha D_m-Studie	Korrelationskoeffizienten von c nach D_m
1. „Unreife Abwehr"	.74	.79	.46
2. „Neurotische Abwehr"	.77	.81	.62
3. „Omnipotenz"	.62	.71	.46
4. „Offenheit"	.48	.50	.59
5. „Reife Abwehr"	.30	.33	.42

Für die Expertenbeurteilung der „Abwehrmechanismen" wurde das von Vaillant entwickelte Verfahren verwendet (Vaillant et al., 1986; Reister et al., 1993). Es besteht aus insgesamt 18 Items, die in vier nach dem erreichten Reifungsniveau hierachisierten Stufen untergliedert sind: psychotische, unreife, neurotische und reife Abwehrmechanismen. Für den Erhebungszeitpunkt D_m wurde das Instrument um die drei Mechanismen (wahnhafte Projektion, Verleugnung und Entstellung) gekürzt, da diese (psychotischen) Abwehrmechanismen in c nur in Einzelfällen diagnostiziert worden waren. Anhand der Testgütekriterien ergaben sich allerdings Hinweise darauf, dass mittels dieses Instrumentes keine reliable und valide Erfassung zeitstabiler Abwehrstile möglich war.

Der **Beurteilungsbogen von Streeck** (1983a,b) diente in Anlehnung an Bellak et al. (1973) der Beurteilung von Persönlichkeit hinsichtlich psychoanalytischer Konstrukte. Die Einschätzung durch den Untersucher erfolgt auf sieben siebenstufigen Skalen, die wiederum in Subskalen unterteilt sind: 1. Art und Reife der Objektbeziehung, 2. narzißtische Gleichgewichtsregulierung, 3. Realitätsprüfung, 4. Urteilsbildung, 5. Regressionsfähigkeit, 6. Regulierung und Kontrolle von Trieben, Affekten, Impulsen und 7. Denkprozesse. Die anhand unserer Stichprobe durchgeführten statistischen Analysen zur Dimensionalität konnten diese sieben inhaltlich definierten Faktoren allerdings nicht replizieren. Auch die Stabilität der einzelnen Streeck-Items (Korrelationskoeffizienten nach Pearson) lag von c nach D_m lediglich zwischen 0,18 und 0,47.

Der **IPC von Krampen** (1981) erfaßt als Selbstbeurteilungsinstrument die Art der Kontrollüberzeugungen im Sinne einer generalisierten Erwartungshaltung („locus of control"). Dieses Instrument besteht aus 24 sechsstufigen Items, die den drei Subskalen Internalität, Externalität (Machtlosigkeit) und Externalität (Fatalismus) zugeordnet werden können. Zwischen c und D_m erwies sich die „Fatalismus"-Skala nach einem durchschnittlichen Untersuchungsintervall von 45,6 Monaten bei 161 Probanden mit einem Korrelationskoeffizienten von 0,73 als die stabilste.

Die **Einschätzung der Persönlichkeitsstruktur** der Probanden durch den Untersucher erfolgte auch mittels der tiefenpsychologischen Strukturdiagnose (nach Schultz-Hencke, 1973).

Zur Erfassung akuter und chronischer Lebensereignisse verwendeten wir in der A- und B-Studie das **Life-event-Inventar nach Siegrist** (Siegrist, 1980) sowie den **Life-event-Zusatzbogen** (Hönmann und Schepank, 1983). Auf dem Zusatzbogen schätzte der Interviewer die durch das angegebene Ereignis verursachte Belastung des Probanden auf einer 5-stufigen Skala ein. Zudem wurde die „Persönlichkeits-abhängigkeit" sowie der VVS-Charakter der angegebenen Lebensereignisse auf einer 5-stufigen Skala vom Interviewer beurteilt. Als VVS oder *V*ersuchungs-*V*ersagungs-*S*ituation beschrieben Freud und später Schultz-Hencke ein mit einem neurotischen Konflikt unbewusst assoziiertes und diesen Konflikt implizit thema-tisierendes Ereignis zumeist interpersonaler Art (z.B. Trennungen, Kränkungen, Beziehungsverdichtungen etc.). Derartige psychodynamisch bedeutsame Situatio-nen tragen nach tiefenpsychologischem Verständnis zur Entstehung psychogener Symptome auslösend bei (Knoke, 1989).

Ab c wurde die **Münchner Ereignisliste** (MEL, Maier-Diewald et al., 1983) eingesetzt. Sie besteht aus 86 zweistufigen Items zu 12 Lebensbereichen. Auf einem **Streßverarbeitungsfragebogen** (SVFb) wurden die in der MEL angegebenen Er-eignisse auf 8 neunstufigen Skalen hinsichtlich Valenz, Belastung und situativem Bewältigungsverhalten (Coping-Stile) vom Probanden eingeschätzt. Für den Zeit-punkt D_m behielten wir lediglich die zwei Subskalen Valenz und Belastung bei und verzichteten auf die Beurteilung des Bewältigungsverhaltens. Ebenfalls erfolgte in c und D_m die Einschätzung der angegebenen Lebensereignisse im Hinblick darauf, ob diese eher persönlichkeitsabhängig oder vom Probanden unbeeinflusst einge-treten waren und von diesem im Sinne einer VVS erlebt und verarbeitet wurden.

Der **Netzfragebogen** (NEFRA; Manz und Schepank, 1989) wurde von unserer Projektgruppe entwickelt, um den Grad der sozialen Integration und Unterstützung (wichtigste Kontaktpersonen, Kontakthäufigkeit und -zufriedenheit etc.) zu ermit-teln. Er besteht aus elf Items und bezieht sich auf die persönlichen, telefonischen und brieflichen Kontakte der letzten vier Wochen. Die Kontaktzufriedenheit mit der jeweiligen Kontaktperson gibt der Proband auf einer 5-stufigen Skala an.

Das **Confidant-Rating** wurde von unserer Projektgruppe (Manz, 1987; Manz und Schepank, 1989) in Anlehnung an das Vorgehen von Brown und Harris (1978) und Thoits (1984) entwickelt und dient der Beurteilung der Qualität sozialer Bezü-ge zu sehr engen Bezugspersonen des Probanden auf jeweils sieben Skalen.

C Ergebnisse

1 Bisherige Resultate der Mannheimer Kohortenstudie: A- und B-Studie

M. Franz, H. Schepank

Im Folgenden sollen noch einmal kurz die wesentlichen Ergebnisse der ersten beiden Vollerhebungen vorgestellt werden (vgl. auch Kapitel C 2). Die erste Querschnittuntersuchung an 600 Probanden (A-Studie, Schepank, 1987a) erfolgte zwischen 1979 und 1982. Ziel dieser Studie war die Aufklärung der wahren Prävalenz psychogener Erkrankungen in der erwachsenen Normalbevölkerung. Als **Fall** einer psychogenen Erkrankung wurde ein Proband klassifiziert wenn:

- In den letzten sieben Tage (*zeitliches* Kriterium, Punktprävalenz)
- die ICD-Diagnose einer psychogenen Erkrankung (*qualitatives* Kriterium; zum damaligen Zeitpunkt orientiert an der 8. Fassung der ICD: Psychoneurosen (ICD 300), Persönlichkeitsstörungen (ICD 301), Suchterkrankungen (ICD 303, 304.4), funktionelle/psychosomatische Erkrankungen (ICD 305, 306).) vergeben werden konnte und
- eine klinisch relevante psychogene Beeinträchtigung bestand (*quantitatives* Kriterium, operationalisiert über den Beeinträchtigungs-Schwere-Score Summenwert ≥ 5, BSS; Schepank 1995a)

Das **Hauptergebnis** dieser Untersuchung war eine Fallrate psychogen erkrankter Probanden von 26% der gesamten untersuchten Bevölkerungsstichprobe (Psychoneurosen 7,16%, Charakterneurosen einschließlich Suchterkrankungen 7,16%, funktionelle psychosomatische Störungen 11,68%)[5]. Von den Frauen erfüllten 34%, von den Männern 18% der Stichprobe die Fallkriterien. Bei den Männern wurden überwiegend Persönlichkeitsstörungen, bei den Frauen eher neurotische und psychosomatische, bzw. funktionelle Erkrankungen diagnostiziert. Die am

---

[5] Die ursprüngliche Absicht, auch die diagnostische Störungsgruppe ICD-9 302 (sexuelle Verhaltensabweichung und -störungen) mit zu erfassen, konnte aufgrund wenig verlässlicher Angaben (Auskunftsverweigerung, Schamproblematik, soziale Erwünschtheit) in diesem Bereich nicht hinreichend realisiert werden.

häufigsten angegebenen Beschwerden waren innere Unruhe (41,3%), Kopfschmerzen (38,7%), depressive Verstimmungen (38,0%), Suchtverhalten (32,3%), Ängste (29,7%) und Phobien (29,3%) und Erschöpfung (28,8%).

Die Angehörigen der unteren Sozialschichten waren bei den Fällen überrepräsentiert, ebenso Ledige, Getrenntlebende und Geschiedene. Keinen Einfluß auf die Fallraten hatte zu diesem Zeitpunkt die Jahrgangskohorte.

Unangenehme, kritische Lebensereignisse wurden von den Probanden, welche die Fallkriterien erfüllten, signifikant häufiger angegeben. Schließlich wurden verschiedene frühkindliche Belastungsfaktoren identifiziert, die zu einer späteren Fallzuweisung prädisponierten. Unter anderem waren dies eine uneheliche Geburt, pathologische Elternbeziehungen, gehäufte Abwesenheit oder deutliche Psychopathologie der Mutter sowie beispielsweise ein erheblicher Altersunterschied zwischen den Eltern. Nach Tress (1986a,b) kann bei Vorliegen solcher frühkindlicher Risikokonstellationen durch die Existenz einer emotional engagierten und konstant und zuverlässig verfügbaren Bezugsperson in der Frühkindheit die spätere Manifestation einer psychogenen Erkrankung verhindert werden.

In der ersten Folgeuntersuchung (1983 bis 1985; B-Studie, N = 528, Schepank 1990) wurden die wesentlichen deskriptiv-epidemiologischen Befunde der A-Studie einschließlich der Fallrate repliziert. Im Längsschnitt hatten jeweils 11% der Probanden die Falleigenschaft in der einen oder anderen Richtung gewechselt. Frauen überwogen unter den Fällen nicht mehr so deutlich wie zum Zeitpunkt der A-Studie. Diese Tendenz läßt sich auch in anderen Längsschnittuntersuchungen nachweisen (Srole 1975, Fichter 1990). Die Ursachen hierfür sind unklar.

Die ICD-Diagnosen verschoben sich im Verlauf von der A- zur B-Studie insofern, als eine Zunahme der Persönlichkeitsstörungen zu verzeichnen war. Zum Zeitpunkt der B-Studie ließ sich – insbesondere statistisch signifikant bei den Männern – ein Einfluß der Jahrgangskohorte auf den Grad der psychogenen Beeinträchtigung nachweisen. Die Männer des Jahrgangs 1945 waren durchweg (1,5 mal) stärker von psychogenen, chronischen Beeinträchtigungen betroffen als die beiden Vergleichsjahrgänge 1935 oder 1955. Schepank schätzte auf Grund der zum Zeitpunkt der B-Studie vorliegenden Daten die **lebenslange** Prävalenz psychogener Beeinträchtigung näherungsweise ein. Hiernach sind 30% der untersuchten Probanden in ihrem Leben zeitweise Fälle einer psychogenen Erkrankung (32% der Frauen, 28% der Männer), 29% bleiben stabil gesund. 41% gehören ebenfalls der Gruppe der Nicht-Fälle, allerdings mit einem klinisch grenzwertigen Beeinträchtigungsschweregrad, an.

Eine Fülle weiterer epidemiologischer Befunde – vom Traum- und Wunscherleben über Leistungsparameter bis zum Partnerschafts- und Unfallverhalten, Alkohol- und Zigarettenkonsum – und ihrer Korrelation mit den psychopathologischen Befunden wurde darüber hinaus erarbeitet.

In einem forschungsstrategischen Neuansatz wurde schließlich ab 1987 eine weitere Folgeuntersuchung (c-Studie) in Gang gesetzt. In dieser Studie sollte anhand der Untersuchung einer mittelgradig beeinträchtigten Teilstichprobe (Risikopopulation) mit Mitteln der experimentellen Epidemiologie eine Aufklärung der für Auslösung und Verlauf psychogener Erkrankungen wichtigen Faktoren geleistet werden. Zwischen 1991 und 1994 wurde in zwei Teilschritten (D_m- und D_e-Studie) die bislang letzte Erhebung (D-Studie, n = 333) durchgeführt. Die Ergebnisse der c- und D-Studie sowie besonders der gesamte Langzeitverlauf der psychosomatischen, psychischen und psychosozialen Beeinträchtigung in der untersuchten Stichprobe sind Gegenstand der jetzt vorgelegten Buches.

2 Beschreibung und Vergleich
der verschiedenen Untersuchungsstichproben

S. Häfner

Die Pilotstudie

In der Pilotstudie wurden bei 75 untersuchten Probanden bei noch uneinheitlichem Vorgehen – die Untersuchungsinstrumente mußten erst noch erarbeitet werden – ca. 38% Fälle für eine einjährige Periodenprävalenz und bei einem noch vorläufigen cut-off-point der Schweregradeinschätzung ermittelt. 62% der Probanden wurden als gesund oder als Normvarianten mit nur leichten Störungen eingestuft. Etwa 22% der Probanden wurden aus ärztlich-psychotherapeutischer Sicht aufgrund ihrer psychogenen Beeinträchtigung als behandlungsbedürftig angesehen. Die Ergebnisse der Pilotstudie sind nicht direkt in die Hauptstudie eingegangen, vielmehr wurden hierfür neue Probanden aus dem Registerpool gezogen.

Die Hauptstudie

In diesem Kapitel wird dargestellt, wie sich die Probanden und insbesondere die Studienabbrecher der einzelnen Querschnittuntersuchungen hinsichtlich ihrer soziodemographischen Kernvariablen und einiger klinischer Parameter über den Zeitraum von 11 Jahren entwickelt haben. Von den für die Hauptstudie ursprünglich angeschriebenen 1004 Personen waren 228 nicht erreichbar (203 zu weit verzogen, 8 unbekannt verzogen, 6 verstorben, 11 Sonderfälle). Die primäre Verweigerungsrate betrug (176 von 776 und somit) 22,6% und erlaubt somit in tolerierbaren Grenzen eine Generalisierung. Über diese Primärverweigerer liegen naturgemäß keine näheren Angaben vor, eine Globalauswertung hinsichtlich Jahrgangskohorte und Geschlecht, die datenschutzrechtlich erlaubt ist, gibt Grund zu der Annahme, daß diese Primärverweigerer ergebnisneutral sind (Schepank, 1987a). Eine ursprünglich angestrebte gezielte Verweigererstudie konnte aufgrund der strengen datenschutzrechtlichen Bestimmungen nicht durchgeführt werden. In den weiteren Studienabschnitten lagen die Verweigerungsraten erfreulicherweise niedriger; das bestätigt das in der Literatur beschriebene Phänomen der höchsten Verweigerungsrate im Initialinterview (De Maio, 1980) (Tabelle 6).

Einen Gesamtüberblick über die soziodemografischen Merkmale der aktiven Studienabbrecher bzw. Verweigerer gibt Tabelle 7.

Tabelle 6. Teilnahmeverhalten der Probanden zu den fünf Erhebungszeitpunkten

Vollerhebung	A-Studie	B-Studie	D-Studie		
Teilstichprobe			c-Studie	D_m-Studie	D_e-Studie
Ausgangspopulation	1004	600	292	240	180
Drop-outs	228 (22,7%)	15 (2,5%)	37 (12,7%)	2 (0,8%)	27 (15,0%)
Verweigerer	176 (22,6%)	57 (9,7%)	15 (5,9%)	29 (12,2%)	29 (16,1%)
Teilnehmer	600	528	240	209	124

Tabelle 7. Soziodemographische und klinische Merkmale der Studienabbrecher

	A-Stichprobe	A-Ablehner	B-Ablehner	c-Ablehner	D_m-Ablehner	D_e-Ablehner
	N = 600	176 von 776	57 von 600	15 von 292	29 von 240	29 von 180
Kohorte						
1935	199 (33,2%)	68 (38,6%)	24 (42,1%)	8 (53,0%)	3 (10,4%)	13 (44,8%)
1945	199 (33,2%)	48 (27,3%)	14 (24,6%)	5 (33,0%)	15 (51,7%)	11 (37,9%)
1955	202 (33,6%)	60 (34,1%)	19 (33,3%)	2 (13,0%)	11 (37,9%)	5 (17,2%)
Geschlecht						
Männlich	311 (51,8%)	87 (49,4%)	23 (40,3%)	5 (33,0%)	18 (62,1%)	21 (72,4%)
Weiblich	289 (48,2%)	89 (50,6%)	34 (59,7%)	10 (67,0%)	11 (37,9%)	8 (27,6%)
Schulabschluß						
Sonderschule	9 (1,5%)	n. erhebbar	1 (1,8%)	0 (0,0%)	3 (10,4%)	3 (10,4%)
Hauptschule	308 (51,3%)	n. erhebbar	31 (54,4%)	13 (87,0%)	18 (62,1%)	18 (62,1%)
Mittlere Reife	112 (18,7%)	n. erhebbar	8 (14,0%)	0 (0,0%)	7 (24,1%)	4 (13,8%)
Abitur	104 (17,3%)	n. erhebbar	9 (15,8%)	2 (13,0%)	0 (0,0%)	4 (13,8%)
Nicht eingestuft	67 (11,2%)	n. erhebbar	8 (14,0%)	–	1 (3,4%)	–
Pers.-Struktur (in A)						
Schizoid	43 (7,2%)	n. erhebbar	1 (1,8%)	0 (0,0%)	4 (13,9%)	0 (0,0%)
Depressiv	224 (37,3%)	n. erhebbar	2 (31,5%)	4 (26,7%)	10 (34,5%)	6 (20,7%)
Zwanghaft	122 (20,3%)	n. erhebbar	3 (5,3%)	7 (46,7%)	3 (10,3%)	0 (0,0%)
Hysterisch	74 (12,3%)	n. erhebbar	4 (7,0%)	2 (13,3%)	0 (0,0%)	1 (3,4%)
Mischstruktur	110 (18,3%)	n. erhebbar	30 (52,6%)	2 (13,3%)	9 (31,0%)	20 (69,0%)
Sonstige	27 (4,6%)	n. erhebbar	1 (1,8%)	0 (0,0%)	3 (10,3%)	2 (6,9%)

Tabelle 8. A-Teilnehmer nach Geschlecht und Jahrgang

A-Studie	1935	1945	1955	Summe
Geschlecht				
männlich	107 (53,8%)	97 (48,7%)	107 (53,2%)	311 (51,8%)
weiblich	92 (46,2%)	102 (51,3%)	95 (46,8%)	289 (48,2%)
Summe	199 (100,0%)	199 (100,0%)	202 (100,0%)	600 (100,0%)

A-Studie

Die Verteilung der 600 A-Probanden auf die drei Alterskohorten und die Geschlechter zeigt Tabelle 8.

In Tabelle 9 sind die soziodemographischen (Jahrgangskohorten, Geschlecht, Schulabschluß) und die klinischen Daten (Fallrate, BSS, 10 häufigste Symptome für das letzte Jahr unabhängig vom Schweregrad, der ICD-Diagnose und der Falleinstufung) aufgeführt.

In Tabelle 10 sind die Hauptstrukturdiagnosen aufgeführt, die von den Interviewern vergeben wurden.

Tabelle 9. Soziodemographie, Fallrate, psychogene Beeinträchtigung (BSS letzte 12 Monate) und häufigste Beschwerden (%, letzte 12 Monate) in A, B, c und D

Vollerhebung	A-Studie (n = 600)	B-Studie (n = 528)		D-Studie (n = 301*)
Teilstichprobe		c-Studie (n = 240)		
Kohorte				
1935	199 (33,2%)	173 (32,8%)	77 (32,1%)	126 (41,9%)
1945	199 (33,2%)	182 (34,4%)	91 (37,9%)	99 (32,9%)
1955	202 (33,6%)	173 (32,8%)	72 (30,0%)	76 (25,2%)
Geschlecht				
Männlich	311 (51,8%)	280 (53,0%)	121 (50,4%)	160 (53,2%)
Weiblich	289 (48,2%)	248 (47,0%)	119 (49,6%)	141 (46,8%)
Schulabschluß				
Sonderschule	9 (1,5%)	8 (1,5%)	0 (0,0%)	3 (1,0%)
Hauptschule	308 (51,3%)	268 (50,8%)	136 (56,7%)	169 (56,1%)
Mittlere Reife	112 (18,7%)	103 (21,3%)	45 (18,7%)	52 (17,3%)
(Fach-)Abitur	104 (17,3%)	92 (17,5%)	30 (12,5%)	43 (14,3%)
Sonst.	67 (11,2%)	57 (10,9%)	29 (12,2%)	34 (11,3%)
Fallrate (%)	26,0	25,8	32,5	26,3
BSS (MW, SD)				
Gesamtsummenwert	3,95 (1,92)	3,62 (1,98)	3,77 (1,49)	4,00 (1,93)
Körperlich	1,50 (0,82)	1,39 (0,87)	1,61 (0,69)	1,40 (0,80)
Psychisch	1,27 (0,82)	1,13 (0,85)	1,43 (0,67)	1,26 (0,82)
Sozialkommunikativ	1,18 (0,85)	1,11 (0,89)	1,38 (0,76)	1,35 (0,86)

10 häufigste
Symptome (%)

A-Studie	B-Studie	c-Studie	D-Studie
innere Unruhe 41,3	innere Unruhe 41,1	depr. Verstimmungen 65,4	Schmerz Bew.-app. 54,5
Kopfschmerzen 38,7	Suchtverhalten 32,2	Schmerz Bew.-app. 55,8	depr. Verstimmungen 39,5
depr. Verstimmungen 38,0	depr. Verstimmungen 31,2	Kopfschmerzen 50,0	Kopfschmerzen 36,5
Suchtverhalten 32,3	Erschöpfung 26,2	Erschöpfung 38,8	Suchtverhalten 35,2
FOB 31,7	Ängste 24,5	Suchtverhalten 37,1	Erschöpfung 32,9
Ängste 29,7	Kopfschmerzen 23,5	Herzschmerzen 35,8	Konzentrationsstrg. 26,6
Phobien 29,3	Konzentrationsstrg. 23,5	FOB 35,8	Schlafstörungen 25,2
Konzentrationsstrg. 29,2	Zwangsgedanken 23,3	Partnerschaftskonfl. 31,3	FOB 24,2
Erschöpfung 28,8	Schlafstörungen 22,7	Phobien 30,4	Phobien 23,6
Zwangsgedanken 26,5	Zwangshandlungen 21,7	Fkt. Herzbeschwerden 28,3	Zwangsgedanken 22,2

MW = Mittelwert, SD = Standardabweichung; FOB = funktionelle Oberbauchbeschwerden; FUB = funktionelle Unterbauchbeschwerden, Konzentrationstrg. = Konzentrationsstörungen; Partnerschaftskonfl. = Partnerschaftskonflikte; Fkt. Herzbeschwerden = funktionelle Herzbeschwerden; Schmerz Bew.-app. = Schmerzen im Bewegungsapparat; depr. Verstimmungen = depressive Verstimmungen.
* Ursprünglich umfaßte die Stichprobe 333 Probanden. Davon haben 32 Probanden das Angebot einer Psychotherapie angenommen. Sie werden deshalb in den Ergebnissen zum Spontanverlauf nicht berücksichtigt und in Kapitel C 6 ausführlich dargestellt. Die 301 Probanden der D-Studie geben somit den Spontanverlauf ohne psychotherapeutische Intervention wieder.

Tabelle 10. Verteilung der tiefenpsychologischen Strukturdiagnosen in den verschiedenen Querschnittsuntersuchungen

Vollerhebung	A-Studie (n = 600)	B-Studie (n = 528)		D-Studie (n = 301)
Teilstichprobe		c-Studie (n = 240)		
Schizoid	7,2%	9,7%	10,5%	6,0%
Depressiv	37,3%	42,2%	51,9%	49,8%
Zwanghaft	20,3%	18,2%	15,6%	16,3%
Hysterisch	12,3%	14,2%	14,8%	7,6%
Mischstruktur	18,3%	14,0%	7,2%	20,3%
Sonstige	4,6%	1,7%	–	–

B-Studie

Zwischen 1983 und 1985 konnten 528 der 600 Probanden in einer Folgeuntersuchung ein zweites Mal befragt werden (B-Studie). In diesem zweiten Untersuchungsquerschnitt betrug die Verweigererrate nur noch 9,5%. In der Gruppe dieser Abbrecher überwogen die Frauen (34/23, n.s.) sowie ältere gegenüber jüngeren Probanden (Jahrgang 1935: 24, 1945: 14, 1955: 19). Es zeigte sich, daß der Grad der psychogenen Beeinträchtigung keinen systematischen Einfluß auf das Teilnahmeverhalten hatte (Schepank, 1990). Bezüglich der 11 Probanden aus der A-Studie, die nicht erreichbar waren, ergab die Analyse keine besonderen Hinweise oder statistische Beziehungen zur Fall-/Nichtfalleigenschaft. Die 7 ins Ausland Fortgezogenen sind überwiegend Frauen des Jahrgangs 1955, die ins Ausland geheiratet haben. Bei den drei Verstorbenen handelt es sich um Männer überwiegend der älteren Jahrgänge (Todesursachen: Herzinfarkt, Autounfall und maligner Rückenmarktumor).

Die untersuchten 528 Probanden verteilen sich ziemlich gleichmäßig über die drei Geburtsjahrgangskohorten und Geschlechter (Tabelle 11). Die Unterschiede sind statistisch nicht signifikant. 280 männliche (53,0%) und 248 weibliche Probanden (47,0%) konnten nachuntersucht werden. Gegenüber der A-Studie hat sich keine nennenswerte Veränderung der Zusammensetzung der Stichprobe ergeben. Das B-Sample verteilt sich nach Geschlecht, Alterskohorten und Schicht (A: Unterschicht 33,2%, Mittelschicht 61,2%, Oberschicht 5,6%; B: Unterschicht 36,0%, Mittelschicht 52,6%, Oberschicht 3,4%, nicht zugeordnet 8,0%; Schichteinteilung jeweils nach Kleining und Moore, 1968) wie in der A-Studie.

242 Probanden (45,8%) bekamen keine ICD-Diagnose. Eine ICD-Diagnose unabhängig von der Falleinstufung erhielten 286 Probanden (54,2%). 136 von diesen (25,8%) erfüllten auch bezüglich der Schweregradeinteilung die Fallkriterien (6,6% Psychoneurosen ICD 300, 10,6% Persönlichkeitsstörungen ICD 301/303, 8,5% funktionelle/psychosomatische Störungen ICD 305/306). Wie in der A-Untersuchung zeigt sich ein noch immer deutliches Überwiegen weiblicher Fälle mit 29,4% gegenüber 22,5% männlicher Fälle. Der Unterschied war jetzt aber nicht mehr signifikant. Nur 32 Probanden (6,1%) hatten überhaupt keine manifeste Symptomatik in den letzten 7 Tagen.

Tabelle 11. B-Teilnehmer nach Geschlecht und Jahrgang

B-Studie	1935	1945	1955	Summe
Geschlecht				
Männlich	93 (53,8%)	91 (50,0%)	96 (55,5%)	280 (53,0%)
Weiblich	80 (46,2%)	91 (50,0%)	77 (44,5%)	248 (47,0%)
Summe	173 (100,0%)	182 (100,0%)	173 (100,0%)	528 (100,0%)

c-Studie

Aus dem Probandenpool der B-Studie wurden 292 Probanden ausgewählt, die eine mittlere psychogene Beeinträchtigung aufwiesen. Von den 292 angeschriebenen Probanden waren 37 (12,7%) nicht erreichbar, 15 (5,1%) lehnten explizit und definitiv eine weitere Untersuchung ab. Bei den aus dieser Risikopopulation verweigernden Probanden handelt es sich wiederum ähnlich wie von A nach B in erster Linie um verheiratete, ältere, eher zwanghaft strukturierte und der Unterschicht angehörende Frauen (Franz et al., 1992).

Die untersuchten Probanden verteilen sich recht gleichmäßig über die drei Geburtsjahrgangskohorten (Tabelle 12). Der Geburtsjahrgang 1955 ist zu c und D_m gegenüber den Probanden der Jahrgänge 1935 und 1945 zwar etwas geringer vertreten, die Unterschiede sind jedoch statistisch nicht signifikant. Insgesamt bleibt die Drittelung der Stichprobe durch die drei Jahrgangskohorten über die Erhebungszeitpunkte c und D_m erhalten. Zum Zeitpunkt c wurden 121 Männer (50,4%) und 119 Frauen (49,6%) untersucht. Die Geschlechterrelation bleibt wie schon in der A- und B-Studie in c (und später auch in D_m) ausgeglichen. Der Anteil der ledigen Probanden nimmt erwartungsgemäß mit zunehmendem Alter ab und macht zu c 13,8% aus. Entsprechend ist zu c eine leichte prozentuale Zunahme der Verheirateten in der Stichprobe auf 70,4% zu verzeichnen. Während der Anteil der Getrenntlebenden gegenüber der B-Studie konstant bleibt, steigt die Zahl der Geschiedenen, gemäß dem Trend von A nach B, auch in c wieder leicht auf 7,9% an. Ab dem Untersuchungszeitpunkt c wurde eine veränderte Schichtklassifikation (Krause et al., 1980) verwendet. Deswegen sind die Daten zur Schichtzugehörigkeit in c mit der A- und B-Studie nicht ohne weiteres vergleichbar (vgl. Kapitel C 3.3). Zum Zeitpunkt c waren 83% der Probanden erwerbstätig und 2,2% arbeitslos.

Bei der Verteilung der Strukturdiagnosen fällt die deutliche Häufung von depressiven Strukturmerkmalen (51,9%) in der Risikostichprobe auf (Tabelle 10). 77,9% der ja auf eine mittelgradig erhöhte Beeinträchtigung hin selegierten Risikoprobanden erhielten eine ICD-Diagnose. Diagnosen aus der Gruppe der Neurosen (22,5%), Persönlichkeitsstörungen (21,7%) und psychosomatischen Erkrankungen (24,6%) wurden fast gleich häufig vergeben. Die Fallrate betrug 32,5%. Als wichtigstes Symptom wurde am häufigsten, nämlich von 65,4% der Probanden, depressive Verstimmungen genannt, gefolgt von Schmerzen im Muskel- oder Skelettsystem (55,8%) und Kopfschmerzen/Migräne (50,0%). Für die übrigen sieben Symptome lag der Häufigkeitsanteil zwischen 30 und 40% (siehe Tabelle 9, S. 46).

Tabelle 12. c-Teilnehmer nach Geschlecht und Jahrgang

c-Studie	1935	1945	1955	Summe
Geschlecht				
Männlich	41 (53,2%)	43 (47,3%)	37 (51,4%)	121 (50,4%)
Weiblich	36 (46,8%)	48 (52,7%)	35 (48,6%)	119 (49,6%)
Summe	77 (100,0%)	91 (100,0%)	72 (100,0%)	240 (100,0%)

D_m-Studie

Da D_m und D_e zunächst als eigenständige Untersuchungen durchgeführt worden waren (und sich von daher auch in den Untersuchungsinstrumenten unterscheiden), erfolgt die Darstellung der Ergebnisse zunächst getrennt. Für die Untersuchung des Langzeitspontanverlaufes der Gesamtgruppe wurden D_m und D_e zur D-Studie zusammengefaßt, deren Resultate den Abschluß dieses Buchkapitels bilden. In der D_m-Studie wurde die mittelgradig beeinträchtigte Stichprobe der c-Studie nachuntersucht.

Die nach dreimaliger Teilnahme aktiv Verweigernden (n = 29) waren nun eher verheiratete Männer mittleren Alters, die allerdings wiederum der Unterschicht entstammten und den Hauptschulabschluß besassen. Sie wiesen im Vergleich zum Zeitpunkt c eine etwas erhöhte psychogene Beeinträchtigung (BSS, letzte 7 Tage) auf, erhielten häufiger eine ICD-Diagnose für die letzten 7 Tage und häufiger eine Psychotherapieindikation, lehnten das Therapieangebot aber oft ab. Die internalen Kontrollüberzeugungen (IPC) waren in c stärker ausgeprägt, insgesamt waren die Unterschiede in den psychometrischen Testverfahren (FPI, GT) aber gering (Häfner et al., 2000).

Mit 108 Probandinnen (51,7%) gegenüber 101 Probanden (48,3%) wurden zu D_m nur unbedeutend mehr Frauen als Männer nachuntersucht (Tabelle 13). Auch hinsichtlich des Familienstandes ist es beim Vergleich c/D_m zu keiner signifikanten Veränderung gekommen. Die Rate der Geschiedenen hat etwas zugenommen, wohingegen die Anzahl der verheirateten Probanden leicht abgenommen hat (nicht signifikant). Die Zunahme der Scheidungsrate entspricht dem beobachteten Trend von A über B nach c. Während zum Zeitpunkt c 46% der Probanden zur Unterschicht gehörten, waren es zum Zeitpunkt D_m nur noch 33% (p = 0,01). Zur unteren und mittleren Mittelschicht gehörten zu c 41%, zu D_m 55% (p = 0,0004). Die Abnahme der Zugehörigkeit zur Unterschicht und die Zunahme der Mittelschicht ist durch die hohe Rate an D_m-Studienabbrechern aus der Unterschicht erklärbar. Zum Zeitpunkt D_m hat die Erwerbstätigkeit der untersuchten Probanden auf 77% abgenommen (p = 0,01), 2,5% sind arbeitslos gemeldet.

Keine ICD-Diagnose erhielten zu D_m 60 Probanden (28,7%). Der Unterschied bei der Vergabe einer Diagnose aus dem Bereich der Psychoneurosen war hoch signifikant: Zu c erhielten 22,5% eine solche ICD-Diagnose, zu D_m nur noch 7,7%. Die Erst-Diagnose einer Persönlichkeitsstörung wurde 27,1% der c-Stichprobe zugewiesen, jedoch nur 10,5% der D_m-Stichprobe. Dieser Unterschied ist ebenfalls hoch signifikant (p = 0,0001). Eine funktionelle Erkrankung bzw. eine psychosomatische Störung im engeren Sinne wurde zu c bei 26,2% der Probanden diagnostiziert, zu D_m bei 43,1% (p = 0,0001). Sonstige ICD-Diagnosen (darunter fallen vorwiegend die depressiven Reaktionen) – wurden zu D_m signifikant häufiger vergeben (p = 0,003) als zu c.

Die Ursache für diese Verschiebungen liegt darin begründet, daß es sich bei der c-Stichprobe um eine auf hohe klinische Verlaufsvariabilität hin selegierte Risikostichprobe handelt. Ausserdem überschneiden sich Diagnoseetiketts in der ICD-9. Insbesondere viele hysterische oder depressive Erscheinungsbilder können ebensogut unter den Psychoneurosen wie unter den Persönlichkeitsstörungen eingeordnet werden. Zu betonen ist auch folgendes: Jeder Proband konnte mehrere Haupt- und Nebendiagnosen zugewiesen bekommen. In unserer Auswertung berücksichtigten wir jedoch nur die erste Hauptdiagnose. Die Verschiebung einer Erst- und Zweitdiagnose zwischen einzelnen Untersuchungsquerschnitten bei einem Probanden täuscht u. U. einen größeren Wechsel vor, während es tatsächlich nur Akzentverschiebungen sind. Wir halten das nicht für einen entscheidenden Fehler, sondern sehen darin nur unsere Gesamtkonzeption bestätigt, alle psychogenen Erkrankungen zusammenzufassen und in einem einheitlichen epidemiologischen Forschungsprojekt zu erkunden. Gerade innerhalb dieser Störungsgruppe besteht eine große Fluktuation im Zeitablauf. Man denke z. B. an einen häufigen, fast regelhaften Symptomwandel bei einem Menschen, dessen Symptomatik mit einer Herzneurose beginnt, sich zur Angstneurose entwickelt und über Alkohol und Medikamentenabusus und phobischer Einengung zu charakterneurotischen Komplikationen führt. Hier zeigt sich ebenfalls noch einmal deutlich, wie notwendig es war, neben der »qualitativen« diagnostischen Etikettierung für jegliche Falldefinition zusätzlich eine Schweregradeinstufung (den BSS) einzuführen. Im übrigen erlauben neueren Untersuchungen zufolge rein deskriptive klinische Diagnosen z.B. nach DSM keine sicheren prognostischen Aussagen zum Verlauf (Seivewright et al., 1998; Nelson und Rice, 1997). Wichtiger und aussagefähiger als eine ausschließliche Konzentration auf veränderungsanfällige Diagnosen erscheint uns deshalb die zusätzliche (expertengestützte) Erfassung der psychogen bedingten Beeinträchtigungsschwere (s.u.).

Beim Vergleich der psychogenen Symptome fallen ebenfalls Schwankungen auf. So nehmen die depressiven Verstimmungen von 65,4% in c auf 46,9% in D_m (in Tabelle 9 nicht gesondert aufgeführt) ab. Schlafstörungen gehören nicht zu den zehn häufigsten Symptomen zum Zeitpunkt c. In D_m rangiert dieses Symptom mit 30,6% auf Rang 7. Partnerschaftskonflikte werden mit einer Häufigkeit von 31,3% der Probanden bei der c-Studie genannt (Rang 8), zum Zeitpunkt D_m nur in einer Häufigkeit von 23% bei den untersuchten Probanden (Rang 14). Konzentrationsstörungen gehören zum Zeitpunkt D_m zu den zehn am häufigsten genannten Symptomen (von 32,5% der Probanden berichtet, Rang 6), in c nicht. Die häufigsten fünf Symptome (depressive Verstimmungen, Schmerzen im Bewegungsapparat, Kopfschmerzen, Ermüdungs-, Erschöpfungszustände und Suchtverhalten) wurden hingegen zu c und D_m konstant angegeben. Diese Unterschiede sind auch auf die unterschiedlichen klinischen Erhebungsinstrumente (Beschwerdelisten nach v. Zerssen in A und B, KÖPS in c und D) zurückzuführen.

Tabelle 13. D_m-Teilnehmer nach Geschlecht und Jahrgang

D_m-Studie	1935	1945	1955	Summe
Geschlecht				
Männlich	38 (52,1%)	33 (44,0%)	30 (49,2%)	101 (48,3%)
Weiblich	35 (47,9%)	42 (56,0%)	31 (50,8%)	108 (51,7%)
Summe	73 (100,0%)	75 (100,0%)	61 (100,0%)	209 (100,0%)

D_e-Studie

Von den 180 Probanden, die die Kriterien dieser Extremgruppenzuordnung erfüllten, konnten 124 Probanden (68,9%) untersucht werden. 29 (16,1%) haben die weitere Teilnahme verweigert, 13 (7,2%) waren unbekannt verzogen, 10 (5,5%) nicht erreichbar und 4 (2,2%) zwischenzeitlich verstorben. Die 124 interviewten Probanden setzten sich aus 72 (58,1%) Männern und 52 (41,9%) Frauen zusammen. Der 1935 geborene Jahrgang ist mit 58 (46,8%) am stärksten, die Jahrgänge 1945 und 1955 mit 37 (29,8%) bzw. 29 (23,4%) Probanden schwächer vertreten (Tabelle 14). Ähnliche Zahlenrelationen finden sich bei den 180 Probanden der Ausgangsstichprobe. Durch die Teilnahmeverweigerung ist es in der D_e-Studie nicht zu wesentlichen Verschiebungen im Hinblick auf Geburtsjahrgang, Geschlecht und Fallidentifikation gekommen.

Seelisch stabil Gesunde sind mit 82% häufiger verheiratet als die Kranken (67%), während zum Zeitpunkt der Untersuchung der Anteil an Geschiedenen in der Gruppe der Gesunden lediglich 7% gegenüber 24% bei den Kranken beträgt. Bezüglich der Generativität finden sich zwischen beiden Gruppen keine Unterschiede.

Von den 124 untersuchten Probanden blieben im Langzeitverlauf von A nach D_e 76 seelisch stabil gesund, davon 54 (71%) Männer und 22 (29%) Frauen. Als chronisch krank erwiesen sich 21 Probanden, 5 Männer (23,8%) und 16 Frauen (76,2%). Eine Probandin des Jahrgangs 1955 wurde nicht in die Auswertungen einbezogen, da sie im Intervall seit der B-Studie an einer Schizophrenie erkrankt war. Frauen sind in der Gruppe der chronisch Kranken also deutlich überrepräsentiert. Der Tabelle 15 kann die Geschlechterverteilung zwischen den Gesunden und den Kranken entnommen werden. Die Verteilung über die Geburtsjahrgänge weist zwischen beiden Gruppen keine entscheidenden Unterschiede auf. Erhebliche Differenzen bestehen aber zwischen Kranken und Gesunden bezüglich des Bildungsniveaus (vgl. Kapitel C 4.2.2).

Bei 10 der 76 Gesunden wurde eine ICD-9-Diagnose gestellt, ohne daß die weiteren Kriterien der Falldefinition erfüllt wurden. Die 21 chronisch Kranken erhielten insgesamt 54 ICD-9-Diagnosen, die sich im wesentlichen auf die drei Gruppen Neurosen und Persönlichkeitsstörungen (ICD 300, 301, n = 17), Alkohol-Drogen-Medikamentenabhängigkeit (ICD 303, 304, 305, n = 8) und körperliche Funktionsstörungen psychischen Ursprungs (ICD 306, n = 16) verteilen. Die chronisch psychisch Kranken schilderten hochsignifikant mehr Symptome als die seelisch stabil Gesunden. Am häufigsten wurden Schmerzen im Muskel- und Skelettsystem sowie depressive Symptome genannt (vgl. Kapitel C 4.2.2).

Tabelle 14. D$_e$-Teilnehmer nach Geschlecht und Jahrgang

D$_e$-Studie	1935	1945	1955	Summe
Geschlecht				
Männlich	32 (55,2%)	19 (51,4%)	21 (72,4%)	72 (58,1%)
Weiblich	26 (44,8%)	18 (48,6%)	8 (27,6%)	52 (41,9%)
Summe	58 (100,0%)	37 (100,0%)	29 (100,0%)	124 (100,0%)

Tabelle 15. Geschlecht der über mehr als 10 Jahre (von A nach D$_e$) stabil Gesunden und chronisch Kranken

	Stabil Gesunde	Chronisch Kranke
Männer	54 (71,1%)	5 (23,8%)
Frauen	22 (28,9%)	16 (76,2%)
Summe	76 (100%)	21 (100%)

$\chi^2 = 15,41$, df = 1, p = 0,000

Tabelle 16. D-Teilnehmer nach Geschlecht und Jahrgang

D-Studie	1935	1945	1955	Summe
Geschlecht				
Männlich	65 (51,4%)	47 (47,5%)	48 (63,2%)	160 (53,2%)
Weiblich	61 (48,6%)	52 (52,5%)	28 (36,8%)	141 (46,8%)
Summe	126 (41,9%)	99 (32,9%)	76 (25,2%)	301 (100,0%)

D-Studie

Hinsichtlich des Geburtsjahrgangs ergibt sich in der D-Stichprobe (D$_m$ + D$_e$) eine leichte Verschiebung zugunsten der Angehörigen des Jahrgangs 1935 auf 41,9%. Geringfügig abgenommen hat die Anzahl der jüngeren Probanden des Jahrgangs 1955 (25,2%) (Tabelle 16). Die Vergleichbarkeit der Untersuchungsstichproben in zentralen soziodemographischen Variablen kann als gut bezeichnet werden.

Die Probanden der Verlaufsstichprobe D wiesen eine fast identische Ausprägung psychogener Beeinträchtigung auf wie die Ausgangsstichprobe A. Insgesamt zeigten soziodemographische und klinische Daten in beiden Stichproben zum Zeitpunkt A und D keine bedeutsamen Differenzen. Somit erweist sich die Verlaufsstichprobe A → D in den erhobenen zentralen Variablen als repräsentativ für die Ausgangsstichprobe. Gravierende Selektionseffekte sind daher bei der Untersuchung des Langzeitverlaufs der psychogenen Beeinträchtigung in der Verlaufsstichprobe nicht zu erwarten.

Nach der B-Studie wurden 292 Probanden in die Mittelgruppe (c-Studie) und aus technischen Gründen nur 180 der 236 Probanden in die Extremgruppen (D$_e$-Studie) aufgrund der jeweiligen Einschlusskriterien aufgenommen. Es ergibt sich eine Differenz von 56 Probanden zu den ursprünglich 528 Probanden der B-Studie. Diese Probanden fehlen dementsprechend auch in der Stichprobe der D-Studie, was deren Repräsentativität in den zentralen soziodemographischen und klinischen Variablen jedoch nicht beeinträchtigt.

Zusammenfassung

1. Die Verteilungen von Jahrgangskohorte und Geschlecht unterscheiden sich zu den Erhebungszeitpunkten (A, B, c, D) nicht wesentlich.
2. Die Rate der Drop-outs und aktiven Verweigerer über den gesamten Studienverlauf ist gering.
3. Somit war die Repräsentativität der Stichproben zu allen Erhebungszeitpunkten gewährleistet.

3 Der gesamte Verlauf: A bis D

3.1 Der Langzeitspontanverlauf über elf Jahre

M. Franz, K. Lieberz, H. Schepank

Im folgenden Kapitel wird der wichtigen Frage nach dem Verlauf der psychogenen Beeinträchtigung über den gesamten Studienzeitraum nachgegangen. Der Spontanverlauf der klinischen Beeinträchtigung in unserer epidemiologischen Stichprobe über ein derartig langes Untersuchungsintervall hinweg steht im Zentrum dieses Buches, daher ist die Titelgrafik auf dem Einband auch diesem Kapitel entlehnt. Im Gegensatz zu Studien an hochselegierten, klinischen Inanspruchnahmepopulationen erlauben epidemiologische Felduntersuchungen eine validere Einschätzung des wahren Verlaufs psychogener Erkrankungen bzw. psychogener Beeinträchtigungen. In einer repräsentativen Zufallsstichprobe aus der Bevölkerung sind auch die psychogen beeinträchtigten Probanden eingeschlossen, welche aufgrund eines inadäquaten Hilfesuchverhaltens oder mangelnder Inanspruchnahmemotivation erst gar nicht in klinische Stichproben oder in Kontakt mit klinischen Institutionen gelangen.

Derartige epidemiologische Langzeitstudien zum Verlauf der Gesamtgruppe psychogener Erkrankungen in einer Bevölkerungsstichprobe Erwachsener sind selten. Auf die Untersuchungen von Werner (1989, 1992) und Fichter (1990) wurde bereits hingewiesen. Entsprechende epidemiologische Langzeitstudien aus dem deutschen Sprachraum mit einem Untersuchungsintervall von mehr als einer Dekade liegen nicht vor.

Die jetzt vorgestellten Befunde zum Spontanverlauf der psychogenen Beeinträchtigung für den Zeitraum zwischen 1979 und 1994 beziehen sich auf die gesamte Verlaufsstichprobe (A-D) der Mannheimer Kohortenstudie im Längsschnittdesign. Das mittlere Untersuchungsintervall in dieser Stichprobe beträgt innerhalb dieser Zeitspanne 11,1 Jahre.

Die **Verlaufsstichprobe** (A-D, n = 301; ohne die Probanden, welche das projektinterne Psychotherapieangebot angenommen hatten; vgl. Kapitel C 6) ist hinsichtlich soziodemographischer und klinischer Kernvariablen mit der **Ausgangsstichprobe** (A, n = 600) weitgehend vergleichbar (Tabelle 17). Die Geschlechterrelation ist in beiden Stichproben übereinstimmend, allenfalls hinsichtlich des Geburtsjahrgangs ergibt sich in der Verlaufsstichprobe eine leichte Verschiebung zugunsten der Angehörigen des Jahrgangs 1935 auf 41,9%. Demgegenüber kommt es in der Verlaufsstichprobe zu einer geringfügigen Abnahme der jüngeren Probanden des Geburtsjahrgangs 1955 (25,2%).

Die Fallrate in der Verlaufsstichprobe ist zum Zeitpunkt A mit 21,6% gegenüber der Fallrate der Ausgangsstichprobe (26,0%) leicht erniedrigt. Dies ist erklärbar durch eine relativ größere Anzahl der Probanden, die zu A einen BSS-Summenwert von 4 – also gerade unter der Fallschwelle – erhielten (Abb. 4). Hierdurch kam es zu der Verschiebung innerhalb der dichotom verteilten Fallvariable, ohne daß hierdurch jedoch der BSS-Summenwert betroffen wurde. Die mittels des BSS gemessene mittlere psychogene Beeinträchtigung ist unbeeinflußt von der leicht unterschiedlichen Verteilung der BSS-Werte in der Verlaufsstichprobe nahezu gleich mit der psychogenen Beeinträchtigung in der Ausgangsstichprobe. Von daher ist die Beurteilung des Langzeitverlaufes der psychogenen Beeinträchtigung anhand der Verlaufsstichprobe (n = 301) ohne gravierende Verzerrungseffekte möglich.

Die **Verlaufsstichprobe** war also hinsichtlich soziodemografischer und klinischer Kriterien **repräsentativ für** die **Ausgangsstichprobe**.

Innerhalb der Verlaufsstichprobe war die psychogene Beeinträchtigung (BSS, Anzahl psychogener Symptome) von A nach D nahezu konstant (Tabelle 18). Bei Betrachtung des BSS-Summenwertes wie auch der Subskalen zeigen sich keine gravierenden Veränderungen. Der BSS-Gesamtwert für die letzten 7 Tage stieg leicht von 3,30 auf 3,44 bzw. für das letzte Jahr von 3,86 auf 4,00 an.

Das Alter bzw. die Jahrgangszugehörigkeit der Probanden hatte keinen statistisch bedeutsamen Einfluß auf den BSS-Summenwert in A oder D. Zum Zeitpunkt A war die psychogene Beeinträchtigung bei den Frauen im Vergleich zu den Männern stärker ausgeprägt. Dies gilt für beide beurteilte Prävalenzintervalle. 11 Jahre später zu D bestand dieser Unterschied weiterhin. Es erfolgte jedoch eine Nivellierung der zu A bei Frauen und Männern unterschiedlich ausgeprägten psychogenen Beeinträchtigung.

Tabelle 17. Soziodemographische und klinische Merkmale der Ausgangsstichprobe (n = 600) sowie der Verlaufsstichprobe A → D (n = 301) zum Zeitpunkt A

	Ausgangsstichprobe zu A (n = 600) n (%)	Verlaufsstichprobe A → D zu A (n = 301) n (%)
Geschlecht		
Frauen	287 (47,8%)	141 (46,8%)
Männer	313 (52,2%)	160 (53,2%)
Kohorte		
1935	199 (33,2%)	126 (41,9%)
1945	199 (33,2%)	99 (32,9%)
1955	202 (33,7%)	76 (25,2%)
Schulabschluß		
Hauptschule	308 (51,3%)	169 (56,1%)
Realschule	112 (18,6%)	52 (17,3%)
(Fach-)Abitur	104 (17,3%)	43 (14,3%)
Berufstätigkeit		
ja	467 (77,8%)	238 (79,1%)
Klinik		
Fallrate	26,0%	21,6%
BSS-Summenwert	3,94 (1,92)	3,86 (1,96)
N-Sympt.	6,1 (2,9)	5,9 (2,9)

BSS-Ges (letztes Jahr) = BSS-Summenwert für das letzte Jahr, N-Sympt (letztes Jahr) = Anzahl der psychogenen Symptome im letzten Jahr

Bei leicht ansteigender psychogener Gesamtbeeinträchtigung sank demgegenüber die *Anzahl* psychogener Symptome geringfügig. Wie beim BSS bestehen Unterschiede zwischen Männern, die eine geringere Symptomanzahl angeben, und Frauen.

Die bei leicht ansteigendem BSS-Summenwert gleichzeitig geringfügig abnehmende mittlere Anzahl psychogener Symptome spricht dafür, daß die einzelnen, schließlich persistierenden Beschwerden relativ stärker ausgeprägt sind. Die im Vergleich zum BSS-Summenwert relativ größere individuelle Verlaufsvarianz auf den Subskalen des BSS unterstützt darüber hinaus noch einmal unseren Ansatz, die vorwiegend psychosozial beeinflußten (psychogenen) Erkrankungen als eine Gesamtgruppe zu untersuchen.

Tabelle 18. Verlauf der psychogenen Beeinträchtigung (BSS-Summenwert und Subskalen) und der Anzahl der psychogenen Symptome (psgSymp) innerhalb von 11 Jahren (von A nach D)

	Verlaufsstichprobe zu A (n = 301)			Verlaufsstichprobe zu D (n = 301)		
	Gesamt M (SD)	Männer M (SD)	Frauen M (SD)	Gesamt M (SD)	Männer M (SD)	Frauen M (SD)
BSS letzte 7 Tage						
Gesamtwert	**3,30 (1,87)**	2,79 (1,55)	3,88 (2,03)	**3,44 (1,89)**	3,28 (1,83)	3,61 (1,94)
körperlich	1,22 (0,82)	1,03 (0,71)	1,44 (0,88)	1,12 (0,80)	1,02 (0,76)	1,23 (0,83)
psychisch	1,03 (0,80)	0,78 (0,65)	1,32 (0,85)	1,02 (0,79)	0,91 (0,79)	1,14 (0,77)
sozialkommunikativ	1,04 (0,83)	0,97 (0,82)	1,12 (0,83)	1,30 (0,87)	1,35 (0,86)	1,24 (0,88)
Gesamtwert						
Kohorte 1935	3,32 (2,04)	2,74 (1,68)	3,93 (2,21)	3,74 (2,12)	3,60 (2,14)	3,89 (2,11)
Kohorte 1945	3,39 (1,67)	3,17 (1,42)	3,60 (1,86)	3,20 (1,80)	3,15 (1,83)	3,25 (1,78)
Kohorte 1955	3,14 (1,83)	2,48 (1,44)	4,29 (1,88)	3,24 (1,49)	2,98 (1,25)	3,68 (1,77)
BSS letztes Jahr						
Gesamtwert	**3,86 (1,96)**	3,33 (1,74)	4,47 (2,03)	**4,00 (1,93)**	3,80 (1,90)	4,23 (1,94)
körperlich	1,53 (0,81)	1,31 (0,72)	1,77 (0,83)	1,40 (0,80)	1,31 (0,78)	1,49 (0,82)
psychisch	1,21 (0,82)	0,98 (0,74)	1,48 (0,82)	1,26 (0,82)	1,09 (0,81)	1,44 (0,79)
sozialkommunikativ	1,12 (0,86)	1,04 (0,82)	1,21 (0,88)	1,35 (0,86)	1,39 (0,87)	1,30 (0,86)
Gesamtwert						
Kohorte 1935	3,87 (2,05)	3,31 (1,78)	4,48 (2,16)	4,24 (2,12)	3,98 (2,14)	4,51 (2,09)
Kohorte 1945	4,07 (1,86)	3,77 (1,80)	4,35 (1,90)	3,80 (1,84)	3,70 (1,97)	3,88 (1,73)
Kohorte 1955	3,57 (1,93)	2,92 (1,57)	4,68 (2,02)	3,88 (1,68)	3,65 (1,49)	4,29 (1,92)
psgSymp letzte 7 Tage						
Gesamt	**4,6 (2,8)**	4,0 (2,7)	5,3 (2,8)	**4,0 (3,0)**	3,5 (2,8)	4,6 (3,2)
Kohorte 1935	4,6 (2,9)	3,8 (2,4)	5,4 (3,1)	4,3 (3,3)	3,8 (3,1)	4,9 (3,3)
Kohorte 1945	4,7 (2,8)	4,5 (3,1)	4,8 (2,6)	3,6 (2,9)	3,3 (2,7)	3,9 (3,0)
Kohorte 1955	4,6 (2,9)	3,8 (2,8)	5,9 (2,7)	3,8 (2,8)	3,1 (2,2)	5,0 (3,2)
psgSymp letztes Jahr						
Gesamt	**5,9 (2,9)**	5,2 (2,8)	6,6 (2,8)	**5,7 (3,2)**	5,1 (3,2)	6,4 (3,0)
Kohorte 1935	5,8 (2,7)	5,1 (2,5)	6,6 (2,7)	5,8 (3,3)	5,1 (3,3)	6,6 (3,1)
Kohorte 1945	5,8 (2,9)	5,6 (3,2)	5,9 (2,7)	5,4 (3,1)	5,0 (3,3)	5,8 (3,0)
Kohorte 1955	6,0 (2,1)	5,0 (2,8)	7,7 (2,9)	5,8 (3,1)	5,1 (3,1)	6,9 (2,8)

Gesamte Verlaufsstichprobe und getrennt nach Männern und Frauen bzw. Jahrgangskohorten

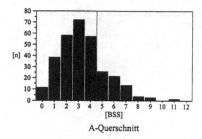
A-Querschnitt

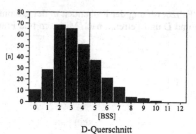
D-Querschnitt

Abb. 4. Häufigkeitsverteilung des BSS-Summenwertes (letzte 7 Tage) in der A-D-Verlaufsstichprobe zum Zeitpunkt der A-Studie und nach elf Jahren zum Zeitpunkt D (n = 301; die Fallschwelle (BSS ≥ 5) wurde markiert (senkrechte Linie zwischen BSS 4 und 5); auf der Ordinate Absolutzahlen [n])

Auch die Verteilung der psychogenen Beeinträchtigung (BSS-Summenwert) wurde in der Verlaufsstichprobe nach 11 Jahren mit nur geringfügigen Abweichungen repliziert (Abb. 4).

Tabelle 19 gibt den fallbezogenen Verlauf wieder. *Innerhalb der Verlaufsstichprobe betrug der Anteil der Probanden, welche zu keinem Zeitpunkt Fall einer psychogenen Erkrankung waren, 65,4%. Der Anteil der Probanden, welche zu beiden Untersuchungszeitpunkten die Fallkriterien erfüllten, betrug 13,3%.* Von den 65 Fällen in A blieben 40 (61,5%) auch in D Fälle. Nur 39 (16,5%) der 236 Nicht-Fälle zum Zeitpunkt A erfüllten in D die Fallkriterien (Tabelle 19). *Das relative Risiko (odds ratio) eines Probanden, der zum Zeitpunkt A die Fallkriterien erfüllte, auch in D wieder als Fall eingestuft zu werden, war mehr als achtfach erhöht. Auch dies ist ein deutlicher Hinweis auf den eher ungünstigen Spontanverlauf psychogener Beeinträchtigung.*

Der Anteil der Probanden, die zu A als Fälle erkrankt waren und sich nach D bis unter die Fallschwelle besserten, betrug lediglich 8,3%. Der Anteil der Probanden, die sich von A nach D vom Nicht-Fall zum Fall verschlechterten, war 13,0%.

Aufgrund der relativ geringeren Fallrate der Verlaufsstichprobe in A stellt dies aber möglicherweise eine leichte Überschätzung aufgrund des Schwelleneffektes der Fallkriterien dar. Zur Beurteilung des Verlaufes der Beeinträchtigung ist daher der Vergleich des zwölfstufigen BSS-Summenwertes (Abb. 5) aussagekräftiger.

Betrachtet man Männer und Frauen getrennt, so zeigt sich, daß das relative Risiko (odds ratio), zu beiden Zeitpunkten die Fallschwelle des BSS zu überschreiten, für Männer deutlich geringer ausfällt als für Frauen.

Zur Beurteilung der individuellen Verlaufskonstanz der zu A bestehenden psychogenen Beeinträchtigung korrelierten wir den BSS der Verlaufsstichprobe zum Zeitpunkt A und D (Tabelle 20). Die BSS-Subskalen und insbesondere der Gesamtsummenwert waren hoch und signifikant korreliert. Die relativ niedrigsten Korrelationskoefizienten wies die körperliche Subskala des BSS auf.

Auch die Korrelationen des BSS-Gesamtwertes sowie der BSS-Subskalen zu A und D belegen also die hohe individuelle Zeitstabilität psychogener Beeinträchtigung. In der gesamten Verlaufsstichprobe erreichte diese Korrelation den angesichts des langen Verlaufsintervalls bemerkenwert hohen Wert von 0,55 (bei den Frauen sogar 0,63). Die schwächste Korrelation wies die körperliche Subskala des BSS

Tabelle 19. Fallzuordnung der Probanden in der gesamten Verlaufsstichprobe (n = 301) zum Zeitpunkt A und D und getrennt nach Männern und Frauen

		kein Fall in D	Fall in D (26,3%)	Odds Ratio (95%-KI) Fall in A → Fall in D
Alle 301 Pbn	kein Fall in A	197 (65,4%)	39 (13,0%)	
	Fall in A (21,6%)	25 (8,3%)	40 (13,3%)	8,08 (4,41 – 14,02)
		kein Fall in D	Fall in D (22,5%)	
Männer	kein Fall in A	116 (72,5%)	28 (17,5%)	
	Fall in A (10,0%)	8 (5,0%)	8 (5,0%)	4,14 (1,43 – 11,99)
		kein Fall in D	Fall in D (30,5%)	
Frauen	kein Fall in A	81 (57,4%)	11 (7,8%)	
	Fall in A (34,8%)	17 (12,1%)	32 (22,7%)	13,86 (5,86 – 32,81)

Zusätzlich angegeben sind die jeweiligen Odds-Ratios bezogen auf das Risiko, zum Zeitpunkt D erneut wie zum Zeitpunkt A als Fall einer psychogenen Erkrankung klassifiziert zu werden.

Tabelle 20. Zusammenhang von psychogener Beeinträchtigung zum Zeitpunkt A und D in der Verlaufsstichprobe

BSS letztes Jahr A/D	Gesamtwert	Körperlich	Psychisch	Sozialkommunikativ
Verlaufsstichprobe				
Gesamtwert	0,55			
Körperlich		0,27		
Psychisch			0,42	
Soz.-komm.				0,43
Männer				
Gesamtwert	0,47			
Körperlich		0,18		
Psychisch			0,34	
Soz.-komm.				0,37
Frauen				
Gesamtwert	0,63			
Körperlich		0,34		
Psychisch			0,44	
Soz.-komm.				0,52

Korrelationskoeffizienten nach Spearman (2-seitig), BSS-Subskalen und BSS-Gesamtsummenwert zum Zeitpunkt A und D (letztes Jahr). Das Signifikanzniveau lag für alle Korrelationskoeffizienten bei $p < 0,001$; n = 301.

auf. Da der BSS-Gesamtwert individuell erheblich zeitstabiler ist, spricht dieser Befund für einen Übergang körperlicher, z.B. somatoformer psychogener Symptome, in psychische oder Verhaltenssymptome. Dieses Resultat bestätigt unsere Untersuchungen zum Verlauf somatoformer Beschwerden (Franz et al. 1998b).

Betrachtet man innerhalb eines Verlaufsdiagramms A-D (Abb. 5) die intraindividuellen Veränderungen der psychogenen Beeinträchtigung (BSS jeweils für

das letzte Jahr; nicht zu verwechseln mit der Falleigenschaft [ICD-Diagnose +
BSS-Summenwert letzte sieben Tage], vgl. Tabelle 19), so zeigt sich, daß im klinisch nicht primär relevanten Normbereich (BSS-Summenwert < 5) 54,2% der
Probanden verbleiben. Legt man eine Meßungenauigkeit des BSS-Summenwertes
von +/–1 Punkt zugrunde, sind unverändert beeinträchtigt 20,9% der gesamten
Verlaufsstichprobe und verschlechtert 14,3%. *Lediglich 10,6% der Probanden der
Gesamtverlaufsstichprobe haben sich im Langzeitverlauf verbessert. Darin enthalten
sind die nur 6,3% der Probanden der Verlaufsstichprobe, die sich in den Normbereich bis unterhalb der Schwelle eines BSS-Summenwertes von < 5 verbesserten.*

Betrachtet man nur die Probanden, die hinsichtlich ihrer psychogenen Beeinträchtigung in A und/oder D außerhalb des Normbereiches bzw. oberhalb des
Schwellenwertes (≥ 5) liegen, resultiert eine Verteilung von 45,7% unverändert
Beeinträchtigten und 31,2% verschlechterten Probanden. Eine relativ kleine Untergruppe von 23,1% der psychogen relevant beeinträchtigten Probanden konnte
sich im Verlauf verbessern (Tabelle 21). Das Alter hatte keinen statistisch signifikanten Einfluß darauf, ob ein Proband zu A und D dem Normbereich zuzuordnen

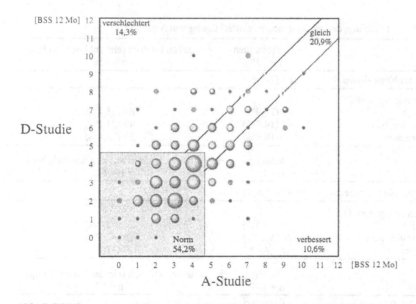

Abb. 5. BSS-Summenwerte (letztes Jahr) für die Verlaufsstichprobe (n = 301) in A und D (Die Größe
der Kreise ist der Anzahl der Probanden, die sich an einem bestimmten Punkt innerhalb des Dia-
gramms befinden, proportional. Im linken unteren Bereich sind die Probanden zusammengefaßt,
deren psychogene Beeinträchtigung zu keinem Zeitpunkt den BSS-Summenwert von 4 überschritt
(*Normbereich* 54,2%). Im außerhalb dieser Normgrenzen liegenden *klinisch relevanten Bereich* wurden die Probanden, bei denen keine bedeutsame Veränderung der psychogenen Beeinträchtigung
eintrat, mit einer Meßfehlerabweichung von +/– 1 BSS-Punkt innerhalb der Diagonalen gekennzeichnet (*gleich*: 20,9%). Überschritt im Verlauf von A nach D eine Veränderung des BSS-Summenwertes
den Betrag von 1, wurden die entsprechenden Probanden entweder den *verschlechterten* (ausserhalb
des Normbereiches und oberhalb der Diagonalen: 14,3%) oder den *verbesserten* (ausserhalb des
Normbereiches und unterhalb der Diagonalen: 10,6%) Probanden zugeordnet

60   M. Franz, K. Lieberz und H. Schepank

war oder sich im Verlauf klinisch relevant verbesserte, verschlechterte oder unverändert beeinträchtigt blieb.

Die Probanden, die die Fallkriterien zum Zeitpunkt A erfüllten (s. Tabelle 19), hatten ein deutlich höheres Risiko, auch zum Zeitpunkt D als Fall klassifiziert zu werden (Odds Ratio 8,08). Wiederum war das Risiko, nach Fallzuordnung in A zum Zeitpunkt D erneut als Fall klassifiziert zu werden, für Frauen höher (Odds Ratio 13,86) als für Männer (Odds Ratio 4,14). Hierzu passend war bei den Frauen der Verlaufsstichprobe die individuelle Korrelation der psychogenen Beeinträchtigung über den Verlauf hinweg höher als bei den Männern. Unter den klinisch relevant beeinträchtigten Probanden wiesen die Frauen jedoch eine höhere Besserungsrate als die Männer auf (Tabelle 21).

Hinsichtlich der Stabilität der diagnostischen Eingruppierung ist eine Aussage dadurch etwas erschwert, dass zwischen A und D verschiedene ICD-Versionen zum Einsatz gekommen waren. Zusammenfassend läßt sich für die wichtigsten diagnostischen Hauptgruppen aber feststellen: Von den 65 Probanden der Verlaufsstichprobe, die zu beiden Untersuchungszeitpunkten die Fallkriterien erfüllten, waren zu A 25% *neurotisch erkrankt* (ICD-8 300), 11 Jahre später nur noch 9%

Tabelle 21. Entwicklung der psychogenen Beeinträchtigung von A nach D

	Alle Probanden → n = 301	davon klinisch relevant beeinträchtigt n = 138
Konstant im Normalbereich	163 (54,2%)	–
Beeinträchtigung A → D		
Gleich	63 (20,9%)	63 (45,7%)
Verschlechtert	43 (14,3%)	43 (31,2%)
Verbessert	32 (10,6%)	32 (23,1%)

	Männer → n = 160	davon klinisch relevant beeinträchtigt n = 61
Konstant im Normalbereich	99 (61,9%)	–
Beeinträchtigung A → D		
Gleich	28 (17,5%)	28 (45,9%)
Verschlechtert	26 (16,3%)	26 (42,6%)
Verbessert	7 (4,4%)	7 (11,5%)

	Frauen → n = 141	davon klinisch relevant beeinträchtigt n = 77
Konstant im Normalbereich	64 (45,4%)	–
Beeinträchtigung A → D		
Gleich	35 (24,8%)	35 (45,5%)
Verschlechtert	17 (12,1%)	17 (22,1%)
Verbessert	25 (17,7%)	25 (32,5%)

Gesamte Verlaufsstichprobe sowie getrennt nach Männern und Frauen, jeweils differenziert für die Gruppe der Pbn, welche zu A und/oder D klinisch relevant (BSS-Summenwert des letzten Jahres ≥ 5) beeinträchtigt waren. Eine Veränderung in Richtung Verschlechterung oder Verbesserung hatte eine Erhöhung bzw. eine Erniedrigung des BSS-Summenwertes von A nach D um mindestens 2 Punkte zur Voraussetzung.

(ICD-9 300). Zu A wurde bei ebenfalls 25% der Probanden eine *Persönlichkeits-störung inkl. Suchterkrankungen* (ICD-8 301-304) diagnostiziert, nach 11 Jahren war dieser Anteil auf 34% gestiegen (ICD-9 301-305). *Somatoforme, psychosoma-tische Störungen* (ICD-8 305, 306) bestanden bei 50% zu A und nur noch bei 16% der Probanden zu D (ICD-9 306, 307). Dies ist ein weiterer Hinweis auf die be-kannte Tendenz zur Symptomverschiebung und die dadurch bedingte hohe Ver-laufsvariabilität psychogener Erkrankungen. Darüber hinaus scheint bei längerem Persistieren psychogener Störungen für die entsprechenden Patienten die Wahr-scheinlichkeit zu steigen, der diagnostischen Hauptkategorie „Persönlichkeits-störung" zugeordnet zu werden.

Insgesamt sprechen die dargestellten Verlaufsdaten für eine hohe Zeitstabilität psychogener Beeinträchtigung. Die Summenmittelwerte des BSS und auch die Mittelwerte der drei BSS-Subskalen indizierten zu D eine nahezu gleich starke Ausprägung der psychogenen Beeinträchtigung wie zum Zeitpunkt der A-Studie. Der Gesamtsummenwert des BSS ist gegenüber der bekannt hohen Verlaufsvaria-bilität psychogener Symptome (Schepank 1990) relativ resistent, da er sämtliche Manifestationsebenen psychogener Beschwerden integriert. Die deshalb besonders aussagekräftigen BSS-Gesamtwerte stiegen im Verlauf von 3,30 auf 3,44 (letzte 7 Tage) bzw. von 3,86 auf 4,00 (letztes Jahr) sogar geringfügig an. Darüber hinaus blieb sowohl die Verteilung der BSS-Summenwerte in der Verlaufsstichprobe wie auch die Fallrate und die Anzahl der psychogen bedingten Symptome zu den Meßzeitpunkten A und D nahezu gleich.

Gruppenstatistisch fanden wir keine Hinweise auf einen überwiegend positiven Langzeitverlauf psychogener Erkrankungen. Im klinisch nicht primär relevanten Normbereich (BSS-Summenwert < 5) verblieben in A und D 54,2% der Verlaufs-stichprobe. Unverändert beeinträchtigt waren 20,9% der gesamten Verlaufsstich-probe, verschlechtert 14,3% und nur 10,6% verbessert. Unter naturalistischen Verlaufsbedingungen berichteten nur 5,2% der A-Gesamtstichprobe (n = 600) von Kontakten mit psychotherapeutisch tätigen Institutionen im weitesten Sinne (einschließlich Beratung oder supportiven Einzelkontakten mit öffentlichen Bera-tungsstellen). Innerhalb der letzten drei Jahre vor D hatten wiederum lediglich 16 Probanden (5,3%) der Verlaufsstichprobe psychotherapeutische Hilfe in Anspruch genommen. Ein systematischer Einfluß der Behandlung gegenüber dem Spontan-verlauf auf die Veränderung des BSS von A nach D ließ sich statistisch für diese kleine Untergruppe nicht nachweisen. Von daher ist der psychotherapeutisch be-dingte Einfluß auf die naturalistische Entwicklung der psychogenen Gesamt-beeinträchtigung im Spontanverlauf als gering zu veranschlagen.

Zusammenfassung

Die erhobenen klinischen Variablen (psychogene Beeinträchtigung, Fallrate, An-zahl der psychogenen Symptome) sprechen für einen **ungünstigen Langzeit-spontanverlauf** psychogener Beeinträchtigung in der Normalbevölkerung. Von einem Überwiegen sogenannter Spontanremissionen psychogener Erkrankungen kann aufgrund unserer Verlaufsdaten nicht gesprochen werden. Zusammen mit der hohen Prävalenz psychogener Störungen in der Normalbevölkerung (26%) und der Bedeutung der kindlichen Entwicklungsbedingungen unterstreichen unsere Befunde die Notwendigkeit einer frühen therapeutischen Beeinflussung und präventiver Bemühungen, um die Chronifizierung psychogener Erkrankungen und Sekundärkomplikationen zu vermeiden.

3.2 Prädiktoren des Langzeitverlaufs

M. Franz

Schließlich wurde zur Identifikation verlaufsprädiktiver Variablen ausgehend von der A-Studie für die Verlaufsstichprobe eine schrittweise Regression auf die psychogene Beeinträchtigung (BSS-Gesamtwert) zum Zeitpunkt D durchgeführt. Ziel der Regressionsanalyse war es, aus verschiedenen Bereichen eigenständige Prädiktoren der psychogenen Beeinträchtigung zu identifizieren. Als Einschlußkriterium für die schrittweise Regression wurde ein p-Wert von 0,05 gewählt, um mögliche (auch schwache) Prädiktoren zu identifizieren.

Es wurde der Einfluß des Geschlechts, des Alters, der Schichtzugehörigkeit der in A vorbestehenden klinischen Beeinträchtigung und von Persönlichkeitsmerkmalen (Skalen des FPI) auf die Beeinträchtigung in D untersucht. Aufgrund von vorliegenden Untersuchungsbefunden zur Bedeutung frühkindlicher Entwicklungsbedingungen für die psychische/psychosomatische Beeinträchtigung im Erwachsenenalter, wurden auch Variablen zur frühkindlichen Entwicklung innerhalb des Regressionsmodells berücksichtigt (vgl. Kapitel A 3, Tabelle 1). Die frühkindlichen Entwicklungsbedingungen (erfragt in der A-Studie) wurden durch die Interviewer über standardisierte Ankerbeispiele eingeschätzt und insbesondere hinsichtlich Abwesenheit und eingeschränkter emotionaler Verfügbarkeit der Eltern dokumentiert (Schepank, 1987a). In gleicher Weise wurden globale Belastungsscores für die kindlichen Entwicklungsjahre 1–6 und 7–12 eingeschätzt. Dies geschah wiederum unter Bezug auf definierte Ankerbeispiele (traumatische Entwicklungeinflüsse, z.B. Verlust primärer Bindungsfiguren, Broken-home-Konstellationen, frühe Erfahrungen sexuellen/aggressiven Mißbrauchs, emotionaler Mißbrauch oder psychopathologisch auffällige Eltern; Schepank, 1987a). Die klinische psychogene Beeinträchtigung der Probanden zum Zeitpunkt A wurde mittels des BSS (Schepank, 1995a), des Summenwertes des Goldberg-Cooper-Interviews (GCI; Goldberg et al., 1970) und der Anzahl psychogener Symptome (Symptomliste; Schepank, 1987a) gemessen. Persönlichkeitsmerkmale (erfaßt zu A) wurden mittels der Skalen des FPI (Fahrenberg et al., 1978) in das Regressionsmodell integriert.

Aus insgesamt 21 Variablen wurden regressionsanalytisch fünf statistisch bedeutsame Verlaufsprädiktoren identifiziert: die Summenwerte des BSS und GCI, die FPI Subskala Offenheit, die Trennung vom Vater während der ersten sechs Le-

Tabelle 22. Regressionsmodell (schrittweise Regressionsanalyse) der psychogenen Beeinträchtigung zum Zeitpunkt D

Verlaufsprädiktive Modellvariablen aus t1	Standard. ß – Koeffizient	t-Wert	p-Wert
BSS-Gesamtwert	0.347	4.14	0.000
GCI-Gesamtwert	0.178	2.14	0.034
Trennung vom Vater (> 6 Monate) i. A. 1 bis 6	0.152	2.66	0.008
Globale kindliche Belastung i. A. 7 bis 12	0.162	2.75	0.007
FPI-Skala „Offenheit"	0.177	3.11	0.002

Die Identifikation verlaufsprädiktiver Variablen aus A erfolgt im Hinblick auf den elf Jahre später bestehenden BSS-Summenwert in D (abhängige Variable); $R^2 = 0.41$

bensjahre (länger als sechs Monate) sowie die globale Belastung während der kindlichen Entwicklung (im Alter von 7–12) erhoben. Mit diesen zum Zeitpunkt A erhobenen Variablen konnten immerhin 41,2% der Varianz des BSS-Summenwertes zum Zeitpunkt D erklärt werden (Tabelle 22). Der BSS-Summenwert zum Zeitpunkt A ist der wichtigste Prädiktor für die Belastungschwere in D. Dies paßt auch zu früheren Untersuchungsresultaten (Franz et al., 1994). Geschlecht, Schichtzugehörigkeit und Geburtsjahrgang konnten sich innerhalb dieses Modells nicht als eigenständige Prädiktoren qualifizieren.

Innerhalb unseres Regressionsmodells besteht eine signifikante Assoziation zwischen der psychogenen Beeinträchtigung zum Zeitpunkt D (abhängige Variable) und den zu A erhobenen klinischen, Kindheits- und Persönlichkeitsvariablen. Wie zu erwarten bestand der stärkste Zusammenhang zwischen der psychogenen Beeinträchtigung zum Zeitpunkt A und D. D.h. ein schlechter Langzeitverlauf wird durch ein schlechtes Ausgangsniveau maßgeblich prädiziert. Dies bedeutet jedoch nicht, daß Persönlichkeitsmerkmale (Ormel und Wohlfarth, 1991; Costa und McCrae, 1980; Costa und Widinger, 1994) oder Kindheitsvariablen (Schepank, 1987a; Werner, 1989; Pribor et al., 1993; Craig et al., 1993; Kubicka et al., 1995; Egle et al., 1997c) keinen Effekt auf die psychogene Beeinträchtigung im späteren Leben haben. In unserer Mannheimer Studie haben wir ja bereits statistisch signifikante Korrelationen zwischen sehr schlechten Extremverläufen und traumatischen Entwicklungsbedingungen während der frühen Kindheit beschrieben (vgl. Kapitel C 4.1.2.2, C 4.1.2.4 und C 4.2.2). *Auch im hier vorgestellten Gesamtmodell der Verlaufsstichprobe prädisponierten kindliche Belastungsfaktoren und insbesondere eine längerdauernde Trennung vom Vater in den ersten 6 Lebensjahren zu einer stärker ausgeprägten psychogenen Beeinträchtigung noch im Erwachsenenalter.* Dieser Befund stützt psychodynamische Überlegungen und Konzepte zur Bedeutung des Vaters (Abelin, 1971, 1975) sowie anderer epidemiologischer (Werner, 1989) und klinischer Studien (Dührssen, 1984; Lieberz, 1990; Butterworth, 1994). *Infolge des zweiten Weltkrieges war in unserer Verlaufsstichprobe bei einem großen Anteil (n = 122) der Probanden der Vater in den frühen prägungssensiblen Entwicklungsjahren abwesend (Jahrgang 1935: 58,4%, 1945: 41,2%, 1955: 11,8%). Aufgrund dieses dramatischen „historischen Artefaktes" waren wir in der Lage, den Effekt des fehlenden Vaters auf die psychogene Beeinträchtigung im Erwachsenenalter aufzufinden.* Die psychogene Beeinträchtigung (BSS) war bei diesen

Probanden unabhängig vom Alter und Geschlecht im Erwachsenenalter zum Zeitpunkt D mit einem Gesamtwert von 4,4 signifikant stärker ausgeprägt als bei den Probanden, bei welchen der Vater in den ersten sechs Lebensjahren präsent war (BSS-Gesamtwert 3,7). Demgegenüber war lediglich eine relativ kleine Anzahl der Probanden (n = 26) in der frühen Kindheit von der Mutter getrennt, so daß aufgrund des geringen N kein Zusammenhang mit dem BSS zu D nachgewiesen wurde. In zahlreichen anderen Untersuchungen an klinischen Stichproben oder größeren epidemiologischen Samples konnte der Einfluß einer gestörten Mutterbeziehung auf das spätere psychische/psychosomatische Erkrankungsrisiko gesichert werden (Übersicht bei Egle et al., 1997a; Egle und Nickel, 1998).

Das Fehlen des Vaters stellt selbstverständlich keinen monokausal gerichteten Einfluß auf die psychogene Beeinträchtigung im späteren Erwachsenleben dar. Eine überdurchschnittlich hohe psychogene Beeinträchtigung resultiert letztlich aus dem Zusammenwirken zahlreicher Variablen wie z.B. Persönlichkeitsmerkmalen, sozialer Unterstützung, chronischen Belastungen, erbgenetischen Einflüssen, etc. Die Abwesenheit des Vaters in den frühen Entwicklungsjahren stellt per se mit hoher Wahrscheinlichkeit keinen hinreichenden Risikofaktor für spätere psychogene Erkrankungen dar (Breier et al., 1988; Tress, 1986a,b). Die Trennung vom Vater über einen längeren Zeitraum, stellt jedoch dann eine bedeutsame Risikodisposition dar, wenn dieser Verlust im Umfeld des Kindes nicht durch andere positive Bezugspersonen kompensiert wird. Eine derartige Akkumulation von traumatischen Risiokofaktoren war mit hoher Wahrscheinlichkeit bei den Geburtsjahrgängen 1935 und 1945 aber aufgrund der Kriegseinwirkung und im weiteren durch deren Folgen gegeben. Hierfür spricht auch die signifikante Prädiktion des BSS zu D durch die globale Stressbelastung mit traumatischen Konstellationen/Ereignissen im Alter von 7 bis 12 innerhalb unseres Regressionsmodells. Vielleicht ist die Spekulation erlaubt, daß dieses kollektiv von der Kriegsgeneration erlittene Trauma möglicherweise zu der ideologisch organisierten „Rache" an den fernen und hohlen Vaterautoritäten der 60er und 70er Jahre beigetragen haben könnte.

Das „biographische Echo" der Abwesenheit des Vaters und seiner Unterstützung der Mutter bei dem Versuch, eine sichere Bindung zum Kind herzustellen, wird möglicherweise bis heute unterschätzt und erscheint auch angesichts der wachsenden Zahl von Einelternfamilien – heute wachsen ca. 18% aller Kinder eines Jahrgangs in einer derartigen Konstellation auf – und zunehmender Scheidungsraten bedeutsam.

Innerhalb des Regressionsmodelles war die FPI-Subskala Offenheit ebenfalls mit einem ungünstigen Langzeitverlauf der psychogenen Beeinträchtigung assoziiert. Möglicherweise tendieren Probanden mit hohen Offenheitswerten dazu, in psychodiagnostischen Interviewsituationen unverdeckter auch über emotionale Konflikte und psychische Beschwerden zu berichten. Dies könnte dazu beitragen, die psychogene Beeinträchtigung bei diesen Probanden höher einzuschätzen. Darüber hinaus war in unseren Daten, wie in anderen standardisierten Stichproben ebenfalls, Offenheit hoch mit der FPI-Subskala Depression (r = 0,44) korreliert. Depressivität wiederum ist ein Persönlichkeitsmerkmal, das stark mit psychogener Beeinträchtigung assoziiert ist (vgl. Kapitel C 4.1.2.2, C 4.1.2.4, C 4.1.3, C 4.2.2).

Methodisch weist unser Vorgehen einige kritische Aspekte auf. Angesichts des begrenzten Stichprobenumfangs von n = 301 ist eine einfache Generalisierung unserer Befunde nicht möglich. Andererseits ist die D-Stichprobe für die Gesamt-ausgangsstichprobe repräsentativ und entstammt darüber hinaus einer ebenfalls repräsentativen Zufallsstichprobe der erwachsenen Mannheimer Normalbevölkerung. Dies bedeutet, daß individuelle oder institutionelle Selektionseffekte, die üblicherweise in klinischen Studien auftreten, eine geringere Rolle spielen. Auch könnte die Validität der retrospektiv erhobenen Kindheitsdaten in Zweifel gezogen werden. Die diesbezüglichen Angaben beruhen jedoch auf der Erhebung relativ „harter" Daten wie beispielsweise Trennung, Umzüge, Heimaufenthalte etc. Zur Aussagevalidität dieser Daten hat Reister (1995) ausführlich und positiv Stellung genommen. Insbesondere durch die in der B-Studie „blind" versus „sehend" erhobene Anamnese konnte belegt werden, dass die Entwicklungsbedingungen der Kindheitsjahre zuverlässig und mit grosser Übereinstimmung erhoben wurden.

3.3 Sozialstatus und psychogene Erkrankung im Langzeitverlauf

M. Franz

Der Zusammenhang zwischen sozialer Ungleichheit und Morbidität bzw. Mortalität ist seit langem Gegenstand medizinsoziologischer und sozialepidemiologischer Untersuchungen. Zahlreiche somatische und psychische Erkrankungen oder gesundheitlich riskante Verhaltensweisen sind in der Unterschicht häufiger oder stärker ausgeprägt als bei Mittel- und Oberschichtangehörigen, auch die mittlere Lebenserwartung steigt mit einem höheren Sozialstatus (Townsend und Davidson, 1982; Schepank, 1987a; Helmert et al., 1990; Marmot et al., 1991; Hoffmeister, 1992; Mackenbach et al., 1997; Power und Matthews, 1997; Gonzales et al., 1998). Als mögliche Ursachen dieser Verteilungsauffälligkeit werden drei Theorien diskutiert:

1. Die spezifischen Lebensbedingungen in der Unterschicht (z.B. mangelnde Hygiene, fehlende Gesundheitsinformationen, Drogen, behinderte soziale Partizipation, Hilflosigkeit, Demoralisation, Arbeitslosigkeit, berufliche Gratifikationskrisen bei geringer Statuskontrolle, unterprivilegierter Zugang zu Bildung, Geldvermögen und Macht) bewirken ein erhöhtes Erkrankungsrisiko: **Theorie der sozialen Verursachung, Armutshypothese** (Faris und Dunham, 1939; Bruce et al., 1991; Siegrist, 1996).
2. Nach Beginn und ggf. einer Chronifizierung einer (psychischen) Erkrankung kommt es in Abhängigkeit von Moderatorvariablen (z.B. Schwere der Störung, soziale Unterstützung, Eigentumsverhältnisse) im weiteren zu einem sozialen Abstieg, da das schichtspezifische Leistungsniveau (und damit das Einkommen) als eine wesentliche Voraussetzung eines hohen sozioökonomischen Status von

den Erkrankten nicht mehr aufrecht erhalten werden kann. Kranke Personen erreichen aufgrund ihrer eingeschränkten Möglichkeiten daher seltener einen sozialen Aufstieg, bei Kranken hingegen ist der soziale Abstieg häufiger als bei Gesunden: **Drifthypothese** (z.B. Giel et al., 1987; Timms, 1998).

3. Seelische Erkrankungen und niedrige Sozialschicht sind zwei nicht unmittelbar einander beeinflussende Folgen eines gemeinsamen Erbfaktors: **erbgenetische Hypothese** (Schepank 1995b).

Ansätze zur Erklärung sozialer Ungleichheit gesundheitlicher Beeinträchtigung sind bis heute Gegenstand kontroverser Diskussionen. Untersuchungen, welche den (möglicherweise dynamischen) Zusammenhang von Sozialstatus und psychischer Beeinträchtigung über einen längeren Zeitraum abbilden können, sind deshalb von hohem Interesse. Vergleiche über einen langen Zeitraum hinweg sind allerdings auch aufgrund von Veränderungen in klinischen und sozioökonomischen Klassifikationssystemen (z.B. Diagnosen, Schichtzuordnung) und wegen des sehr großen personellen und finanziellen Aufwands mit enormen Schwierigkeiten verbunden. Unsere Längsschnittuntersuchung erlaubt nun die Untersuchung dieses Zusammenhangs von sozialer Schichtzugehörigkeit und psychogener Beeinträchtigung anhand einer epidemiologischen Stichprobe[6].

In unserer Untersuchung dient allein der ausgeübte Beruf (des Hauptverdieners) als Kriterium für die Zuordnung eines Probanden zu einer bestimmten Sozialschicht.

Tabelle 23. Schichteinteilung nach Kleining und Moore (1968) und Krause et al. (1980) sowie die aggregierende Zuordnung innerhalb eines dreischichtigen Modells

	Modif. nach Kleining und Moore	Krause et al.
Unterschicht	Untere US, obere US	Untere US, obere US
Mittelschicht	Untere MS, MS	Untere MS, mittlere MS, obere MS
Oberschicht	Obere Schichten	OS

In der hier vorliegenden längsschnittlichen Gesamtanalyse wurden die Probanden aufgrund der inkonsistenten Schichtzuordnung in A/B bzw. D innerhalb einer dreistufe Stratifizierung ihren Berufen entsprechend zugeordnet. Es resultierte eine Differenzierung nach Unterschicht, Mittelschicht und Oberschicht.

Tabelle 24. Soziale Schichtzugehörigkeit der Probanden der Verlaufsstichprobe zu den drei Untersuchungszeitpunkten A, B, D

	A	B	D
Unterschicht	93 (30,9)	111 (36,9)	92 (30,6)
Mittelschicht	186 (61,8)	181 (60,1)	202 (67,1)
Oberschicht	18 (6,0)	6 (2,0)	6 (2,0)

Anzahl und prozentualer Anteil (in Klammern); Differenzen zur Verlaufstichprobe (n = 301) durch fehlende Daten.

[6] Frau Dr. med. M. Kuns sei an dieser Stelle für ihre Mitarbeit gedankt.

Die von uns gewählte dreistufige Zusammenfassung der Einteilungen nach Kleining und Moore (1968) bzw. Krause et al. (1980) nimmt die Ausdifferenzierung der Mittelschicht nach Krause wieder zurück. Es resultierte eine weitgehend analoge Verteilung der Probanden auf die von uns zusammengefassten Schichten zu allen drei Messzeitpunkten.

Die Verteilung der Probanden auf die drei Sozialschichten ist in Tabelle 24 dargestellt.

Zu A zeigen sich klare Gruppenunterschiede zwischen den drei sozialen Schichten in bezug auf den BSS-Summenwert. Die insgesamt 93 Angehörigen der Unterschicht haben für den Beurteilungszeitraum des letzten Jahres mit 4,6 (2,2) einen deutlich höheren BSS-Summenwert als Angehörige der Mittelschicht (n = 186; M = 3,6; SD = 1,8) bzw. Oberschicht (n = 18; M = 3,2; SD = 1,9). Die Unterschiede der psychogenen Beeinträchtigung waren statistisch bedeutsam (F (2,294) = 9,75, p < 0,001). Unterschiede im BSS-Summenwert zwischen den drei sozialen Schichten bestehen auch zu den Zeitpunkten B und D.

33 Probanden (35,5%) der Unterschicht wurden zu A als ‚Fall' eingestuft, in der Mittelschicht lediglich 27 (14,5%) und in der Oberschicht 4 Probanden (22,2%; χ^2 = 15,49; exakter Fisher-Test, p < 0,001). Zu B war der Zusammenhang zwischen Schichtzugehörigkeit und Fallrate ebenfalls statistisch signifikant. 34 Probanden der Unterschicht (30,6%) wurden vom Untersucher als ‚Fall' eingestuft gegenüber 17,7% der Mittelschicht (n = 32) oder 16,7% der Oberschicht (n = 1) (χ^2 = 6,55; exakter Fisher-Test, p = 0,029). In D bestätigten sich diese Ergebnisse: 41,3% der Unterschichts-Angehörigen (n = 38) werden als ‚Fall' beurteilt. Dem gegenüber wurden 20,3% (n = 41) der Mittelschicht und kein Proband der Oberschicht vom Experten als ‚Fall einer psychogenen Erkrankung' eingestuft (χ^2 = 14,86; exakter Fisher-Test, p < 0,001).

Bei der Analyse der schichtspezifischen Diagnosehäufigkeit für den Beurteilungszeitraum des vergangenen Jahres finden sich entsprechende Verteilungsmuster mit einer größeren psychogenen Belastung der Unterschichtsprobanden. Bestätigt werden diese Verteilungsmuster auch hinsichtlich der Anzahl psychogener Symptome. Diese Gruppenunterschiede waren zu allen drei Untersuchungszeitpunkten statistisch bedeutsam.

Sämtliche untersuchten klinischen Variablen zeigen also konsistent eine klare Schichtabhängigkeit: Mit sinkendem Sozialstatus nimmt die klinische Beeinträchtigung durch psychogene Erkrankungen statistisch signifikant zu.

Tabelle 25. Klinische Beeinträchtigung in Abhängigkeit von der Schichtzugehörigkeit zu A, B, D

	BSS-Summenwert/ letztes Jahr			Fallrate in Prozent			ICD-Diagnose/letztes Jahr in Prozent			Anzahl psychogener Symtome/letztes Jahr		
	A	B	D	A	B	D	A	B	D	A	B	D
OS	3,2(1,9)	2,3(2,1)	3,0(0,6)	22,2	16,7	0,0	44,4	66,7	16,7	4,7(3,5)	3,7(3,0)	3,0(3,6)
MS	3,6(1,8)	3,2(1,8)	3,7(1,8)	14,5	17,7	20,3	53,2	53,0	40,6	5,7(2,7)	5,8(2,9)	5,2(3,9)
US	4,6(2,2)	4,1(2,0)	4,8(2,0)	35,5	30,6	41,3	72,0	70,3	62,0	6,4(2,9)	7,0(3,0)	7,0(3,2)

OS = Oberschicht, MS = Mittelschicht, US = Unterschicht

Bei der Analyse des Gesamtbeobachtungszeitraums zeigt sich, daß insgesamt 119 Probanden (39,5%) wenigstens einmal ihren Schichtstatus verändert haben. 54 Probanden (17,9%) gehörten konstant der Unterschicht, 126 (41,9%) konstant der Mittelschicht an. Probanden, die zu allen drei Untersuchungszeitpunkten konstant der Unterschicht angehörten, zeigten hinsichtlich aller untersuchten klinischen Merkmale und zu allen Beobachtungszeitpunkten die stärkste psychogene Beeinträchtigung. In dieser Untergruppe ist der Anteil von Männern und Frauen (55,6%) und die Zugehörigkeit zu den drei untersuchten Geburtsjahrgängen (1934, 1945, 1955) ausgewogen. Insgesamt 40 Probanden (74%) haben einen Volksschulabschluß als höchsten erreichten Schulabschluß. Diese Gruppe ist damit im Vergleich zur Gesamtstichprobe überrepräsentiert (56,1%).

Der Zusammenhang zwischen einem Wechsel in eine nächst höhere bzw. niedrigere Schicht und dem Ausprägungsgrad der klinischen Symptomatik wurde für die Intervalle A → B und B → D untersucht. Hierzu wurden die individuelle Schichtmobilität und der Beeinträchtigungsschwerescore für das letzte Jahr betrachtet. Aufgrund der sehr unterschiedlichen Gruppengrößen, der geringen Zellbesetzung in der Oberschicht und der post-hoc Datenanalyse sollen sich die Aussagen schwerpunktmäßig auf die Deskription beschränken. Von besonderem Interesse ist dabei die Frage, ob Probanden mit einem Abstieg im sozialen Schichtgefüge beispielsweise zu B schon zuvor zu A eine höhere psychogene Beeinträchtigung aufwiesen (bzw. Probanden mit einem Aufstieg im sozialen Schichtgefüge eine relativ geringere psychogene Beeinträchtigung zu A haben).

Beobachtungszeitraum A → B

Die Zeitspanne zwischen den beiden Untersuchungszeitpunkten A und B beträgt im Durchschnitt 3,0 Jahre. Insgesamt haben in diesem Zeitraum 19 Probanden (6,5%) einen Schichtaufstieg erlebt, 46 (15,7%) dagegen einen Abstieg. 228 Probanden (77,8%) sind in diesem Zeitrahmen in derselben Schicht geblieben. Bei insgesamt sieben (2,4%) Probanden fehlen Angaben in bezug auf die Schichtzugehörigkeit zu mindestens einem der Beobachtungszeitpunkte, so daß keine Aussagen zu einem möglichen Schichtwechsel gemacht werden können. Von den 19 Aufsteigern wechselten 18 von der Unter- in die Mittelschicht. Ein Proband der Mittelschicht ist in die Oberschicht aufgestiegen. Von den 46 abgestiegenen Probanden wechselten 33 von der Mittel- in die Unterschicht und 13 von der Ober- in die Mittelschicht.

Probanden, die im Zeitraum A → B konstant der Unterschicht angehörten, zeigen zu beiden Meßzeitpunkten eine stärkere Beschwerdebeeinträchtigung als konstant Mittelschichtsangehörige. Unterschichtsangehörige in A, die zu B in die Mittelschicht aufstiegen, zeigten bereits zu A, mit 3,3 (SD = 2,5) einen geringeren BSS-Summenwert als die Probanden, die konstant in der Unterschicht verblieben (M = 4,9; SD = 2,0; t(91) = 2,78, p = 0,007). Zu B zeigen die Aufsteiger aus der Unterschicht als dann Mittelschichtangehörige mit 3,2 (SD = 2,0) zudem einen geringeren BSS-Summenwert als konstant in der Unterschicht gebliebene Probanden mit 4,2 (SD = 2,0).

Probanden, die im Zeitraum A → B von der Mittelschicht in die Unterschicht abstiegen (n = 33), zeigen bereits zum Zeitpunkt A – also bereits vor dem sozialen Abstieg – mit 4,0 (SD = 2,2) einen höheren BSS-Summenwert als konstant Mittelschichtsangehörige mit 3,5 (SD = 1,7). Dieser Unterschied ist jedoch statistisch nicht bedeutsam (t(179) = 1,46, p = 0,14). Im Verlauf von A → B stieg ein Proband von der Mittel- in die Oberschicht auf. Auch sein BSS-Summenwert war mit 2,0 bereits zum Zeitpunkt A niedriger als der BSS-Summenwert derjenigen, die in der Mittelschicht verblieben.

Die von A nach B in die Mittelschicht abgestiegenen Probanden wiesen mit 3,3 (SD = 2,0) gegenüber den konstant in der Oberschicht Verbliebenen (M = 3,2; SD = 1,9) eine allerdings nur geringfügig höhere psychogene Beeinträchtigung auf.

Beobachtungszeitraum B → D

Das mittlere Intervall zwischen den beiden Untersuchungszeitpunkten B und D beträgt 8,1 Jahre. Insgesamt stiegen 46 (15,7%) Probanden in diesem Intervall in die nächst höhere Sozialschicht auf, 28 (9,6%) stiegen in dieser Zeit in eine niedrigere Schicht ab. 219 (74,7) Probanden hatten die Schicht nicht gewechselt.

Probanden, die im Zeitraum B → D konstant in der Unterschicht geblieben sind, zeigen sich wiederum zu beiden Meßzeitpunkten stärker psychogen beeinträchtigt als konstant Mittelschichtsangehörige. Unterschichtsangehörige, die von B → D in die Mittelschicht aufstiegen, wiesen zu D eine deutlich geringere Beeinträchtigung auf als zu B und D konstant Unterschichtsangehörige. Die Aufsteiger unterschieden sich aber auch bereits *vor* ihrem sozialen Aufstieg, also zu B, von denen, die konstant in der Unterschicht verbleiben. Ihr BSS-Summenwert ist in B mit 3,7 (SD = 1,9) niedriger als der der konstant Unterschichtsangehörigen mit 4,3 (SD = 2,1; t (106) = 1,68, p = 0,095).

Mittelschichtsangehörige, die im Zeitraum B → D in die Unterschicht abstiegen, unterschieden sich erneut bereits zu B, also vor dem sozialen Abstieg, von den kon-

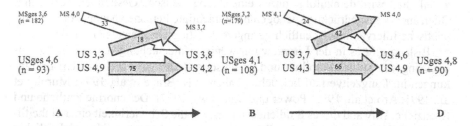

Abb. 6. Ausprägung des BSS-Summenwertes (Mittelwert für das letzte Jahr) in Abhängigkeit von der Schichtmobilität für Unterschichtangehörigkeit zu A, B und D (USges/MSges = Mittelwert für alle zum jeweiligen Messzeitpunkt der Unter/Mittelschicht angehörenden Probanden; die Anzahl der Schichtwechsler und der konstant in ihrer Ausgangsschicht verbleibenden Probanden ist in den entsprechenden Pfeilen angegeben)

stant der Mittelschicht angehörigen Probanden durch einen höheren BSS-Summenwert (M = 4,1 (SD = 1,5) versus 3,1 (SD = 1,9; t(173) = 2,52, p = 0,012)).

Einzig die 4 der 6 Oberschichtangehörigen, die von B nach D in die Mittelschicht abstiegen, wiesen mit einem BSS-Summenwert von 2,0 eine geringere psychogene Beeintrrrächtigung auf als die beiden in der Oberschicht verbleibenden Probanden. Angesichts des kleinen n sind diese Befunde jedoch nicht sehr aussagekräftig.

Die beschriebenen klinischen Veränderungen der psychogenen Beeinträchtigung in Abhängigkeit von der individuellen Schichtmobilität zeigen keine Geschlechtsunterschiede.

Insgesamt finden wir mittels des von uns zugrunde gelegten Schichtkriteriums wie in zahlreichen anderen Untersuchungen auch also eine signifikante Häufung psychischer/psychosomatischer Beschwerden und Beeinträchtigung in der Unterschicht. Hauptergebnis unserer Verlaufsuntersuchung ist darüber hinaus aber auch, daß die Probanden, die in einem definierten Zeitraum einen sozialen Aufstieg erleben, im Vergleich zu den Probanden, die konstant in ihrer Schicht bleiben, insgesamt eine geringere Beeinträchtigung bereits *vor* ihrem Aufstieg zeigen. Umgekehrt läßt sich bei Probanden, die einen sozialen Abstieg durchmachen, bereits *vor* dem Abstieg eine stärkere psychogene Beeinträchtigung nachweisen, als bei denjenigen, die konstant in ihrer Schicht bleiben. Diese Verlaufskonstellationen waren numerisch konsistent nachweisbar und überwiegend statistisch bedeutsam.

Eine geringere psychogene Beeinträchtigung scheint ein Prädiktor für sozialen Aufstieg zu sein. Umgekehrt deutet das Vorliegen einer stärkeren psychogene Beschwerdebeeinträchtigung auf eine größere Wahrscheinlichkeit hin, im sozialen Schichtgefüge abzusteigen. Die Ergebnisse in der von uns untersuchten Verlaufsstichprobe weisen insofern darauf hin, daß eine Zunahme der psychogenen Beeinträchtigung nicht ausschließlich als Folge eines sozialen Abstiegs gedeutet werden kann.

Hinsichtlich des beobachteten deutlichen Zusammenhangs zwischen dem Ausmaß der psychogenen Beeinträchtigung und individueller Schichtmobilität unterstützen unsere Ergebnisse prinzipiell die Theorie der sozialen Selektion, die davon ausgeht, daß Personen auch aufgrund und infolge einer Erkrankung im sozialen Schichtgefüge absteigen bzw. nur selten in eine höhere Schicht aufsteigen. Der soziale Aufstieg in einer modernen westeuropäischen Industrie- und Dienstleistungsgesellschaft wird demzufolge durch eine stabile seelische Gesundheit begünstigt. Oder, anders ausgedrückt, psychogen beeinträchtigte Personen haben – ohne therapeutische Intervention – deutlich geringere Aufstiegschancen als Gesunde.

Bislang gibt es in der Literatur nur wenige Untersuchungen, die den Zusammenhang von Schichtmobilität und psychischen (oder gar psychogenen) Erkrankungen im Langzeitverlauf beleuchtet haben (z.B. Bruce et al., 1991; Murphy et al., 1991; Aro et al., 1995; Power und Matthews, 1997). Der enorme zeitliche und finanzielle Aufwand dieses Studiendesigns sowie die Schwierigkeit einer einheitlichen Definition von psychischer Erkrankung und das Fehlen valider, einheitlicher Schichtungskriterien scheinen wesentliche Ursachen für dieses Defizit zu sein.

Im Rahmen des Metropolitan Projekts, einer prospektiven Längsschnittuntersuchung an einer 15.117 Probanden umfassenden Kohorte des Jahrgangs 1953 in Schweden mit Follow-up-Untersuchungen in den Jahren 1966, 1968 und 1985, berichtet Timms (1998) ebenfalls von einem deutlichen Zusammenhang zwischen dem eigenen Sozialstatus der Probanden und der Erkrankungsrate – mit der höchsten ‚behandelten Prävalenz' in der Gruppe der Nicht-Erwerbstätigen. Demgegenüber wurde der Einfluß des Sozialstatus bei der Geburt eher als gering eingestuft. Die Studienergebnisse bestätigen in hohem Maße Effekte des krankheitsbedingten sozialen Abstiegs. Der Vergleich mit den eigenen Ergebnissen ist allerdings erschwert, weil die Inzidenz einer psychiatrischen Erkrankung – im Gegensatz zur Mannheimer Kohortenstudie – anhand der ‚behandelten Prävalenz' (Patienten mit ICD-8-Diagnose im Krankenhaus) bestimmt wurde.

Allerdings bleibt offen, ob die stärkere Ausprägung psychosomatischer und psychosozialer Beeinträchtigung in der Unterschicht ausschließlich durch Drifteffekte verursacht wird. Die Probanden unserer Stichprobe, welche konstant über alle Messzeitpunkte der Unterschicht angehörten, wiesen in allen erhobenen klinischen Maßen die höchste Beeinträchtigung auf. Diese Akkumulation schwer beeinträchtigter Individuen in der Unterschicht könnte dementsprechend sowohl aus sozialer Selektion (Drifthypothese) als auch aus Sozialisationseffekten (Armutshypothese) resultieren. Die relative Bedeutsamkeit beider Einflußfaktoren für die klare Schichtabhängigkeit psychogener Beeinträchtigung läßt sich aus unseren Daten nicht sicher beantworten, da die Herkunftsschicht der einzelnen Probanden vor Studienbeginn nicht im Zentrum unserer Untersuchung stand und unsere Probanden bei Studienbeginn bereits erwachsen waren. An der Existenz und Wirksamkeit von Drifteffekten, die eine soziale Selektion aufgrund psychogener Beeinträchtigung begünstigen, kann jedoch aufgrund der sehr konsistenten Befunde unserer Verlaufsstudie kein Zweifel bestehen.

Aus diesen Beobachtungen könnten zukunftsgerichtete Handlungsfelder für die psychosomatisch-sozialepidemiologische und psychotherapeutische Forschung aufgezeigt werden, die auch eine sozialpolitische Bedeutung besitzen. In der primär- und sekundärpräventiven psychotherapeutischen Versorgung der Bevölkerung sollten bestimmte Zielgruppen mit besonderer Aufmerksamkeit beachtet werden. Hierzu gehören Angehörige unterer sozialer Schichten (geringe Schulbildung und niedrige Stellung im Beruf), insbesondere wenn hier mehrere Risikofaktoren kumulieren, wie dies beispielsweise bei sozial isolierten oder alleinerziehenden Unterschichtsangehörigen der Fall ist. Diese Gruppen zeigen zum einen eine erhöhte Prävalenz psychogener Erkrankungen und Beeinträchtigung und sind zum anderen u.a. durch das soziale Gefälle zwischen (Mittelschichts-) Therapeut und (Unterschichts-) Patient in ihren Inanspruchnahmemöglichkeiten gegenüber Psychotherapie benachteiligt (Franz, 1997; Franz et al., 1993a; Franz et al., 1990). Damit erscheint nach unseren Ergebnissen ein Aufstieg im sozialen Schichtgefüge erschwert. Auf der anderen Seite könnte eine indizierte psychotherapeutische Behandlungsintervention den Schweregrad der psychogenen Beeinträchtigung von Patienten verringern und damit einen protektiven Einfluß auf eine potentiell abwärtsgerichtete Schichtmobilität ausüben. Aus den dargestellten Befunden ergeben sich vielleicht auch Hinweise auf eine mögliche sozialpräventive Bedeutung von Psychotherapie. Diese hypothetischen Zusammenhänge sollten jedoch in prospektiven Interventionsstudien weiter untersucht werden.

4 Besondere Verlaufstypen

4.1 Die Mittelgruppe

4.1.1 Spontanverlauf

M. Franz

An dieser Stelle soll der Langzeitspontanverlauf der mittelgradig psychogen beeinträchtigten Risikoprobanden (vgl. das Flußdiagramm des gesamten Studienablaufes, Abb. 2 in Kapitel B 1, S. 28) dargestellt werden. Da allerdings 33 Probanden zum Zeitpunkt der c-Studie ein projektinternes Psychotherapieangebot angenommen hatten (vgl. Kapitel C 6), beschränkte sich die Stichprobe, an welcher der unbeeinflußte Spontanverlauf über A, B und c hinweg untersucht wurde, auf 207 Probanden. Die Verlaufsdarstellung dieser besonders intensiv untersuchten Teilstichprobe erfolgt separat vom Verlauf der psychogenen Beeinträchtigung der Gesamtstichprobe, der unter Einbeziehung der weniger breit dokumentierten Extremgruppen der D_e-Studie in Kapitel C 3.1 referiert wurde.

Insgesamt waren im Rahmen der c-Studie zwischen 1989 und 1991 240 Probanden der Mittelgruppe ein drittes Mal untersucht worden. Das mittlere Untersuchungsintervall von A nach c betrug ca. 8 Jahre (Minimum 7, Maximum 10 Jahre). Zum Zeitpunkt der D_m-Studie konnten von diesen Probanden noch 177 Probanden ein weiteres Mal untersucht werden. Das Untersuchungsintervall beträgt von A nach D_m ca. 11 Jahre (Minimum 10, Maximum 13 Jahre).

Die Fallrate der o.g. 207 Probanden der c-Studie stieg von A (18,8%), über B (21,7%) auf schließlich 30,0% in c. Die **psychogene Beeinträchtigung** (BSS-Summenwert für das letzte Jahr) verlief im Mittel von 4,0 (1,2) in A über 3,8 (1,4) in B auf 4,4 (1,5) in c. Gruppenstatistisch zeigt sich also eine hohe Stabilität der bestehenden psychogenen Beeinträchtigung. Die psychogene Beeinträchtigung von ca. 2/3 der Probanden verschlechterte sich oder blieb gleich stark ausgeprägt. Für das Prävalenzintervall der letzten sieben Tage ließ sich varianzanalytisch sogar ein signifikanter Anstieg des mittleren BSS-Summenwertes von 3,4 (1,3) in A auf 3,7 (1,5) in c nachweisen (p < .004).

Die zwar relativ hohe individuelle Korrelation der BSS-Werte von 0,40 von A nach B bzw. 0,48 von B nach c (Abb. 7) deutet aber trotzdem auch auf eine gewisse Fluktuation der psychogenen Beeinträchtigung hin, die z.B. nicht nur zu einer Verschlechterung, sondern auch zu einer Verbesserung im Verlauf führen kann. Eine heterogene Verlaufsstruktur in verschiedenen Subpopulationen der untersuchten Risikostichprobe konnte clusteranalytisch bestätigt werden (vgl. Kapitel C 4.1.2.2).

Die Anzahl der angegebenen und diagnostizierten psychogenen **Symptome** blieb demgegenüber über das Intervall zwischen A (6,4 im letzten Jahr) nach c (7,2 im letzten Jahr) praktisch ebenfalls gleich, wobei die klinische Manifesta-

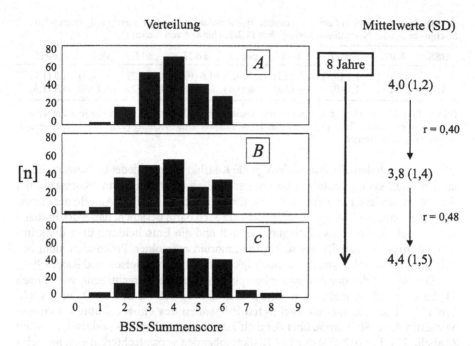

Abb. 7. Psychogene Beeinträchtigung (BSS-Summenwert letztes Jahr) innerhalb von 8 Jahren in der Verlaufsstichprobe mittelgradig psychogen beeinträchtigter Probanden von A nach c (Mittelwerte, Verteilung und Korrelation; Standardabweichung (SD) der Mittelwerte in Klammern; n = 207)

tionsebene der einzelnen Symptome jedoch wechseln konnte. Hinsichtlich der vergebenen **Diagnosen**[7] zeigte sich (unabhängig von der Falleigenschaft) eine deutliche Zunahme der Psychoneurosen von 9,7% in A auf 17,9% in c und Persönlichkeitsstörungen von 8,7% in A auf 26,6% in c. Der Anteil der Probanden, die die Diagnose einer psychosomatischen oder funktionellen Erkrankung erhielten, nahm demgegenüber ebenso ab (von 38,2% in A auf 24,2% in c), wie der der Probanden ohne ICD-Diagnose (von 43,5% in A auf 30,8% in c).

Dieser Effekt könnte zum Teil auf einer Tendenz der Untersucher beruhen, bereits bestehende körperliche oder psychische Symptome aufgrund ihrer Persistenz im Verlauf nicht mehr nur deskriptiv-phänomenologisch zu diagnostizieren, sondern bei Weiterbestehen in den Folgeuntersuchungen als Ausdruck einer tiefergreifenden Störung, beispielsweise einer Persönlichkeitsstörung, zu verstehen und entsprechend zu diagnostizieren. Die hohe intraindividuellen Verlaufsvarianz im Bereich Symptomatik und diagnostischer Eingruppierung (vgl. auch Schepank 1990) unterstützt im Übrigen den konzeptionellen Grundansatz die psychogenen Störungen in einer epidemiologischen Langzeitverlaufsstudie gemeinsam zu unter-

---

[7]   Diagnosen nach ICD-9, bezogen auf die letzten sieben Tage vor der jeweiligen Untersuchung; Psychoneurosen: ICD 300, Persönlichkeitsstörungen: ICD 301/303–305, funktionelle Erkrankungen und psychosomatische Störungen i.e.S.: ICD 306/307/316);

Tabelle 26. Spontanverlauf der psychogenen Beeinträchtigung in einer mittelgradig erkrankten Stichprobe aus der Normalbevölkerung über 11 Jahre hinweg von A nach D_m

BSS	kö/7T	ps/7T	sk/7T	ges/7T	kö/1J	ps/1J	sk/1J	ges/1J
A	1,3 (0,7)	1,1 (0,7)	1,0 (0,7)	**3,4 (1,3)**	1,6 (0,6)	1,3 (0,7)	1,1 (0,7)	**4,0 (1,2)**
D_m	1,1 (0,7)	1,1 (0,7)	1,4 (0,8)	**3,6 (1,6)**	1,5 (0,7)	1,3 (0,7)	1,5 (0,8)	**4,3 (1,6)**

BSS auf der körperlichen, psychischen und sozialkommunikativen Subskala sowie Summenwert (ges) für die letzten 7 Tage (7T) bzw. das letzte Jahr vor Untersuchung (1J)); n = 177; Standardabweichung in Klammern.

suchen, da sich derselbe zugrundeliegende Konflikt in verschiedenen Bewältigungsstadien auch symptomatologisch unterschiedlich darstellen kann (Komorbidität, Symptomwandel). Ein weiterer Grund für die unterschiedlichen Anteile der einzelnen diagnostischen Gruppen im Verlauf mag auch darin bestehen, daß jeder Proband eine Haupt- und eine Zweitdiagnose erhielt und die Entscheidung über die klinische Wertigkeit einer Diagnose bei multimorbid erkrankten Probanden nicht immer mit der wünschenswerten Eindeutigkeit zu treffen ist (Nelson und Rice, 1997).

Der Verlauf der durchschnittlichen psychogenen Beeinträchtigung von A nach D_m zeigte im übrigen ein entsprechendes Bild. Sie blieb bei den bis D_m untersuchten 177 mittelgradig beeinträchtigten Probanden des unbeeinflußten Spontanverlaufes der c-Stichprobe über dann elf Jahre hinweg ebenfalls praktisch konstant (Tabelle 26). 119 (67,2%) der 177 Risikoprobanden verschlechterten sich hinsichtlich ihrer psychogenen Beeinträchtigung oder blieben gleich stark beeinträchtigt.

Zusammenfassung

Die erhobenen Daten sprechen für eine hohe Stabilität psychogener Beeinträchtigungen im Spontanverlauf. Eine bedeutsame Tendenz zur Spontanremission läßt sich aufgrund der Datenlage nicht belegen. Aufgrund des Ausschlusses chronifiziert schwer beeinträchtigter Patienten aus der Risikostichprobe stellt dieses Resultat eher noch eine Unterschätzung der tatsächlichen Verhältnisse dar. Resumieren läßt sich aufgrund der dargestellten Befunde auch für die lediglich mittelgradig beeinträchtigte Teilstichprobe der c/D_m-Probanden ein überwiegend ungünstiger Langzeitspontanverlauf der psychogenen Beeinträchtigung.

4.1.2 Unterschiedliche Verlaufsgruppen

M. Franz, H. Schepank

Die Ursachenaufklärung im Bereich der psychogener Erkrankungen wird mittels verschiedener methodischer Strategien vorangetrieben: im Rahmen von epidemiologischen Verlaufsuntersuchungen (Fichter, 1990; Schepank, 1990; Werner, 1989), klinischen Untersuchungen (Dührssen, 1984; Tress, 1986a,b; Lieberz und Schwarz,

1987), aber auch mit Hilfe von Zwillingsuntersuchungen (Schepank, 1996) und molekularbiologischen Studien.

Zur Identifikation ursächlich bedeutsamer Einflüsse mit Hilfe epidemiologischer Forschungsmethoden werden heute idealerweise Verlaufsanalysen mit Meßwiederholungen im Längsschnittdesign gefordert, um zufällige Kovariationen abhängiger und unabhängiger Variablen zu einem bestimmten Meßzeitpunkt kontrollieren zu können. Um in einem prospektiven Längsschnittdesign eine individuelle Veränderung psychogener Beeinträchtigung in Abhängigkeit von interessierenden Einflußfaktoren (z.B. Persönlichkeit, soziale Unterstützung, kritische Lebensereignisse) beobachten und untersuchen zu können, sollte eine Hypothesenprüfung darüber hinaus möglichst an einer Risikostichprobe vorgenommen werden, in welcher eine relativ hohe spontane intraindividuelle Verlaufsvariabilität der psychogenen Beeinträchtigung zu erwarten ist. Die interkorrelative Struktur und die relative Bedeutsamkeit unabhängiger Variablen für die Ausprägung psychogener Beeinträchtigung kann dann beispielsweise in Pfadmodellen veranschaulicht werden (Franz et al., 1993b). Diese Vorgehensweise wurde von uns beispielsweise in der c- und D_m-Studie gewählt.

Eine weitere Möglichkeit zur Identifikation wichtiger Einflußfaktoren psychogener Erkrankungen ist der Extremgruppenvergleich. Hierbei werden zwei hinsichtlich der Zielvariable (z.B. klinische Beeinträchtigung) gegensätzliche Untergruppen untersucht. Dies erscheint insbesondere innerhalb eines Längsschnittdesigns sinnvoll, wenn zwei Extremgruppen im Spontanverlauf eine gegenläufige Entwicklung der psychogenen Beeinträchtigung zeigen. Eine solche Vorgehensweise wurde auch im Rahmen der Mannheimer Kohortenstudie gewählt. Die Resultate unterschiedlicher Extremgruppenvergleiche des Langzeitspontanverlaufes psychogen beeinträchtigter Probanden sollen im Folgenden vorgestellt werden. Es wurden von uns drei verschiedene Extremgruppenvergleiche vorgenommen. Die jeweiligen Extremgruppenpaare unterschieden sich hinsichtlich der Beeinträchtigungschwere und deren Verlaufsdynamik voneinander. Dies ermöglicht die kontrastierende Betrachtung der besonderen Einflußfaktoren, welche beispielsweise zu einer primär chronischen, schwersten Beeinträchtigung oder aber – nach anfänglicher relativer Gesundheit – zu einer Dekompensation oder Adaptation im Verlauf führen können. Die verschiedenen Extremgruppenpaare wurden sowohl qualitativ als auch mittels quantifizierender Verfahren miteinander verglichen, um Einflußfaktoren eines schlechten bzw. guten Verlaufes zu identifizieren. Da durch derartige Extremgruppenvergleiche die große Mittelgruppe der so nicht zuzuordnenden Probanden unserer epidemiologischen Stichprobe unberücksichtigt bleiben mußte und die möglichen Resultate nicht ohne weiteres auf die Gesamtstichprobe zu übertragen sind, wurde darüber hinaus auch noch ein Gesamtmodell der psychogenen Beeinträchtigung unter Einbeziehung sämtlicher Probanden über alle Untersuchungszeitpunkte hinweg erstellt (vgl. Kap. C 3.2).

Den jeweiligen statistischen Gruppenvergleichen vorangestellt wurden veranschaulichende konkrete Fallschilderungen von Probanden, die über einen langen Zeitraum wiederholt untersucht worden waren. In diesen Verläufen werden die destruktive biographische Eskalation und Akkumulation neurotischen Elends aber auch die protektiven Einflüsse in einer Weise greifbar und darstellbar, wie es die ausschließliche Anwendung quantifizierender statistischer Analyseverfahren nicht immer ermöglicht. Insofern sollen die gewählten Fallbeispiele die auf statistischen Modellen basierenden Aussagen ergänzen und vervollständigen. Zum Schutz der Probanden werden detaillierte Informationen aus dem Intimbereich nicht mitgeteilt, berufliche und private Angaben wurden verschleiert, wenn Rückschlüsse auf die realen Individuen möglich schienen.

Die kasuistischen Verlaufsschilderungen in den Kapiteln C 4.1.2.1, C 4.1.2.3, C 4.2.1 und C 4.3 sind verfaßt auf der Grundlage der von jedem Probanden vorliegenden mindestens drei, oftmals vier ausführlichen Klartextinterviews (5–10 Schreibmaschinenseiten). Diese sind nach einem vorgegebenen einheitlichen Beurteilungsschema abgefaßt und stammen von jeweils verschiedenen Interviewern. Diese waren häufig für den gleichen Probanden abwechselnd ein Arzt oder ein Psychologe, ein männlicher oder eine weibliche Interviewerin, alle jedoch immer neurosendiagnostisch geschult und klinisch sehr erfahren. Aus diesen Klartextinterviews wurde die hier kürzer gefaßte Fallschilderung über den Verlauf herausgefiltert. Maßstab für die Wahl der herausgegriffenen Probanden war jeweils der 7 Tage BSS-Gesamtwert, also der entweder gleichbleibend niedrige, gleichbleibend stabil hohe oder ein im 11-Jahres-Verlauf deutlich wechselnder BSS-Wert. Mit Ausnahme weniger Probandenschilderungen waren die Autoren der einzelnen Kapitel selbst nicht an der Diagnostik dieser Probanden in irgendeinem Projektstadium beteiligt. Wo sie jedoch den Probanden persönlich kennengelernt haben, wird das ausdrücklich im Text erwähnt.

Die Darstellung folgt sonst keinen anderen Gesichtspunkten, etwa nach sozialer Schicht, nach Gegenübertragungsreaktionen oder besonderer Mühelosigkeit oder Schwierigkeit bei der Datenerhebung, soweit die Probanden zur Mitarbeit zu gewinnen waren. Gegenübertragungsreaktionen und andere Testergebnisse spielten ebenfalls bei der Auswahl keine Rolle. Es mußte lediglich von dem Interviewer vermerkt sein, daß die jeweils gesammelten Untersuchungsbefunde und Daten auf hinreichend verläßlichen Auskünften beruhten. Öfter wurden auch Daten durch anwesende Dritte/Partner noch abgestützt. Selbstverständlich ist jeweils auch die Wohnsituation, Einkommenssituation, das Intimleben, Freizeitbereich, Träume, Drei-Wünsche-Frage, Lebensplanung usw. laut vorliegendem Interviewschema (vgl. Schepank 1987a) ausführlich und für den nachlesenden Forscher hinreichend plastisch und ausführlich beschrieben. Auf solche Details muß die Darstellung für den Leser dieses Buches jedoch verzichten.

Zwar hatte sich unsere anfängliche Vermutung nicht bestätigt, daß sich hinsichtlich des psychogenen Erkrankungsspektrums und der Erkrankungsschwere sehr erhebliche Unterschiede zwischen den drei gewählten Jahrgangskohorten der 1935, 1945 und 1955 Geborenen ergeben würde (Schepank 1987a, 1990). Für den Leser besonders auch der biographischen Skizzen in den Kapiteln C 4.1.2.1, C 4.1.2.3, C 4.2.1 und C 4.3 über qualitative Verlaufsunterschiede dürfte es jedoch die Lektüre erleichtern, wenn einmal als Zeitraster ein paar für diese zentraleuropäische Region bedeutsame Ereignisse rekapitulierend aufgezählt und ins Gedächtnis gerufen werden, insbesondere soweit sie vermutlich auf die jeweils familiäre Situation vieler betroffener Menschen Einfluß genommen haben.

Geburtsjahrgang 1935

Man sollte sich vergegenwärtigen, daß die Eltern dieses Geburtsjahrgangs – geht man von einer Fertilitätszeitspanne vom etwa 20.–40. Lebensjahr aus – überwiegend aus den Geburtsjahrgängen 1895-1915 stammen, die Älteren von ihnen also noch aus dem vorigen Jahrhundert. Entsprechend hat diese Elterngeneration ihre Kindheit und Jugend in der Kaiserzeit vor dem Ersten Weltkrieg sowie in der Hungerzeit und Nachkriegszeit (erster Weltkrieg) und turbulenten Weimarer Republikjahre erlebt.

Die Frühgenese des 35er-Jahrgangs fand nur 4 Jahre in einem vergleichsweise prosperierenden wirtschaftlichen Aufschwung während der beginnenden Naziherrschaft statt, in der sich umwälzende weltpolitische Ereignisse nur für Kundige sichtbar oder fühlbar zusammenbrauten. Von direkter Verfolgung waren bis dahin nur vereinzelte Familien betroffen. Für die Probanden selbst fallen die Jahre bis 1939 meist noch nicht in die Zeit persönlicher Erinnerungen. Bei Kriegsbeginn im September 1939 wurden dann zunehmend Familienväter eingezogen, Mütter dienstverpflichtet, Bombenangriffe insbesondere bei der großstädtischen Bevölkerung persönlich bedeutsam und erinnerlich. Väter und andere Verwandte sind gefallen, vermißt oder waren noch lange in ggf. auch ungewisser Gefangenschaft, bis sie erst in den späten 40er Jahren heimkehrten. Soweit in Mannheim aufgewachsen, spielten ab ungefähr 1943 Evakuierung auf das Land, in Kinderlandverschickungs-Lager oder zu Verwandten und entsprechende Trennungsprobleme eine Rolle. Der Einschulung, nach Kriegsbeginn, folgte dann oft Schulwechsel oder die Schulzeit war von großen halb- oder ganzjährigen Lücken betroffen, bis sie 1945 nach Kriegsende 10jährig wieder zurückkamen und dann oft in anderen oder unvollständigen Familien ohne Vater oder mit Ersatzvätern oder in sog. Onkel-Ehe lebenden Kriegerwitwen, – und aufgrund der allgemeinen starken Wohnungsnot oft auf sehr engem Raum und mit anderen Familienmitgliedern gemeinsam zusammenleben mußten. Man bedenke auch, daß in Städten wie z.B. Berlin unmittelbar nach dem Krieg der Frauenüberschuß mit etwa 3 Frauen auf 2 Männer im heiratsfähigen Alter von erheblichem Gewicht für die Partnerbeziehungen war oder Verzichtsleistungen forderten mit entsprechenden Rückwirkungen auf die Kinder in den Familien. Für Gesamtdeutschland bedeutete es erhebliche Umstrukturierungen, daß zwischen 1945 und 1948 ca. 11–12 Mio. Flüchtlinge und Vertriebene aus den Ostgebieten in dem restlichen Deutschland und insbesondere der Bundesrepublik seßhaft und integriert wurden.

Speziell für die Schulentwicklung dieses und im Vergleich auch der anderen Jahrgänge ist auch wichtig zu wissen, daß in den Jahren 1945–50 nur wenige Menschen eine Fremdsprache beherrschten oder eine höhere Schulbildung besaßen/erhielten. 1948 war die Situation so, daß etwa 3% eines Geburtsjahrganges (1929/30) das Abitur gemacht haben, heute sind es in Deutschland ca. 28% der 25- bis 30-jährigen Deutschen. Dasselbe gilt für die Chancen von Studium und auch von Lehre und Ausbildung. Damals galt es als selbstverständlich, daß von der berufstätigen Arbeiterbevölkerung nur etwa 50% eine Lehre oder ein Anlernverhältnis abgeschlossen hatten, die anderen waren ungelernte Arbeiter.

Geburtsjahrgang 1945

Die Eltern dieses Geburtsjahrganges sind überwiegend zwischen 1905 und 1925 geboren, einzelne Väter auch davor. Ihre eigene Kindheit und Jugend war von den geschilderten Ereignissen bestimmt, in den Jahren 1939–45 insbesondere vom Zweiten Weltkrieg.

Die Zeugung der 1945 geborenen Probanden fiel noch in das letzte Kriegsjahr. Der Anteil des Jahrganges 1945 an der Gesamtbevölkerung ist relativ gering[8], vor allem weil geburtenschwach, aber auch durch hohe Säuglings- und Kindersterblichkeit bedingt. Besonders viele der 1945 Geborenen waren entweder ungewollt oder unbedacht gezeugt, während eines Fronturlaubs oder auch vereinzelt von bezüglich des Kriegsausganges illusionär optimistisch eingestellten Eltern gewollt. Ihre Väter waren bei der Geburt zum Teil noch in Krieg oder Gefangenschaft oder bereits gefallen. Die ersten Lebensjahre dieser Generation waren geprägt von der allgemein bekannten Turbulenz des Kriegsendes und der ersten Nachkriegszeit. Hungersnot und Mangel in jeder Hinsicht, Wohnungsenge, Zerstörung, Armut, persönliche Not, Vertreibung, Familientrennung, Scheidung, Frauenüberschuß.

Bei nicht wenigen Eltern und insbesondere ideologisch engagierten Nazi-Vätern oder Offizieren und Berufssoldaten beeinträchtigte der Verlust persönlicher Identität und Berufschancen noch mehr als bei der übrigen Bevölkerung das Klima. Kriegsversehrte, Arme, Heimatvertriebene, Trümmerfrauen und Besatzung prägten das Bild – in den verschiedenen Zonen unterschiedlich. Die andere atmosphärische Seite darf man dabei keinesfalls übersehen: das Aufatmen nach dem Ende der Nazidiktatur, die beginnende Freiheit und Demokratisierung und erwachtes Leben sowie Fröhlichkeit, freie Luft zum Atmen und Denken, Literatur, Musik, Theater und Kultur blühten auf. Wenn auch vielfach improvisiert und notdürftig, so doch immer mit begründeter Aussicht auf eine bessere Zukunft.

Bei der Einschulung 1951/52 – also nach Währungsreform (1948) und Republikgründung (1949) – konnte dieser in den ersten Lebensjahren noch von Entbehrungen betroffene Jahrgang schon mit halbwegs geordneten strukturierten Verhältnissen rechnen, Schulgebäuden, ausreichender Ernährung – jedenfalls in der BRD (noch kaum und mit vielleicht 5jähriger Verzögerung erst in Berlin und erst recht noch nicht in der DDR). Ungefähr zwischen 1960 und 1963 oder 1965 verließ dieser Jahrgang die Schule und konnte mit guten Lehr-, Ausbildungs- und Studienbedingungen rechnen sowie mit Aussicht auf eine gut bezahlte Tätigkeit nach Ausbildungsabschluß, mit guter Wohnsituation bei eigener Familiengründung und auch schon einem gewissen Freiraum durch Freizeit und im Urlaub mit ersten Reisen im eigenen Auto in den 60er Jahren.

---

[8]   Siehe die Ausgangsbasis der aus dem Einwohnermelderegister erhobenen Probanden in Abb. 2, S. 28.

Geburtsjahrgang 1955

Ihre Eltern sind überwiegend zwischen 1915 und 1935 geboren mit den entsprechenden Lebenserfahrungen und Aufwuchsbedingungen.

Die in 1955 geborenen Probanden erlebten schon in ihrer frühen Kindheit einen gewissen allgemeinen geordneten und ausreichenden Lebensstandard, zwar oftmals durch anstrengende Arbeit und Verzichtleistungen der Eltern erworben und von Wohlstand meist noch weit entfernt. Aber immerhin war die größte Wohnungsnot überwunden, die meisten Familien hatten einen Kühlschrank, einige einen privaten Telefonanschluß, manche freuten sich schon über die neue Waschmaschine, und die ersten fuhren ihre Autos. Ein Eigenheim hatten nur wenige, von einem PC, dem Zweitauto, der Fernreise oder der Zweiturlaubsreise oder den Vorzügen der großen Erbengesellschaft war man allerdings zeitlich noch weit entfernt.

Diese kurze Skizzierung und Rekapitulation für die allgemeine soziale Situation der drei unterschiedlichen Jahrgangskohorten schien uns notwendig, insbesondere auch für die Lektüre der Kasuistik (qualitative Analysen), aber auch der statistischen Daten. Insgesamt ist bei den Jahrgängen an die sehr unterschiedlichen Anteile von kriegsbedingt in bestimmtem Alter oder von Beginn vaterlos aufgewachsenen Menschen zu denken, die unterschiedlichen Anteile von brüchigen oder geordneten Schul-, Ausbildungs- und Studienverhältnissen. Auch die Kindergartenzeit der Einzelnen ist sehr unterschiedlich in Mangel oder Komfort, allgemeiner disziplinierter Strenge oder schon von fortschrittlicher psychologisch fundierter liberaler Pädagogik gekennzeichnet, ganz abgesehen von den materiellen Ausstattungen in Kindergarten, Schule und Berufsausbildung.

Man hat daran zu denken, daß es verläßliche und wenig hinderliche Verhütungsmittel (die Pille) erst ab Ende der 50er Jahre gibt. Das ist zwar hinsichtlich ihrer individuellen Erwünschtheit und Zeugung für die drei Jahrgangskohorten nicht mehr von Bedeutung, wohl aber für die Menschen als Jugendliche und Erwachsene im zeugungsfähigen Alter und ihre sexuellen Verhaltensformen, Ängste und Tabus.

Speziell für einzelne persönliche Biographien unserer Probandenklientel ist wichtig, daß 42% aller (ursprünglich 600) Forschungsprobanden in Mannheim geboren worden sind. Weitere 25% sind in Städten außerhalb Mannheims geboren. Insgesamt 13% der untersuchten Stichprobe sind im Gebiet der DDR und einige auch in Osteuropa oder im Ausland geboren.

4.1.2.1 Deutlich Beeinträchtigte versus Gesunde – Fallbeispiele

S. Häfner

Im Vergleich zu den Extremgruppen der chronisch Schwerkranken und stabil Gesunden des Kapitels C 4.2.1 sind bei den hier untersuchten Probanden der Risikopopulation (mittelgradig bzw. deutlich Beeinträchtigte der Verlaufsstudie c und D_m, vgl. Abbildung 2, S. 28) die Unterschiede aufgrund der Tatsache, daß diese einer mittelschwer bzw. deutlich beeinträchtigten Probandenstichprobe der Studie entstammen, nicht so groß. Entsprechend schwieriger gestaltet sich die Aufgabe, dennoch Unterschiede herauszuarbeiten. Verglichen werden die Risikoprobanden der c-Stichprobe, welche konstant zwischen A und D_m einen chronisch schlechten Verlauf nahmen, mit denen, die über den Verlauf hinweg stabil gesund geblieben waren.

Der ungünstige Verlaufstyp

An den Anfang sei die Kasuistik einer Probandin gestellt, die nach unserem Eindruck durchgehend mittelgradig beeinträchtigt ist: Es handelt sich um eine zum Zeitpunkt des **A-Interviews** (September 1981) 26jährige, ledige Stewardess aus der Geburtsjahrgangskohorte 1955, die von dem damaligen Untersucher noch als Nicht-Fall eingestuft wurde. Charakteristisch sind zunächst die Schwierigkeiten bei der Terminvereinbarung, die über die Mutter der Probandin erfolgt. Im Vordergrund der Symptomatik stehen depressive Verstimmungen, innere Unruhe und Gespanntheit, Grübeln, Ängstlichkeit, Entschlußlosigkeit, Neigung zum Weinen, Reizbarkeit, Selbstvorwürfe und Partnerprobleme. Hinzu kommen auf körperlicher Ebene Nägelknabbern, Erröten und Heißhunger.

Pb 395, weibl., geb. 1955	A	B	c	D_m
BSS (letzte sieben Tage)	(1-1-2) $\Sigma = 4$	(2-2-2) $\Sigma = 6$	(0-2-1) $\Sigma = 3$	(2-2-2) $\Sigma = 6$

Zu A: 26-jährige, ledige, in fester Partnerschaft lebende Stewardess, keine Kinder

Die Heirat der Eltern erfolgte 1948 in einer Zeit finanzieller Schwierigkeiten, als die ältere Schwester (+7) unerwünscht unterwegs war. Die Probandin wurde als zweites Kind etwa drei Wochen zu früh geboren. Möglicherweise sei die Mutter (+29) das erste halbe Jahr nach ihrer Geburt zu Hause gewesen, jedenfalls mußte sie wohl sehr früh wegen finanzieller Schwierigkeiten arbeiten gehen. Die Mutter hatte den Beruf der Verkäuferin erlernt, jedoch meistens als Putzfrau gearbeitet. Zum sehr auf sich selbst bezogenen Vater (+29), von Beruf Elektriker, hatte die Probandin eine ambivalente Bindung. Zuhause sei er behäbig und bequem gewesen, meist biertrinkend vor dem Fernseher hockend. Er sei nicht gerne weg gegangen, vor allem nicht mit der Familie, wohl aber mit wechselnden Freundinnen. Sie wirft ihm vor, daß er beim Flirten mit anderen Frauen Energie gehabt habe, für die Familie jedoch nicht. Der Vater habe die Mutter ständig hintergangen, schlecht behandelt und ihr kein Geld zum Unterhalt der Familie gegeben, sei jedoch andererseits mit Freundinnen in Urlaub gefahren.

Im Alter von 6 Jahren kam die Probandin in die Volksschule, nach weiteren vier Jahren auf das Gymnasium, wo sie, ohne eine Klasse zu wiederholen, nach neun Jahren das Abitur ablegte. Für das ursprünglich geplante Psychologiestudium war der Abiturdurchschnitt zu schlecht. Unschlüssig ging sie zunächst für ein halbes Jahr zu einem Au-pair-Aufenthalt bei einer Diplomübersetzerin nach London. Deren Beruf habe sie so beeindruckt, daß sie viereinhalb Jahre an einem Dolmetscherinstitut studierte und als Diplomübersetzerin für Englisch, Französisch und Spanisch abschloß. Von einem väterlichen Professor habe sie sich zu einem Promotionsvorhaben überreden lassen, welches dann aber nicht vom Fleck gekommen sei. Sie habe sich daher entschlossen, zwischenzeitlich Stewardess zu werden, da eine Fluggesellschaft eine entsprechende Bewerbung ihrerseits mehr oder weniger unerwartet akzeptierte. Wie unrealistisch sie in ihren Planungen vorgeht, zeigt sich auch daran, daß sie ursprünglich vorhatte, in der vielen Freizeit zwischen den Flügen und während der Langstreckenflüge an ihrer Dissertation zu arbeiten. Hier tauchen dann auch Vorwürfe gegen ihren Mann (+9) auf, der sie in keiner Weise in ihrem Promotionsvorhaben unterstützt habe. Die Promotion habe sie im Grunde seit ihrer Heirat 1984 aufgegeben.

Zum Zeitpunkt des **B-Interviews** (Februar 1985, „blind" durchgeführt) treten erneut Probleme bei der Terminvereinbarung auf, weil die Probandin mittlerweile von ihrem ehemaligen Studienort in die Nähe des Flughafens gezogen ist. Bei dem Interviewer drängt sich der Verdacht auf, daß die Probandin eigentlich keine Zeit für ihn hat. Der Zeitplan hat sich wieder geändert, die Probandin kommt gerade von einem Langstreckenflug zurück und muß später am Nachmittag ihren Ehemann (+9), Diplomingenieur bei derselben Fluggesellschaft, abholen, um dann in die gemeinsamen Skiferien zu hasten. Die kleine Dreizimmer-Wohnung wirkt chaotisch, „so als hätten mehrere Junggesellen darin monatelang nebeneinander her gehaust". Die Probandin berichtet von einer Abtreibung im vergangenen Jahr, als beide noch nicht miteinander verheiratet waren. Derzeit sehr erschöpft, lebt sie von ihrer Substanz, verkriecht sich, lebt aber gleichzeitig in großer Hetze.

Im **c-Interview** (Februar 1990, Probandin ist inzwischen 35 Jahre alt) stehen depressive Symptome, hauptsächlich im Partnerschaftsbereich, aber auch Konzentrations- und Schlafstörungen sowie etwas gehobener Alkoholgenuß im Vordergrund. Sie berichtet von einer sich lange hinziehenden Trennung vom Ehemann, der ständig Schulden machte. Im Rahmen der Trennung kam es auch zu Auseinandersetzungen mit körperlicher Gewalt. Deutlich wird wieder, wie sehr sich die Probandin mit der ständig leidenden und versorgenden Mutter identifiziert. Im B-c-Intervall noch eheliche Geburt des jetzt fünfjährigen Sohnes. Der Interviewer diagnostiziert eine neurotische Depression (ICD-9: 300.4).

In der Terminvereinbarung für das **D$_m$-Interview** (September 1993, Alter jetzt 38 Jahre) fällt erneut eine leicht ambivalente Haltung der Probandin auf. Wieder hat sie keine richtige Zeit für das Interview, springt während des Gespräches auf und geht hin und her. Als wesentliche Veränderung seit dem letzten Interview hat sich bei der Probandin der Umzug zu einem neuen, 20 Jahre älteren (!) Partner ergeben. In das Interviewintervall fallen die Scheidung von ihrem Ehemann (Mai 1991), der berufliche Aufstieg zur Chefstewardess und die Entscheidung zur Beendigung dieser Tätigkeit und Umschulung zur Lehrerin. Die größte Sorge gilt dem mittlerweile 8 Jahre alten Sohn, der sich im März 1992 einer Operation unterziehen mußte. Ihr Sohn bedeutet trotz zunehmender Auseinandersetzungen das schönste „Glückserlebnis" für sie. Die Probandin wünscht sich jetzt ein weiteres Kind.

Sie klagt über Unruhe, wiederkehrende Magen- und Herzschmerzen, ein besonders ausgeprägtes Schlafbedürfnis, leichte depressive Verstimmungen, anhaltende

Grübeleien über ihren unerfüllten Wunsch nach einem zweiten Kind, Partnerschaftskonflikte, allgemeine Ängste, eine gelegentliche Neigung zu leicht über-
höhtem Alkoholgenuß, Anorgasmie, leichte Konzentrationsstörungen, diskrete
Suizidgedanken, Reizbarkeit, leichte Hautsymptome, Rückenschmerzen, Dysme-
norrhoe, rezidivierende Nasennebenhöhlenentzündungen und Schmerzen im rechten
Daumengelenk. Als wesentliches auslösendes Ereignis für die Polysymptomatik, die
die Probandin jetzt bietet, wurde vom Untersucher ein auch neurotisch motivierter
Kinderwunsch angesehen. Zum Zeitpunkt D_m entsteht zwar der Eindruck einer ge-
wissen Stabilisierung durch den Sohn, dennoch wird deutlich, wie viele Dinge dem
Zufall überlassen werden, und daß sich die Probandin durch eine Fülle von zum
Teil unkorrigierbaren Lebensentscheidungen in eine Sackgasse manövriert hat.

Psychodynamik des Gesamtverlaufes

Die Probandin ist im Laufe der immer konflikthafteren Partnerschaft dekompensiert.
Berufs- und Partnerwahl waren vorwiegend neurotisch determiniert, wobei ihre
Vaterbindung eine entscheidende Rolle spielt. Entscheidend für die Verschlechterung war dementsprechend ihre Partnerwahl: Aufgrund ihrer Vaterproblematik
gerät sie immer wieder an wesentlich ältere männliche Partner. In Identifikation
mit der Mutter können erhebliche Rachegefühle gegen den Vater hierfür verant-
wortlich sein. In Bezug auf ihren Kinderwunsch agiert sie von daher gehemmt und
widersprüchlich.

Ein günstiger Verlaufstyp

Im **A-Interview** (Februar 1981) gibt die damals 36-jährige Probandin mäßige Beschwerden im psychischen Bereich an: eine leichte Einbrecher-, Spinnen- und
Gewitterphobie, gelegentliche Ängste vor dem Alleinsein und hin und wieder
Lustlosigkeit und depressive Antriebslosigkeit. Die Symptomatik der Probandin
führt zu einem nur geringen Leidensdruck. Ihre Phobien stellen keine wesentliche
Einschränkungen für sie dar. Aufgewachsen ist sie in einem ländlichen Gebiet in
einer großen Familie, zusammen mit sechs Geschwistern. Trotz der schweren Belastungen durch die 100%ige Kriegsinvalidität (Bauchschuss, schwere Handverletzung
rechts) des Vaters (+30), Tischler, wird die Familienatmosphäre als sehr harmonisch
idealisiert. Die Kinder mußten dennoch viel Rücksicht auf den Vater nehmen. Die
Mutter (+29) war Hausfrau und hat als eine ausgeglichene, lebenslustige und stabile
Persönlichkeit für ein emotional tragfähiges Familienklima sorgen können. Sie sei
eine sehr tüchtige und strenge Frau gewesen, die die große Familie zusammenhielt.
Nach dem frühen Tod des Vaters (im 13. Lebensjahr der Probandin) hat die Mutter
der großen Kinderschar eine gute Entwicklung ermöglicht. Sie starb 1978. Die
Probandin hat noch drei Schwestern (+8,+6,+4) und drei Brüder (+2, –5, –6). Nach
dem Hauptschulabschluß absolvierte sie eine Lehre als Drogerieverkäuferin und
arbeitete in diesem Beruf, bis sie 1964 19jährig heiratete und nach Mannheim zog.

Ihr Mann (+4), den sie seit ihrem 16. Lebensjahr kennt, arbeitet als Schlosser in einem großen Industriebetrieb. Die Probandin schildert sich als der ruhende Pol in der Familie. Sie hat zwei Töchter, heute 13 und 10 Jahre alt.

Pb 317, weibl., geb. 1945	A	B	c	D_m
BSS (letzte sieben Tage)	(0-2-0) $\Sigma = 2$	(1-0-1) $\Sigma = 2$	(0-1-1) $\Sigma = 2$	(0-1-1) $\Sigma = 2$

Zu A: 36-jährige Hausfrau, verheiratet, zwei Töchter

Im **B-Interview** (März 1984, Probandin jetzt 39 Jahre alt) werden als Beschwerden ein chronischer Hypotonus und ein HWS/LWS-Syndrom angegeben. Im psychischen Bereich zeigen sich leichte Kontrollzwänge und phobische Reaktionen. Sie raucht allerdings 10–15 Zigaretten pro Tag. Trotz eher bescheidener finanzieller Mittel wirkt die Probandin sehr zufrieden und verfolgt mit Geradlinigkeit ihren Plan, im Laufe der nächsten Jahre halbtags ihre Berufstätigkeit wieder aufzunehmen, um unter Leute zu kommen.

Auch zum Zeitpunkt des **c-Interviews** (September 1988, 43 Jahre alt) bestehen der Hypotonus und gelegentliche Kopfschmerzen sowie leichte Kontrollzwänge. Sie raucht 5 bis 10 Zigaretten am Tag. Seit 2 Jahren geht sie wieder einer beruflichen Tätigkeit in einem Großhandel nach. Am Arbeitsplatz ist sie, was die Durchsetzungsfähigkeit und den Ausdruck von Ärger betrifft, viel weniger vorsichtig als zuhause. Ihr Ehemann leidet seit einigen Jahren an einer Epilepsie. Die Probandin pflegt in ihrer Freizeit musische Interessen.

Zum Zeitpunkt des **D_m-Interviews** (April 1992) stellt sich die Probandin weitgehend symptomfrei dar. Selbst der zu niedrige Blutdruck ist verschwunden. An psychischen Symptomen sind noch leichte Kontrollzwänge und eine Spinnenphobie anzuführen. Sie raucht 10 Zigaretten pro Tag, Alkohol trinkt sie keinen. Seit Februar 1989 ist sie halbtags bei einer kleinen Firma beschäftigt. Seit ca. einem dreiviertel Jahr kümmert sich die Probandin intensiv um ihre pflegebedürftige Schwiegermutter, was die einzige derzeitige Belastung darstellt. Im Oktober 1990 ist die älteste Tochter, die beruflich sehr engagiert ist, ausgezogen. Die jüngere Tochter ist Arzthelferin geworden und lebt noch bei den Eltern. Insgesamt führt die Probandin ein ausgeglichenes Leben und ist sehr zufrieden mit sich und ihrer Familie.

Psychodynamik des Gesamtverlaufes

Die Probandin ist als 5. in einer Reihe von 7 Geschwistern geboren und in einer als harmonisch geschilderten Familienatmosphäre aufgewachsen, trotz schwerer Belastungen durch die Kriegsinvalidität des Vaters. Die Mutter hat als eine ausgeglichene, stabile Persönlichkeit für ein emotional positives Familienklima sorgen können. Auch nach dem Tode des Ehemannes hat sie in einem verständnisvollen und auf partnerschaftlichem Umgang beruhenden Erziehungsstil die Familie zusammenhalten können. Die übrigen Geschwister der Probandin haben offenbar eine im wesentlichen positive Entwicklung genommen, es bestehen keine Hinweise auf psychogene Erkrankungen oder mangelnde soziale Integration. Die Probandin hat von klein auf gelernt, mit Wenigem zufrieden zu sein, auch zugunsten des Familienverbandes auf die Durchsetzung eigener Bedürfnisse ein Stück weit zu verzichten, worin allerdings auch eine gewisse depressive Persönlichkeitskomponente und eine leichte Aggressionshemmung deutlich werden. Sie hat sich dennoch ihre eigenen Wünsche bewahren können, die sie auch durchsetzt. Trotz der schweren Verletzung des Vaters scheinen die Eltern reichlich Stabilität vermittelt zu haben. Wenn auch nicht frei von Konflikten, hat die Probandin insgesamt einen guten Verlauf genommen.

Vergleich der Probanden

Auch wenn de facto vorhanden, ist der Vater der ersten Probandin als Partner für eine progressive Entwicklung nicht verfügbar. Er stellte auch keinen stabilen Partner für die Mutter der Probandin dar, war vielmehr eine zusätzliche Belastung, so dass es bei der Probandin zu Defiziten in der emotionaler Versorgung und Verfügbarkeit gekommen ist, die für den chronisch schlechten Verlauf maßgeblich sind. Ihre labilere Verfassung dürfte aber auch das Resultat des negativen Mutterbildes sein, da die Mutter von der Probandin eher als passives und hilfloses Opfer männlichen Verhaltens erlebt wird. Ihre Lösungsmuster lassen einerseits die Identifikation mit der Hilflosigkeit der Mutter erkennen, andererseits den mißglückten Versuch, sich der Mutterabhängigkeit durch Übernahme der schuldhaft erlebten väterlichen Weglauftendenzen zu entziehen. Eine Labilisierung ihres seelischen Gleichgewichtes läßt sich immer dann erkennen, wenn sie versucht, ihre Distanzierungswünsche einzuschränken und statt dessen ihre latenten Abhängigkeitswünsche zu leben (Heirat, Kind).

Die zweite Probandin hingegen kann auf relativ positive Elternbilder zurückgreifen. Ihre Konflikte sind auf einem reiferen Niveau angesiedelt, und sie kann stabilisierende Beziehungen bzw. stabile Lösungen, zum Beispiel in beruflichen Arrangements, finden. Ihre größere Stabilität kann auch damit in Zusammenhang gebracht werden, daß sie ein positives mütterliches Vorbild besaß und die Mutter („Stolz der Familie") die Kriegsversehrtheit des Vaters und seinen frühen Tod auffangen und kompensieren konnte. Es darf angenommen werden, daß die Probandin in Identifikation mit der Mutter eine ähnlich funktionstüchtige Haltung aufgebaut hat. Bei der Wahl ihres Ehemannes wird eine Orientierung am Vater erkennbar und „die Sorge um den kränkelnden Mann" mag zwar einerseits eines Stütze ihres Selbstwertgefühls darstellen, führt sie andererseits aber auch manchmal an die Grenzen ihrer Leistungsfähigkeit.

4.1.2.2 Deutlich Beeinträchtigte versus Gesunde –
statistischer Gruppenvergleich

M. Franz

Eine Untersuchung der Entstehungs- und Verlaufsbedingungen psychogener Erkrankungen wird – wie bereits erwähnt – erleichtert durch eine Untersuchungsstichprobe, die gegenüber der Normalbevölkerung eine erhöhte Verlaufsvariabilität der psychogenen Beeinträchtigung aufweist. Operationalisiert über den BSS wurde deshalb aus der Stichprobe der B-Studie eine Risikogruppe mit einer mittelschweren psychogenen Beeinträchtigung selegiert (vgl. Kap. B 1; Franz et al., 1998a). Von diesen 292 Risikoprobanden konnten zwischen 1989 und 1991 insgesamt 240 mit einem erweiterten Instrumentarium ein drittes Mal untersucht werden (c-Studie). Das mittlere Untersuchungsintervall von A nach c betrug 8 Jahre mit einem Minimum von 7 und einem Maximum von 10 Jahren. Da allerdings 33 Probanden des dritten Untersuchungsquerschnittes ein Angebot einer tiefenpsychologisch orientierten Einzel- oder Gruppenpsychotherapie angenommen hatten (vgl. Kapitel C 6), beschränkte sich die Stichprobe, an welcher der unbeeinflußte Spontanverlauf untersucht wurde, auf 207 Probanden.

Diese Stichprobe wurde unter Berücksichtigung der Verlaufsähnlichkeit und des Beeinträchtigungsniveaus clusteranalytisch in verschiedene Verlaufstypen unterteilt. Die Gruppen, welche einen günstigen bzw. ungünstigen Langzeitspontanverlauf psychogener Beeinträchtigung nahmen, wurden in Bezug auf potentielle Einflußvariablen miteinander verglichen. Die 34 Probanden des günstigen Verlauftyps (CP) konnten sich im Langzeitspontanverlauf auf einem niedrigen Niveau psychogener Beeinträchtigung vergleichsweise stabil gesund halten (mittlerer BSS-Summenwert zwischen 3,7 und 2,3). Der ungünstige Verlaufstyp (CN) umfaßte 29 Probanden, welche von A aus primär und kontinuierlich auf einem gleichbleibend hohen Niveau relativ konstant (zwischen einem mittleren BSS-Summenwert von 5,2 und 6,2) mittelgradig psychogen beeinträchtigt blieben (Abb. 8).

Die Geschlechts- und Schichtzugehörigkeit (Erhebung in der A- und B-Studie nach Kleining und Moore, 1968, in der c-Studie nach Krause et al., 1980) waren in den beiden Gruppen nicht unterschiedlich. Aufgrund der unterschiedlichen Operationalisierung des Schichtmerkmals in den verschiedenen Querschnittuntersuchungen ist hier jedoch eine zurückhaltende Interpretation notwendig.

Hinsichtlich des **Familienstandes** ergaben sich bemerkenswerte Verlaufsdifferenzen zwischen den Gruppen. Die Probanden in CP waren und blieben zu allen drei Untersuchungszeitpunkten in der überwiegenden Mehrzahl verheiratet (93,8% in A, 97,0% in B, 93,8% in c). *In CN hingegen waren bereits zum Zeitpunkt der A-Studie signifikant weniger Probanden verheiratet (75,0%), der Anteil der Verheirateten in CN blieb in der B-Studie gleich, sank dann aber in c auf 52,0% ab.* Im Verlauf nahmen in CN die getrennt oder geschieden lebenden Probanden am deutlichsten zu (von 0% in A über 3,6% in B auf 20,0% in c). Der Anteil der ledigen Probanden blieb in CN im Langzeitverlauf praktisch gleich (25,0% in A, 21,4% in

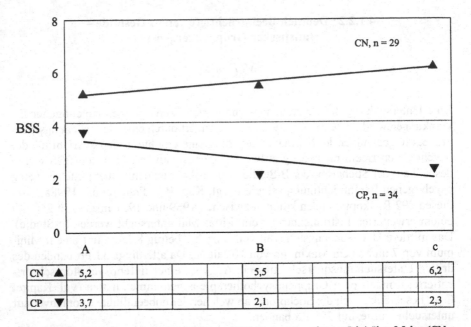

CN	▲	5,2				5,5				6,2
CP	▼	3,7				2,1				2,3

Abb. 8. Verläufe psychogener Beeinträchtigung (BSS-Summenwert letztes Jahr) über 8 Jahre (CN = chronisch negativer, CP = stabil positiver Verlauf der psychogenen Beinträchtigung). Bereits zum Zeitpunkt der A-Studie unterschieden sich die beiden Gruppen signifikant in ihrer psychogenen Beeinträchtigung

B, 28,0% in c). Die Unterschiede im Familienstand waren zu allen drei Untersuchungsquerschnitten in CP und CN statistisch signifikant. Von den in A bereits verheirateten Probanden, waren in CP zum Zeitpunkt der c-Studie noch 96,6% weiterhin verheiratet, während dies in CN nur noch in 76,5% der Fall war. Entsprechend nahmen die getrennt/geschieden lebenden Probanden in CN gegenüber CP zu. Dieser Verlaufsunterschied verfehlte das geforderte statistische Signifikanzniveau nur knapp (p < .06). Hierzu passend war von den Untersuchern *bereits zum Zeitpunkt der A-Studie die Neurotizität der Partnerbeziehung* in CN gegenüber CP statistisch hochsignifikant als stärker ausgeprägt beurteilt worden.

Auf mehreren **Persönlichkeitsskalen des FPI** bestanden zum Teil hochsignifikante Unterschiede zwischen beiden Verlaufstypen (Abb. 9). Bereits zum Zeitpunkt der A-Studie unterschieden sich CN und CP signifikant auf den klinisch relevanten Skalen Nervosität, Depressivität und emotionale Labilität. Dieser Befund war über alle Untersuchungszeitpunkte hinweg stabil nachweisbar. *Die Probanden in CN wiesen regelmäßig erhöhte Werte i.S. einer stärkeren Pathologie auf.* Auch die Subskalen Erregbarkeit, Gelassenheit, Gehemmtheit trennten in diesem Sinn zwischen beiden Gruppen.

Diskriminanzanalytisch konnte vom Zeitpunkt der A-Studie aus mit Hilfe weniger FPI-Skalen (emotionale Labilität, Dominanz, Nervosität, Gelassenheit), eine bezogen auf das lange Vorhersageintervall von durchschnittlich acht Jahren ein-

drucksvolle Vorhersage des späteren Langzeitverlaufs erzielt werden (korrekte Zuordnung der Probanden von 83,3% für CP und 68,0% für CN, mittlere quadrierte
kanonische Korrelation $r^2 = 0,42$). Bei Berücksichtigung lediglich einer Skala des
FPI besaß der Faktor „Depressivität" die höchste diskriminanzanalytische Trenn-
fähigkeit ($r^2 = .26$) bzw. Verlaufsprädiktivität.

Auch der lediglich in der c-Studie verwendete **Gießen-Test** erlaubte eine hochsignifikante Unterscheidung beider Verlaufstypen. Sowohl in der Selbsteinschätzung
als auch im Untersucherurteil erreichten die Probanden **in CN hochsignifikant
höhere Depressionswerte**. Darüber hinaus aber beurteilten die Untersucher die
Probanden des Verlaufstyps CN hinsichtlich ihrer sozialen Resonanz als hochsignifikant unattraktiver, retentiver und hinsichtlich ihrer sozialen Potenz schlechter
als die Probanden des Verlaufstyps CP. Die interaktionelle Kompetenz der Probanden des Verlaufstyps CN wurde also von den Untersuchern gravierend negativer
beurteilt. In ihrer Selbstwahrnehmung teilten die Probanden dieses Verlaufstyps
diese Einschätzung jedoch gerade nicht.

Darüber hinaus zeigten die Probanden **in CP signifikant stärker ausgeprägte
internale Kontrollüberzeugungen** (IPC) und besaßen im Untersucherurteil eine an
psychodynamischen Reifungskriterien (z.B. Objektbeziehungsfähigkeit, Selbst-
wertregulation, Realitätswahrnehmung, Impulskontrolle; Streeck, 1983a,b) orientierte hochsignifikant größere **Ich-Stärke**. Hinsichtlich ihrer **Abwehrorganisation**
erschienen die Probanden in CN hochsignifikant neurotischer und unreifer, und die

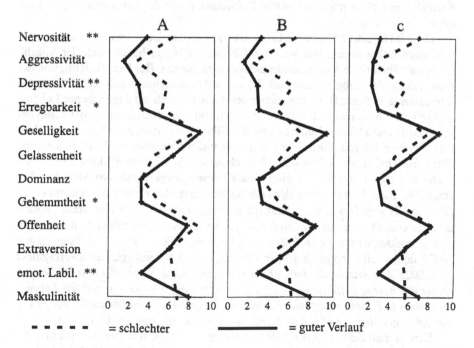

= schlechter   ——————— = guter Verlauf

Abb. 9. Persönlichkeitsmerkmale der Probanden des negativen (CN) und des positiven (CP)
Verlaufstyps (Langzeitverlauf von A nach c; FPI-Skalen; ** = p < .01, * = p < .05)

Untersucher beobachteten hier ebenfalls hochsignifikant häufiger den Einsatz unreifer Abwehrmechanismen (z.B. Projektion, Ausagieren, Hypochondrie).

Da sich sowohl im FPI, als auch im Gießen-Test deutliche Hinweise auf eine **erhöhte Depressivität in CN** ergeben hatten, wurden aus der Symptomliste depressionstypische Beschwerden besonders intensiv untersucht: depressive Verstimmungen, Konzentrations- und Arbeitsstörungen, Suizidgedanken, Suchtverhalten, Erschöpfungsgefühle, innere Unruhe, Appetit- und Eßstörungen, Alibidinie, Schlafstörungen, funktionelle Oberbauchbeschwerden, Schmerzen im Bereich der Muskulatur und des Bewegungsapparates (vorwiegend Dorsalgien). Zum Zeitpunkt der c-Studie litten die Probanden in CN hochsignifikant stärker an entsprechenden Beschwerden. Im Mittel gaben die Probanden in CN 4,8, in CP lediglich 2,7 derartige Symptome für das letzte Jahr an (p < .0001). Bereits in der A-Studie unterschieden sich die Verlaufstypen hinsichtlich der Anzahl dieser Symptome signifikant (letztes Jahr: CN 3,7 und CP 2,7 depressionstypische Symptome, p < .02). Hierzu passend erhielten zum Zeitpunkt der c-Studie 8 von 29 Probanden die Diagnose einer depressiven Neurose (ICD-9 300.4), in CP wurde diese Diagnose überhaupt nicht vergeben.

Während die **quantitativen Netzkennwerte** (Nefra; z.B. Anzahl der Kontaktpersonen, mittlere Kontakthäufigkeit, Gesamtzahl der Kontakte innerhalb des Netzes) kaum zwischen CN und CP unterschieden, fanden sich in den **qualitativen Kennwerten** signifikante Unterschiede. *Die Anzahl der subjektiv befriedigenden Kontakte und die mittlere subjektive Zufriedenheit mit der Gesamtzahl aller Kontakte war in CP größer.*

Die mit Hilfe der Münchener Ereignisliste (MEL) in der c-Studie dokumentierten kritischen **Lebensereignisse** waren in CN und CP weder hinsichtlich der Anzahl, noch der subjektiven Valenz eindrucksvoll verschieden. Bei Berücksichtigung der Beurteilung der Lebensereignisse durch die Untersucher ergab sich jedoch ein interessanter Befund: Die Untersucher beurteilten u.a. ob ein angegebenes Lebensereignis psychodynamisch mit einem anamnestisch identifizierten psychodynamischen frühkindlichen Entwicklungskonflikt assoziiert sein und diesen implizit thematisieren könnte. Eine solche symptomauslösende situative Reaktualisierung eines frühkindlichen Selbstwert-, Beziehungs- oder Triebkonfliktes wurde von Freud und später von Schultz-Hencke als **Versuchungs-Versagens-Situation** beschrieben. Nach Einschätzung der Untersucher bestanden für das Interviewintervall (B-c) in CN signifikant mehr derartige Ereignisse als in CP. Hatten diese Lebensereignisse darüber hinaus für den jeweiligen Probanden einen subjektiv unangenehmen Charakter, wurde die Differenz zwischen beiden Verlaufstypen hochsignifikant. In CP fanden sich lediglich 1,9, in CN hingegen 3,8 derartige Lebensereignisse (p < .002). *Die Anzahl der im Untersucherurteil von den betreffenden Probanden selbst mit herbei geführten, also nicht zufällig eingetretenen negativen Lebensereignisse (z.B. Scheidung oder Kündigung wegen Alkoholmißbrauch) war in CN mit 2,6 gegenüber 1,4 in CP ebenfalls statistisch signifikant erhöht (p < .01).*

Bereits zum Zeitpunkt der A-Studie waren Daten zur frühkindlichen Entwicklung und Sekundärsozialisation erhoben worden (Janta, 1987; z.B. Art und Umfang des Kontakts der Hauptbezugsperson, längerdauernde Kontaktabbrüche in den ersten Lebensjahren, kindliche Verhaltensauffälligkeiten mit Symptomwert, Psychopathologie der Eltern, Gesamtbeurteilung der frühkindlichen Belastungsfaktoren etc.). Die global beurteilten Belastungen durch traumatisierende Einflüsse während der ersten sechs Lebensjahre (z.B. Trennungen, Heimaufenthalte, Suchterkrankungen der Eltern) und während der Sekundärsozialisation (7. bis 12. Lebensjahr) waren in CN signifikant stärker als in CP. Während der Kontakt zur Mutter in CN nicht in offensichtlicher Weise gestört war, fanden sich *bei den Probanden in CN – allerdings nicht signifikante – Hinweise auf eine stärker ausgeprägte Psychopathologie des Vaters. Über eine längere Abwesenheit des Vaters im 1. bis 6. Lebensjahr berichteten 48,3% von CN und 30,3% von CP (n.s.). Frühkindliche neurotische Symptome und Verhaltensauffälligkeiten waren in CN mit 79,3% gegenüber 52,9% in CP signifikant häufiger. Ebenso wurden von den Probanden in CP kindliche Ängste mit 24,2% signifikant seltener angegeben als in CN (55,2%). Über Schwierigkeiten und Verhaltensauffälligkeiten bereits in Kindergarten und/ oder Schule berichteten 17,2% in CN und 2,9% in CP (p < .05).*

Bei der Einordnung und Bewertung der dargestellten Resultate ist generell zu berücksichtigen, daß der vorgenommene Gruppenvergleich auf einer Ausgangsstichprobe basiert, die ihrerseits wie eingangs beschrieben ihrer Extremgruppen (chronifiziert psychogen schwer beeinträchtigte und stabil sehr gesunde Probanden) entledigt ist. Die Identifizierung von möglicherweise ätiologisch relevanten Verlaufsprädiktoren erfolgte aufgrund dieses Samplings also anhand nur „relativ" extremer Verlaufsvarianten psychogener Beeinträchtigung. Umso bedeutsamer erscheinen die trotzdem zwischen den beiden untersuchten Verlaufstypen gefundenen Unterschiede.

Zusammenfassung

In CN lassen sich bedeutsame Hinweise auf ein stark konflikthaftes Beziehungsverhalten identifizieren (belastete kindliche Entwicklungsjahre, erhöhte Scheidungsrate, stark ausgeprägte Neurotizität der Patnerbeziehung, größere Unzufriedenheit innerhalb sozialer Beziehungen). Die Untersucher schätzten die Probanden in CN hinsichtlich ihrer sozial-interaktionellen Kompetenz und sozialen Attraktivität als signifikant schlechter ein. Dies vollzogen die Probanden selber in ihrer Selbstwahrnehmung nicht nach. Möglicherweise besteht bei den Probanden in CN eine verringerte Fähigkeit zur selbstkritischen Wahrnehmung eigener konflikthafter Interaktionstendenzen, die jedoch von den Interviewern (und möglicherweise auch von bedeutsamen Anderen) durchaus registriert wurde und unter Umständen auch zu der in CN erhöhten Scheidungsrate beigetragen haben könnte. Die relativ gering ausgeprägte Ich-Stärke sowie eine unreife, maladaptive Abwehrorganisation in CN können aus psychodynamischer Perspektive als Voraussetzungen dieses konflikthaften sozialen Agierens angesehen werden. Diese Befunde belegen die Bedeutung einer gestörten sozialkommunikativen Kompetenz für eine ungünstige Verlaufsprognose psychogener Beschwerden. Ein Hauptkonflikt der Probanden in CN besteht aufgrund der erhobenen Befunde mit einiger Wahrscheinlichkeit in einer von den Probanden selbst möglicherweise nur unzureichend registrierten gestörten Fähigkeit befriedigende Beziehungen im engeren Lebensbereich herzustellen und zu unterhalten.

Passend hierzu zeigte sich, daß die Anzahl der aktiv von den Probanden mitkonstellierten negativen Lebensereignisse in CN gegenüber CP signifikant erhöht war. Darüber hinaus besaßen diese negative Lebensereignisse für die Probanden des Verlaufstyps CN signifikant häufiger den Charakter einer konfliktassoziierten Versuchungs-Versagungs-Situation. Die vor dem Hintergrund einer partiellen Ich-Schwäche maßgeblich selbstkonstellierte Herbeiführung von kritischen Lebenssituationen, die ihrerseits symptomauslösend wirksam waren, läßt sich in tiefenpsychologischer Begrifflichkeit als Ausdruck einer (unbewußten) Tendenz zu neurotischen, kurzfristig möglicherweise entlastenden aber langfristig maladaptiven Wiederholungshandlungen verstehen.

In den untersuchten Persönlichkeitsvariablen unterschied sich CN auf mehreren klinisch relevanten Skalen des FPI bereits zum Zeitpunkt der A-Studie von CP. Die jeweiligen Profile zeigen eine hohe gruppenspezifische Verlaufsstabilität. Bestimmte faktorenanalytisch definierte Persönlichkeitsmerkmale können offensichtlich schon sehr früh eine künftige psychogene Beeinträchtigung indizieren. Die in Verlaufstyp CN signifikant geringer ausgeprägten internalen Kontrollüberzeugungen bestätigen die in anderen Studien nachgewiesene Bedeutsamkeit stabiler internaler Kontrollüberzeugungen für eine günstige Verlaufsprognose psychogener Beschwerden (Riedel, 1991).

Eine ausgeprägte Depressivität scheint wesentlich zu einem schlechten Spontanverlauf psychogener Beschwerden beizutragen. Wie im FPI unterschieden sich die Probanden in CN auch auf der entsprechenden Skala des GT von CP hochsignifikant durch eine ausgeprägtere Depressivität und eine ausgeprägte klinisch depressive Symptomatik. Zum Zeitpunkt der c-Studie erhielten 27,6% die Diagnose einer depressiven Neurose, während die Pävalenz in der Normalbevölkerung lediglich 4,2% beträgt (Schepank, 1987a).

Die Probanden von CN zeigten auch bereits in ihrer Kindheitsentwicklung (1. bis 6. Lebensjahr) und im Schulalter bis zur Pubertät (7. bis 12. Lebensjahr) eine signifikant höhere Globalbelastung. Darüber hinaus wurden von den Probanden in CN häufiger frühkindliche neurotische Symptome, kindliche Ängste und Anpassungsstörungen in Kindergarten und/oder Schule angegeben. Diese – aufgrund der retrospektiven Erhebung mit aller Zurückhaltung zu wertenden – Befunde geben Hinweise auf möglicherweise ursächlich bedeutsame Zusammenhänge. In der A-Studie unterschieden sich die Fälle psychogener Erkrankungen von den Nichtfällen hochsignifikant durch eine stärkere frühkindliche Belastung sowie ausgeprägte psychopathologische Auffälligkeiten der Eltern und der Elternbeziehung (Janta 1987). Angesichts dieser Befundlage erscheint die Interpretation naheliegend, daß die im späteren Leben vergleichsweise zu CP deutlich gestörte Beziehungs- und Kontaktfähigkeit in CN frühinfantile Vorläufer hat (vgl. Esser et al., 1993a,b).

Insgesamt zeigt sich in der hier untersuchten – nicht einmal extrem schwer gestörten – Verlaufsgruppe CN ein deutlicher, möglicherweise ätiologisch relevanter Einfluß von Persönlichkeitsmerkmalen und Kindheitsbelastungen auf das Ausmaß der im Verlauf des späteren Lebens sich entwickelnden psychogenen Beeinträchtigung. Sowohl die in CN und CP unterschiedlichen Persönlichkeitscharakteristika, das soziale Kontaktverhalten, die Tendenz zur Mitinduktion negativer Lebensereignisse als auch die Entwicklung in den Kindheitsjahren geben wichtige Hinweise darauf, daß eine gestörte Fähigkeit zur Etablierung befriedigender Beziehungen zu einer Erhöhung der psychogenen Beeinträchtigung beiträgt.

Vor dem Hintergrund konflikthafter frühkindlicher Erfahrungen, die einen wichtigen Einfluß auf die spätere psychogene Beeinträchtigung ausüben (Tress, 1986a,b; Lieberz, 1988; Esser et al., 1993a,b), manifestieren sich diese Persönlichkeitseigenschaften möglicherweise in der Art und Weise eines mehr oder weniger konflikthaften Umgangs mit wichtigen Beziehungspersonen, in einer tendenziell selbstschädigenden durch neurotische Wiederholungen gekennzeichneten Lebensführung, in einem vermehrten konflikthaften Agieren innerhalb des jeweiligen sozialen Netzes sowie schließlich in einer vermehrten Beeinträchtigung durch psychogene Symptome.

4.1.2.3 Zunehmende Dekompensation versus Verbesserung – Fallbeispiele

S. Häfner

Im Gegensatz zur Gruppe der chronisch kranken bzw. stabil gesunden Probanden lassen sich bei den Probanden, die sich zunehmend verbessern bzw. verschlechtern, andere Merkmale herausarbeiten. Dies soll wieder an zwei Fallgeschichten dargestellt werden.

Dekompensation

Es handelt sich um einen Herzneurotiker, der zusätzlich einen Herzinfarkt erleidet. Das Schicksal dieses Probanden ist deswegen so interessant, weil es die Verflechtung realitätsbezogener und regressiv-neurotischer Verarbeitungsmechanismen eines Herzinfarktes aufzeigt. Das Beispiel zeigt weiter, daß Psycho- und Somatodiagnostik stets Hand in Hand gehen müssen.

Pb 024,männl., geb.1935	A	B	c	D_m
BSS (letzte sieben Tage)	(1-1-1) $\Sigma = 3$	(2-2-1) $\Sigma = 5$	(3-1-2) $\Sigma = 6$	(3-2-3) $\Sigma = 8$

Zu A: 44-jähriger Hausmeister, verheiratet, eine Tochter

Der 44-jährige Bankangestellte, der im **A-Interview** (Januar 1980) als Beruf Hausmeister angibt, ist sehr freundlich und wirkt höflich und korrekt. Der gelernte Elektroinstallateur arbeitet seit seinem 18. Lebensjahr bei derselben Bank und war in dieser Zeit kein einziges Mal krankgeschrieben. Neben der Hausmeisterfunktion ist er auch Betriebsrat und Sicherheitsbeauftragter der Berufsgenossenschaft und hat noch die Materialverwaltung und -ausgabe unter sich. Eine tägliche Arbeitszeit von zwölf bis fünfzehn Stunden ist daher keine Seltenheit. Er ist bei seiner Arbeit sehr pflichtbewußt und leistet oft mehr als verlangt, da er sich bei der Bank recht gut versorgt fühlt. Er weist deutliche anankastische Charakterzüge in Form von Sparsamkeit, Ordnungsliebe und der Fähigkeit zur Systematik auf.

Die nach dem Tod der Mutter (1974) aufgetretene herzneurotische Symptomatik erscheint bereits chronifiziert und ist in ein System sekundären Krankheitsgewinns einbezogen. Die auf Herz und Magen bezogenen hypochondrischen Befürchtungen führen alle zwei Monate zu Durchuntersuchungen beim Hausarzt und vierteljährlichen kardiologischen Kontrollen. Die aus diesen Untersuchungen gewonnene Sicherheit hält jeweils ein bis zwei Monate an, danach kommt es durch vorwiegend nicht bewußt wahrgenommene aggressive Versuchungen erneut zum Auftreten der Symptomatik. Seit der Kindheit hat der Proband einmal im Monat Durchfall, ein- bis zweimal pro Woche leidet er unter Obstipation ohne pathologischen Organbefund. Hinzu kommen vielfältige vegetative Symptome.

Den Vater (+27), Magazinverwalter einer Baufirma, schildert er als sehr familiär und kinderlieb. 1940 wurde der Vater nach Belgien abkommandiert, konnte die Familie aber noch alle 6 Wochen besuchen. Als der Proband 7 Jahre alt war, verschwand der Vater ganz aus seinem Leben: Er wurde 1942 zur Wehrmacht eingezogen und galt seit 1944 als vermißt. Erst viele Jahre später erhielt die Familie die Nachricht eines Bestattungsortes in Italien. Sein Tod hat die Familie schwer getroffen. Die Mutter (+28) war immer zuhause gewesen und mußte nach dem Ausfall des Vaters hart arbeiten, um der Familie den Lebensunterhalt zu sichern. Sie litt viele Jahre an Entzündungen der Gallenblase und einer Durchblutungsstörung des Herzens und verstarb 1974 67-jährig direkt nach einer auf Drängen des Probanden und seines Bruders durchgeführten Röntgenuntersuchung noch in der Praxis des Radiologen an einem akuten Herzversagen, wahrscheinlich aufgrund eines zweiten Herzinfarktes. Die Beziehung zum jüngeren Bruder (–5), der nach erfolgter Umschulung als Posthauptschaffner tätig ist, sei immer sehr gut gewesen. Zu ihm ist der Kontakt aufgrund des zunehmenden religiösen Eifers der Schwägerin jetzt aber nahezu abgebrochen. Als der Ältere mußte er immer besonders vernünftig sein und selbständig handeln und auf die sowieso schon rare Zuwendung der Mutter zugunsten des kleineren Bruders verzichten. Rivalität habe es mit dem Bruder trotzdem nicht gegeben, zumal der Proband mehr Erinnerungen an den Vater hatte, worum er vom Bruder beneidet wurde.

Die Schul- und Berufslaufbahn ist äußerlich ohne wesentliche Auffälligkeiten durch Pflichterfüllung und Sicherheitssuche geprägt. Mit 25 Jahren hat er geheiratet. Die Ehefrau (–1) schildert er als liebevoll und häuslich. Sie leitet bei einer Arzneimittelfirma die Retourenabteilung. Sie ist halbtags tätig, da sie den Haushalt und die 16-jährige Tochter versorgt. Durch einen schweren Unfall der Tochter, die seiner Ehefrau sehr ähnlich sei, wurde der Proband in seinem 41. Lebensjahr labilisiert. Die damals 13-jährige Tochter wurde unschuldig Opfer eines Autounfalles, bei dem sie einen Schädelbasisbruch und eine Gehirnquetschung erlitt. Das nachfolgende Gerichtsverfahren eröffnete dem Probanden keine anschließende

Möglichkeit einer zivilrechtlichen Entschädigungsklage. In diesem Zusammenhang entwickelte er hypochondrische Befürchtungen, Ängste vor einem Herzinfarkt und ein Magengeschwür.

Zum Zeitpunkt des **B-Interviews** (Mai 1983) – der Proband ist mittlerweile 48 Jahre alt – ist die Situation nahezu unverändert. In Ansätzen gibt es Enttäuschungsreaktionen an seinen Vorgesetzten. Obwohl der Proband seine Beschwerden ganz organisch determiniert erlebt, zeigt er Ansätze für eine eventuell erweiterte Sichtweise. Somit wird eine psychotherapeutische Behandlung als indiziert angesehen.

Mit 53 Jahren, also zum Zeitpunkt des **c-Interviews** (Februar 1988), ist der Proband weiterhin Fall: Er wirkt depressiv, antriebslos und adynam. 51-jährig hat der Proband zusätzlich einen schweren Vorderwandinfarkt erlitten und ist dadurch invalidisiert. Die Berentung ist eingeleitet. In den sozialen Kontakten stark eingeschränkt, führt er eine vita minima. Er entfaltet nur noch wenige Aktivitäten, eben „soweit es die Krankheit erlaubt". Er läßt durchblicken, daß er in der Zeit vor dem Herzinfarkt vorsichtige Abgrenzungsbemühungen begonnen hatte und offensichtlich nicht mehr ganz so willfährig bereit war, alles mit sich machen zu lassen. Ein Therapieangebot nimmt der Proband sofort an.

57-jährig, zum Zeitpunkt des **D$_m$-Interviews** (Januar 1992), hat sich alles noch verschlimmert. Er wird weiterhin als Fall eingestuft. Kurz nach dem c-Interview wurde er berentet. Im Rahmen des Umbaus des elterlichen Wohnhauses konnte er sich wieder nicht genügend abgrenzen und war durch diese Streßsituation überfordert. Vier Monaten zuvor heiratete die einzige Tochter. Auch an diesem Tag bekam der Proband Herzbeschwerden und konnte den Tag nur überstehen, indem er bis kurz vor der Hochzeit im Bett blieb und Beruhigungstabletten einnahm. Aber auch alltägliche Situationen bringen eine Verschlechterung des Gesundheitszustandes mit sich. Seine Frau versorgt ihn und tritt damit an Mutters Stelle. Er hat sich regressiv ins Elternhaus, in den „Schoß der Familie", zurückgezogen und funktionalisiert seine Umgebung in erheblichem Maße.

Psychodynamik des Gesamtverlaufs

Bei dem Probanden sind frühe Geborgenheitsverluste durch die Abwesenheit und den frühen Tod des Vaters und die Berufstätigkeit der Mutter deutlich sowie ambivalente Selbständigkeitswünsche und Sicherungstendenzen in einer symbiotischen Partnerbeziehung. Ab dem 5. Lebensjahr ist er als ältester Sohn mit der Mutter – einer früh auf sich allein gestellten Kriegerwitwe – aufgewachsen, wodurch sich eine starke Mutterbindung erhalten hat. Es ist zu vermuten, daß unter diesen Bedingungen zusammen mit einer überforderten und verängstigten Mutter eine auf Individuation und Expansion gerichtete Entwicklung sehr erschwert war und daß der Proband auf Sicherheit gebende Leitfiguren angewiesen blieb. Er verbleibt in einer starken Identifikation mit der vom Schicksal geschlagenen und kränkelnden Mutter und entwickelt in der Folge Rücksichts- und Mitleidshaltungen Frauen gegenüber sowie pseudoaltruistische Verausgabungstendenzen und Aufopferungs- bzw. Ehrgeizhaltungen. Hieraus resultiert auch die starke Bindung an mütterliche

94 S. Häfner

Objekte (Firma, Ehefrau). Die Identifikation mit dem realen Vater ist ihm kaum möglich gewesen, höchstens über eine nachträgliche Idealisierung. Dadurch konnte der Patient Fertigkeiten, die mit männlichen Rollenvorstellungen verbunden sind, kaum entwickeln. Während der frühen Kinderjahre hat die Mutter dem Probanden offensichtlich ausreichend zur Verfügung gestanden. Die im späteren Leben in allen Bezügen sichtbare Tendenz zu harmonisch-symbiotischen, Sicherheit gebenden Bezügen zeigt aber an, daß offensichtlich in der Phase der ersten Autonomie-entwicklung, möglicherweise durch Trennungsängste der Mutter, diese sich in sich zu bildende Sicherheit nicht ausreichend erworben werden konnte. Grundlage seines gehemmten Aggressions- und Konkurrenzverhaltens ist auch die abgewehrte Rivali-tät mit dem kleineren Bruder, der mehr Zuwendung von der Mutter bekam. So-wohl Enttäuschungsaggressionen gegen die Mutter als auch die Rivalität mit dem Bruder wurden nicht bewußt durchlebt. Statt dessen konkurrierte er eher indirekt – als „kleiner Wichtigtuer" – durch die Betonung seiner Bedeutung für die Mutter. Als zusätzliches entwicklungsbeeinträchtigendes Element kommt dann noch die Abwesenheit des Vaters, besonders in der Latenz- und Pubertätszeit hinzu, die ein-mal dazu geführt hat, daß auf einer bewußten Ebene ein hochidealisiertes Bild vom Vater bestehen blieb, andererseits aber doch deutlich ambivalente Tendenzen unter-legt mit latent ängstigend-destruktiven Impulsphantasien spürbar werden. Durch den Ausfall des Vaters und das dadurch fehlende Rivalitätsobjekt ist die Einübung in Auseinandersetzungen mit männlichen Machtfiguren kaum möglich mit der Folge einer Überschätzung der eigenen Möglichkeiten. Diese ambivalenten Tendenzen bestimmen die Suche nach Vaterfiguren, zum Beispiel in seinen Vorgesetzten. Als er deren Anerkennung und Dankbarkeit durch seine übergroße Pflichterfüllung nicht erreicht, wurde die entstandene Enttäuschungswut von dem Probanden zu-nächst auf zwanghafte Weise (zum Beispiel dadurch, daß er sich als Betriebsrat und Sicherheitsbeauftragter aggressiv mit ihnen auseinandersetzen muß), aber noch relativ progressiv verarbeitet. Trotz seines hohen Einsatzes bleibt er aber letztlich doch erfolglos, was für ihn eine narzißtische Kränkung bedeutet. Neben der Suche nach Anerkennung ist aber die große Pflichterfüllung auch als Identifikation mit der Arbeitshaltung der Mutter zu sehen, wobei dies ebenfalls ambivalent einmal als Ausdruck seiner Macht und Potenz, andererseits als belastend und möglicherweise schädigend erlebt wird. Beide Konfliktfelder und die ambivalente Identifikation mit beiden Elternteilen drücken sich in der herzneurotischen Symptomatik und in der hypochondrischen Entwicklung aus. Der Herzinfarkt wird schliesslich als soma-tischer Schlussstein einer nun irreversiblen neurotisch determinierten Entwicklungs-hemmung funktionalisiert. Der Proband fällt dabei von einem Extrem ins andere, von der maximalen Verausgabung in die maximale Regression, als Ausdruck der mangelhaften Integrationsfähigkeit widerstrebender Impulse.

An diesem Probanden zeigt sich eindrucksvoll das Muster der zunehmenden Dekompensation. Im Kontrast hierzu nachfolgend eine positive Entwicklung.

Verbesserung

Der übergewichtige, wortkarge Proband gibt im **A-Interview** (November 1980) für die letzten 7 Tagen Sodbrennen und Ohrensausen (als Folge eines M. Menière vor zwei Jahren), mäßige Kopfschmerzen sowie gelegentliches leichtes Erröten als Beschwerden an. Darüber hinaus klagt er über rheumatische Beschwerden, die vom Interviewer als fraglich psychogen eingeschätzt werden. Hinzu kommen zwanghafte Ordentlichkeit, zweifaches Kontrollieren und pedantische Verhaltensweisen. In der Vergangenheit bestanden starke herzneurotische und gastritische Beschwerden, so daß bereits die Diagnose einer chronischen Gastritis gestellt wurde. Insbesondere bei der Magensymptomatik besteht die Tendenz, die Beschwerden herunterzuspielen.

Pb 244, männl., geb.1935	A	B	c	D_m
BSS (letzte sieben Tage)	(2-1-1) Σ = 4	(2-1-0) Σ = 3	(0-1-1) Σ = 2	(1-0-0) Σ = 1

Zu A: 45-jähriger Schreiner, verheiratet, 2 Töchter

Die Schilderung der Eltern bleibt blaß. Die Mutter (+29), Hausfrau, lebt noch, leidet an Alterszucker und ebenfalls an Rheuma. Im Alter von 8 Jahren wurde er zusammen mit ihr kriegsbedingt ins Elsaß evakuiert. Die frühesten Erinnerungen drehen sich um Fliegerangriffe auf dem Weg in die Evakuierung und Nächte im Bunker während Bombenangriffen. Von den Großeltern bestehen nur Erinnerungen an die Großmutter mütterlicherseits, die als Waldarbeiterin beschäftigt war. Die ganze Familie war immer auf Ordentlichkeit und die Beachtung von Regeln bedacht. Der Vater (+34), von Beruf Schlosser, mußte wegen „Magenschwierigkeiten" nicht in den Krieg und war stattdessen zuhause im Arbeitsdienst eingesetzt. Nach dem Krieg war eine 2/3-Resektion des Magens erforderlich, von der er sich beinahe nicht erholt hätte. Er starb 1964 an Bauchspeicheldrüsenkrebs. Er sei ein sehr weicher, gütiger und immer lustiger Mann gewesen. Wenn jemand in der Familie überhaupt streng gewesen sei, dann war es eher die Mutter. Zum Bruder (–8), von Beruf Kaufmann, besteht ein guter Kontakt. Er läßt durchblicken, daß der Bruder Alkoholprobleme hat. Nach dem Besuch der Volksschule und dem Hauptschulabschluß hat der Proband eine Lehre als Schreiner absolviert und stieg sehr schnell zum stellvertretenden Gruppenleiter von 15 Mitarbeitern in einem Mannheimer Großbetrieb auf. Während zu den Kollegen immer ein gutes Verhältnis bestand, mußte er 18 Jahre lang bis zu dessen Pensionierung unter einem vorgesetzten Meister leiden, weil dieser immer herumgebrüllt habe.

Die Ehefrau (–4) gab ihren Beruf als Chemielaborantin auf, nachdem der älteste Sohn (–25) vorehelich auf die Welt kam. Es folgten zwei Töchter (–28, –36). Der Proband ist im Gesang- und Gartenverein aktiv und geht gerne spazieren, wandern oder schwimmen. Im Sommer kommt Radfahren hinzu. Durch seine langjährige Tätigkeit als zweiter Vorsitzender des Schrebergartenvereins hat er einen großen Bekanntenkreis, den er auch um Rat und Hilfe bitten kann.

Im **B-Interview** (Dezember 1983, „sehend") klagt er über ein Druckgefühl auf der Brust, ein „irgendwie beklemmendes Gefühl", und macht sich Gedanken, ob er herzkrank sei. Die pektanginösen Beschwerden und ein Globusgefühl treten vor allem bei Autoritätskonflikten auf. Weiterhin gibt er Mattigkeit in Stresssituationen, Rückenschmerzen, Sodbrennen und gelegentlich einen Pfeifton im linken Ohr als Beschwerden an. Nachdem er lange Zeit Vertrauensmann war, hat er sich 1981 auf Drängen der Kollegen in den Betriebsrat wählen lassen. Die Ehefrau trägt durch stundenweise Beschäftigung als kaufmännische Angestellte zum Familienunterhalt bei. Die älteste Tochter wohnt mittlerweile in einer eigenen Wohnung, und auch der 23jährige Sohn, gelernter Elektriker, trägt sich mit dem Gedanken an Auszug. Die 12jährige jüngste Tochter strebt die mittlere Reife an. Der Interviewer diagnostiziert eine herzphobische Symptomatik (damals nach ICD-8: 305.3).

Im c-Interview (Juni 1988) stehen Partnerschaftskonflikte an erster Stelle. Diese begannen vor ca. drei Jahren mit dem Bandscheibenvorfall der Ehefrau. Seit dieser Zeit war Geschlechtverkehr nur noch eingeschränkt, seit 1,5 Jahren gar nicht mehr möglich, was für ihn sehr schwer zu ertragen ist. Seit einem Überfall vor zwei Jahren ist die Ehefrau deprimiert und niedergeschlagen und kann den Haushalt nicht mehr so gut bewältigen, so dass er vermehrt einspringen muß. Sie arbeitet aber stundenweise in einem Kaufhaus zur Aufbesserung des Familieneinkommens. An zweiter Stelle stehen depressive Verstimmungen, hauptsächlich in Zusammenhang mit einer drohenden Entlassungswelle im Betrieb. Als Betriebsrat hat er zwar eine gesichertere Position, dennoch grübelt er über die Arbeitssituation. Weiterhin klagt er über Sodbrennen, Schmerzen im unteren Wirbelbereich und im Nacken sowie über einmal wöchentlich auftretende Kopfschmerzen.

Er ist jetzt voll im Betriebsrat beschäftigt und spürt eine leichte Entfremdung von den Arbeitskollegen. Die Veräußerung des Betriebes an eine ausländische Firma stellt eine berufliche Anspannungssituation dar und ist immer wieder Auslöser für leichtere Beschwerden. Der alkoholabhängige und zeitweise arbeitslose geschiedene Bruder lebt wieder bei der mittlerweile 82jährigen Mutter, die sich gerade auf einer Intensivstation von einer Herzschrittmacherimplantation erholt. Für den Bruder bestünden kaum noch Hoffnungen, da dessen Leber zu stark angegriffen sei. Große Freude hingegen bereiten ihm die Enkelkinder, insbesondere die Tochter des Sohnes.

Im D_m-Interview (Juli 1992, 57jährig) ist der Proband abgesehen von Bandscheibenbeschwerden kaum beeinträchtigt: Er hatte lediglich in der Nacht vor dem Interview einen Magen-Darm-Infekt bekommen, der bereits am Abklingen war. Die Gedanken kreisen gelegentlich noch um die Zeit der Scheidung. Die Wohnung ist völlig renoviert und neu eingerichtet und er vermittelt den Eindruck, einen neuen Lebensabschnitt begonnen zu haben: Im April 1990 ist er mit einer Abfindung aufgrund von Rationalisierungsmaßnahmen in den Vorruhestand gegangen und im Mai 1990 in beiderseitigem Einverständnis von seiner Frau geschieden worden. Sie sei eine Beziehung mit einem anderen Mann eingegangen und mit diesem sechs Monate vor der Scheidung zusammengezogen. Seit einem Jahr hat er eine neue Partnerin, die als Postbeamtin beschäftigt ist. 1989 ist auch noch die jüngste Tochter ausgezogen und zu ihrem Mann in die Schweiz gezogen. Insgesamt macht der Proband den Eindruck, daß er seine neue Lebenssituation konstruktiv bewältigt hat.

Psychodynamik des Gesamtverlaufs

Die als sehr warmherzig und zärtlich, möglicherweise auch überfürsorglich geschilderten Eltern boten wenig Strukturierung, und der Proband wuchs als ältester
Sohn faktisch in einer Einzelkind-Konstellation in einer Familie auf, in der der
Vater aus gesundheitlichen Gründen vom Kriegsdienst befreit und dadurch ständig
anwesend war, wenn auch kränkelnd. Bei beiden Eltern sind starke zwangsneu-
rotische Züge zu vermuten, beim Vater eine unzureichend kompensierte Abhängig-
keitshaltung. Es herrscht die Devise: sich unterordnen und klein machen. Aufgrund
der Identifikation mit den ängstlich-zwanghaften Zügen der Eltern erscheint der
Proband aggressiv-gehemmt. Mit der Berufsaufnahme traten Schwierigkeiten mit
dem schroffen und autoritären Meister auf, mit dem der Proband 18 Jahre lang zu tun
hatte. Sein Ehrgeiz wird dadurch gebrochen und er entwickelt sich zum typischen
„Stellvertreter" (stellvertetender Gruppenleiter, 2. Vorsitzender des Schrebergartenvereins, Betriebsrat) und bleibt aufgrund der Identifikation mit dem als schwach
erlebten Vater zu wenig durchsetzungsfähig. Die zwanghaften Persönlichkeitsanteile
schlagen sich in Form von Gefügigkeit, aber auch in den Auseinandersetzungen
mit dem früheren Meister des Probanden nieder. Die depressiven Strukturanteile
werden im Engagement in seinem Betrieb als Vertrauensmann bzw. Betriebsrat
deutlich.

Hinter der weichen und gutherzigen Fassade, die die Eltern, speziell der schwer
magenkranke Vater boten, wurden wohl auch latente Aggressionen vom Probanden
in der Kindheit wahrgenommen. Auf ein nicht völlig unbelastetes familiäres Bezie-
hungsfeld könnte der schwere Alkoholabusus des Bruders hinweisen.

Auf der anderen Seite bestehen massive Beeinträchtigungen durch die Erkrankung seiner Frau, auch hier fehlt ihm die Fähigkeit zur Auseinandersetzung und die
Möglichkeit, eigene Bedürfnisse einzufordern und dann kreative Lösungen zu er-
arbeiten. Als Vertrauensmann bzw. Betriebsrat wird er geradezu ein exponierter
Vertreter gegen die Autorität, wobei es sich hier um quasi legalisierten Protest
handelt. Die anamnestisch und im B-Interview noch geschilderte herzphobische
Symptomatik tritt in dieser Zeit nicht mehr auf. Über die Jahre ist eine Verschiebung von beruflichen zu partnerschaftlichen Konflikten zu konstatieren, wobei der
Proband seiner privaten Situation zu wenig Aufmerksamkeit zollt, vielmehr altrui-
stisch als Betriebsrat für das Wohlergehen Anderer kämpft und seine aggressiven
Wünsche in sublimierter Form ausleben kann. Daß der Proband zunehmend gesünder wird, liegt wohl auch darin begründet, daß er sozial sehr gut eingebunden ist
und auch in Krisensituationen (vorzeitiger Ruhestand, Scheidung) von seinem sozialen Netz gut aufgefangen wird.

Vergleich der Probanden

Bei einem Vergleich beider Probanden fallen zunächst folgende Ähnlichkeiten ins
Auge: Beide sind Älteste mit relativ großem Abstand zum nächsten Bruder, beide
haben eine enge und zwiespältige Mutterbindung und entwickeln Rücksichts- und

Mitleidshaltungen, wobei die Mutter des zweiten Probanden weniger geängstigt gewesen sein könnte, da ihr Ehemann – wenn auch krank – anwesend war, während die Mutter des ersten Probanden als Kriegerwitwe unter deutlich stärkerem Druck stand. Beide Probanden haben nicht genügend Abstand zur Mutter (und damit zu Frauen insgesamt) entwickeln können: Im ersten Fall wird die Mutter/Ehefrau als Schutzfigur regressiv nach körperlicher Erkrankung wiederbelebt. Dem zweiten Proband gelingt es demgegenüber – möglicherweise aufgrund seiner vergleichsweise positiveren Vaterbeziehung – mehr Abstand von der Mutter/Ehefrau für eine eigenständigere Lebensführung zu gewinnen.

Hier könnte also in der Tat der entscheidende Unterschied in der Vaterbeziehung zu suchen sein: Der erste Proband entwickelt durch den frühen Vaterverlust eine pseudoprogressive Haltung, die später unter entsprechenden Belastungs- und Auslösesituationen zusammenbricht. Der Vater des zweiten Probanden ist zwar emotional verfügbar, erscheint aber als wenig vital oder belastbar, so daß die Beziehung zu ihm ambivalent bleibt: Einerseits ist der Proband vom Vater enttäuscht, andererseits identifiziert er sich mit dessen Abhängigkeitszügen und mangelnder „Härte". Er wirkt aber doch besser integriert, verfügt über gute soziale Kompetenzen und Humor und entwickelt auch keine somatischen Erkrankungen. Die Besserung tritt vor allem nach Entlastungen auf (Ehescheidung, vorzeitiger Ruhestand). Hierin drücken sich die insgesamt geringere Trennungsängstlichkeit und die bessere Abgrenzungsfähigkeit gegenüber engen Bezugspersonen aus.

4.1.2.4 Zunehmende Dekompensation versus Verbesserung – statistischer Gruppenvergleich

M. Franz

Zur Identifikation weiterer verlaufsbestimmender Faktoren wurde zusätzlich zu der im Kapitel C 4.1.2.2 beschriebenen clusteranalytischen Verlaufstypisierung eine weitere Gruppenbildung des Langzeitspontanverlaufes zwischen A- und D_m-Studie anhand inhaltlicher Kriterien vorgenommen. Im Gegensatz zu dem vorangehend dargestellten Gruppenvergleich *primär* mittelgradig beeinträchtigter Probanden mit Gesunden stand im Zentrum *dieses* Gruppenvergleiches die Frage, welche Persönlichkeitsmerkmale im Zusammenhang mit einer *zunehmenden* Verschlechterung stehen könnten.

Anhand des BSS-Gesamtwertes (letztes Jahr) wurde eine Gruppe Probanden mit **zunehmender Verbesserung** der psychogenen Beeinträchtigung selegiert.[9]

---

[9] Kriterien hierfür waren: (1) ein BSS-Wert (letztes Jahr) von ≥ 3 in A, um ein genügendes Entwicklungspotential in Richtung Besserung zu gewährleisten, (2) ein BSS-Wert von ≤ 4 in D_m, um eine kontinuierliche Verbesserung bis zum letzten Meßzeitpunkt sicher zu stellen, und ein diesem Verlaufstyp zugehöriger Proband durfte (3) im Gesamtverlauf nur zu *einem* Meßzeitpunkt die Fallkriterien erfüllen.

Entsprechend wurden die inhaltlichen Kriterien einer **zunehmenden Verschlechterung** formuliert.[10]

Es resultierten zwei divergente Verlaufstypen (Abb. 10; n jeweils 28). Die beiden Gruppen waren zum Zeitpunkt der A-Studie noch nicht statistisch signifikant unterschiedlich psychogen beeinträchtigt, entwickelten sich aber im Verlauf stetig

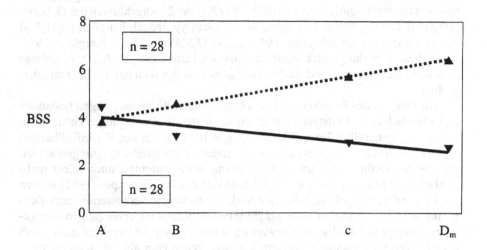

Verlaufstyp	A-Studie	B-Studie	c-Studie	D_m-Studie
Verschlechterung ▪▪▪▪▪ (n = 28)	3,82 (1,02)	4,57 (1,23)	5,71 (1,05)	6,36 (1,31)
Verbesserung ▬▬▬ (n = 28)	4,35 (0,99)	3,21 (1,29)	2,89 (1,17)	2,68 (0,94)

Abb. 10. Inhaltlich definierte Varianten des Langzeitspontanverlaufes zwischen A- und D_m-Studie (resultierend aus der D_m-Stichprobe unter Ausschluß der Pbn, welche ein Therapieangebot erhalten und angenommen hatten; BSS-Gesamtscore für das letzte Jahr vor der jeweiligen Untersuchung; Standardabweichung in Klammern)

---

[10] (1) ein BSS-Wert (letztes Jahr) von < 6 in A, um ein genügendes Entwicklungspotential in Richtung Verschlechterung zu gewährleisten, (2) ein BSS-Wert von > 5 in D_m, um sich zuletzt noch verbessernde Probanden auszuschließen, und ein diesem Verlaufstyp zugehöriger Proband mußte (3) im Gesamtverlauf zu mindestens zwei Meßzeitpunkten die Fallkriterien erfüllen.

zu unterschiedlichen Endstadien auseinander. Das Untersuchungsintervall zwischen A- und D_m -Studie betrug für die untersuchten Gruppen 11,5 (SD 0,6) Jahre mit einem Minimum von 10 und einem Maximum von 13 Jahren.

Von den 26 Männern waren 17 (65,4%) dem schlechten Verlaufstyp der dekompensierenden Probanden zuzuordnen, von 30 Frauen befanden sich 19 (63,3%) unter den sich kontinuierlich verbessernden Probanden. Diese Verteilungsungleichheit ist statistisch signifikant (p < 0,03). 18 (72%) der 25 Angehörigen des Geburtsjahrgangs 1935 gehörten zum schlechten Verlauftyp, jedoch lediglich 5 (31,3%) der 16 Probanden des Jahrgangs 1945 und 5 (33,3%) der 15 des Jahrgangs 1955. Auch diese Verteilungsauffällgkeit ist statistisch bedeutsam (p < 0.01). Allerdings sind diese Befunde aufgrund der hochselegierten Stichproben mit Vorsicht zu interpretieren.

Hinsichtlich des Persönlichkeitsmerkmals **Kontrollüberzeugungen** bestanden zwischen beiden Verlaufstypen Unterschiede. Kontrollüberzeugungen entsprechen bewußten, generellen Erwartungshaltungen hinsichtlich der Beeinflußbarkeit äußerer Ereignisse. Stark ausgeprägte internale Kontrollüberzeugungen stehen beispielsweise für eine Erwartung bedeutungsvolle Ereignisse auch selber maßgeblich beeinflussen zu können. Auf den Skalen des IPC (Krampen, 1981) wiesen die Probanden, die sich im zeitlichen Verlauf zunehmend verbesserten, zum Zeitpunkt der c-Studie stärker ausgeprägte internale Kontrollüberzeugungen und geringer ausgeprägte fatalistische Erwartungshaltungen auf. Die Probanden, die sich also im Verlauf zunehmend bessern konnten, gehen eher als die Dekompensierenden davon aus, daß sie über Möglichkeiten verfügen, für sie wichtige Lebenszusammenhänge im eigenen Sinne aktiv und positiv zu gestalten. Zum Zeitpunkt D_m waren diese Unterschiede allerdings nicht mehr so deutlich nachweisbar.

Obwohl zum Zeitpunkt der A-Untersuchung noch keine Unterschiede in der Beeinträchtigung (BSS) bestanden, unterschieden sich die Gruppen bereits auf psychopathologisch relevanten Persönlichkeitsskalen des **FPI**, wobei diese Unterschiede im Verlauf nach D_m noch zunahmen (Abb. 11). Die Skalen Nervosität, Depressivität und emotionale Labilität unterschieden zwischen den beiden Verlaufstypen, insgesamt zeigten die Kurvenprofile über mehr als ein Jahrzehnt eine eindrucksvolle Konstanz.

Auch auf einigen Skalen des **Giessen-Tests** unterschieden sich die Verlaufsgruppen signifikant (Abb. 12). Interessanterweise fanden sich erneut keine eindrucksvollen Unterschiede zwischen den Gruppen in der Selbstschilderung, mit einer Ausnahme: die dekompensierenden Probanden schilderten sich – in Analogie zur entsprechenden Skala des FPI – als signifikant depressiver als die des guten Verlaufstyps. Nach Einschätzung der jeweiligen Interviewer fanden sich jedoch auf sozialkommunikativ bedeutsamen Skalen signifikante Unterschiede zwischen den Gruppen. Die Untersucher stimmten zwar mit der Selbstbeurteilung der dekompensierten Probanden hinsichtlich der deutlich stärker ausgeprägten Depressivität überein. Darüber hinaus aber beurteilten die Untersucher die Probanden des schlechten Verlaufstyps als deutlich weniger sozial attraktiv, als rigide und in der Interaktion als abweisend. Ähnlich wie bei den in Kapitel C 4.1.2.2 dargestellten chronifiziert beeinträchtigten Probanden finden sich also auch für die Gruppe der

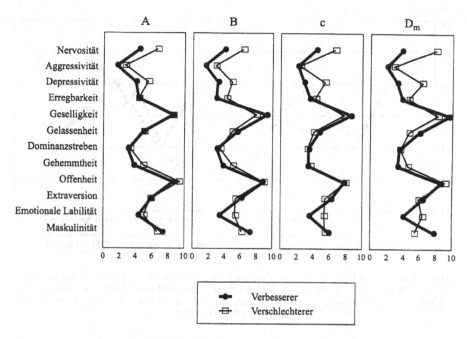

Abb. 11. Persönlichkeitsmerkmale in der Gruppe mit einem zunehmend besseren Verlauf der psychogenen Beeinträchtigung und bei den sich zunehmend verschlechternden Probanden (FPI-Skalenmittelwerte [Rohwerte])

Dekompensierenden neben einer relativ stärker ausgeprägten Depressivität, im Fremdurteil Hinweise auf eine verringerte soziale Attraktivität und Kompetenz. D.h. die dekompensierenden Probanden werden von den Untersuchern oder auch ihrer Umgebung eher aversiv wahrgenommen. Diese Differenz von Fremd- und Selbstbeurteilung hat für das Selbstbild dieser Probanden aber offensichtlich keine Konsequenzen und wird von ihnen möglicherweise auch nicht vollständig wahrgenommen. Dies wiederum wäre ein weiterer Hinweis auf eine beeinträchtigte soziale Wahrnehmung bzw. interaktionelle Kompetenz. Eine gleichartige Konstellation bestand bereits zum Zeitpunkt der c-Studie.

Passend zu dem Befund einer beeinträchtigten interaktionellen Kompetenz bzw. sozialen Attraktivität bei den dekompensierenden Probanden zeigten sich zwischen den Gruppen wieder auch bemerkenswerte Unterschiede im **Familienstand**. So waren bereits zum Zeitpunkt A 5 der sich verschlechternden Probanden geschieden, bei den Probanden, die sich kontinuierlich verbesserten, niemand, obwohl hier auch 23 bereits verheiratet waren, im Gegensatz zu nur 16 Verheirateten im schlechten Verlaufstyp. Zum Zeitpunkt der D-Studie (D_m) waren 23 der 28 Probanden des günstigen Verlaufstyps immer noch verheiratet. In der Gruppe mit dem zunehmend schlechteren Verlauf waren es jetzt nur noch 13. Nach elf Jahren waren hier immer noch 5 Probanden ledig (geschieden 6) gegenüber nur 2 ledigen (geschieden 1) im günstigen Verlauf.

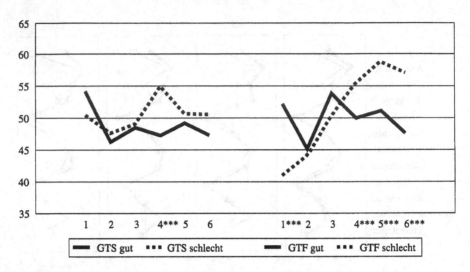

Abb. 12. Skalen des Giessen-Test zum Zeitpunkt D (Teilstichprobe D_m; t-Werte; links die Selbst-(GTS), rechts die Fremdbeurteilungen (GTF) für den guten (gut) bzw. schlechten (schlecht) Verlaufstyp; 1 = soziale Attraktivität, 2 = dominant, 3 = kontrollierend, 4 = depressiv, 5 = rigide, 6 = abweisend; *** = p < .001)

Hinsichtlich der untersuchten **Persönlichkeitsmerkmale** waren also besonders eine erhöhte Depressivität in Verbindung mit einer gestörten sozialen Kompetenz in der Gruppe der Probanden nachweisbar, die sich konstant und zunehmend verschlechterte.

Bei Betrachtung der **frühkindlichen Entwicklungsbedingungen** fiel darüber hinaus auf, daß bei den Probanden des schlechten Verlaufstyps sehr viel häufiger die Väter in den frühen Kinderjahren der Probanden nicht präsent waren. Das Fehlen des Vaters konnte auch als eigenständige Einflußvariable innerhalb eines verlaufsprädiktiven Modells der psychogenen Beeinträchtigung im Verlauf von c nach D_m identifiziert werden (vgl. Kap. C 4.1.3 und C 3.2).

4.1.3 Querschnitts- und Verlaufsmodelle

M. Franz, S. Häfner

Eine zentrale Hypothese, welche an der Teilstichprobe der c/D_m-Studie (vgl. das Flußdiagramm des gesamten Studienablaufes, Abb. 2 in Kapitel B 1, S. 28) untersucht werden sollte, war, dass Persönlichkeitsmerkmale neben sozialer Unterstützung, kritischen Lebensereignissen und Kindheitsvariablen maßgeblich für Auslösung und Verlauf psychogener Erkrankungen sind. Sowohl aus tiefenpsychologischer Perspektive als auch aus lerntheoretischer Sicht gelten Persönlichkeitseigenschaften als relativ zeitstabile Merkmale. Aus methodischen Gründen

Tabelle 27. Konstrukte und verwendete Instrumente/Skalen für die Querschnittsmodelle für die c- und D_m-Studie

---

Ich-Stärke (Streeck-Rating)
Unreife Abwehr (Bond-Fragebogen)
Akute Lebensereignisse im letzten Jahr von weniger als 4 Wochen Dauer (MEL)
Chronisch belastende Schwierigkeiten im letzten Jahr von mehr als 4 Wochen Dauer (MEL)
Soziale Unterstützung, Zufriedenheit mit sozialen Kontakten in den letzten 4 Wochen (Nefra)
Psychogene Beeinträchtigung als Zielgröße (BSS letzte 7 Tage)

---

erschien es daher sinnvoll diese Fragestellung an einer mittelgradig beeinträchtigten Risikopopulation zu untersuchen, in welcher mittels eines Psychotherapieangebotes zusätzliche Verlaufsvarianz induziert wurde, um kausal gerichtete Wirkungszusammenhänge im Zeitverlauf besser nachweisen zu können. Innerhalb der Grundgesamtheit der A/B-Studie wurde deshalb die c-Stichprobe definiert, die eine erhöhte intraindividuelle Verlaufsvariabilität ihrer psychogenen Beeinträchtigung von der A- zur B-Studie aufwies. Die stabil gesunden und chronifiziert, schwerst psychogen beeinträchtigten Probanden wurden bei der Bildung der c-Stichprobe ausgeschlossen und separat innerhalb der D_e-Studie untersucht.[11]

Zur Klärung der Frage nach der ätiologischen Bedeutung von Persönlichkeit, Lebensereignissen und sozialer Unterstützung für die psychogene Beeinträchtigung wurden querschnittliche Analysen sowie längsschnittliche Modellierungen unter zusätzlicher Berücksichtigung von Kindheitsvariablen durchgeführt. Hypothetisch erwartet wurde, daß die Konstrukte „Persönlichkeit" „soziale Unterstützung" und „Lebensereignisse" einen Einfluß auf die „psychogene Beeinträchtigung" ausüben. „Soziale Unterstützung" sollte einen hemmenden Einfluß auf die Belastung durch Lebensereignisse (operationalisiert durch „chronische Schwierigkeiten") ausüben. In die querschnittlichen Analysen gingen die in der Tabelle 27 aufgeführten Konstrukte ein. Die verwendeten Instrumente wurden in Kapitel B 3 detailliert beschrieben.

In Querschnittsanalysen, denen die zu c/D_m untersuchte Teilstichprobe und das hier verwendete Instrumentarium zur Operationalisierung des Konstruktes Persönlichkeit zugrunde lag, konnten aus der Objektbeziehungstheorie und der tiefenpsychologischen Abwehrtheorie abgeleitete Konstrukte (Ich-Stärke, unreife Abwehr) zusammen mit „sozialer Unterstützung" und „chronischen Schwierigkeiten" als bedeutsame Einflußgrößen der psychogenen Beeinträchtigung herausgearbeitet werden (Franz et al., 1993b). Sowohl zum Zeitpunkt c wie auch zu D_m zeigte sich, daß die Ich-Stärke am stärksten mit der psychogenen Beeinträchtigung assoziiert war, während kritische Lebensereignisse keinen direkten Einfluß auf den BSS ausübten. Chronische Schwierigkeiten (BSS-Erhöhung) und soziale Unterstützung (BSS-Minderung) besaßen in c jeweils einen eigenständigen Einfluß auf die psychogene Beeinträchtigung, wobei die soziale Unterstützung zusätzlich noch einen mindernden Effekt auf das Bestehen chronischer Schwierigkeiten besaß.

---

[11] Herrn Dipl.-Stat. Dr. N. Schmitz und Herrn Dipl.-Psych. D. Schellberg sei an dieser Stelle für die Beratung gedankt.

Während das Bestehen unreifer Abwehrmechanismen (wie z.B. Verleugnung, Projektion) das Auftreten chronischer Schwierigkeiten begünstigte, ging eine größere Ich-Stärke mit einem supportiveren sozialen Netzwerk einher, welches sich mindernd auf die psychogene Beeinträchtigung auswirkte.

Zum Zeitpunkt D_m resultierte prinzipiell ein ähnliches Modell. Wenn in c keine Einflüsse zwischen Konstrukten nachgewiesen werden konnten, konnten auch zu D_m keine solchen Einflüsse nachgewiesen werden. Der stärkste (mindernde) Einfluß auf die psychogene Beeinträchtigung ging wiederum von der Ich-Stärke aus. Auch in diesem Modell besaßen kurzfristige kritische Lebensereignisse keinen Einfluß auf den BSS. Die soziale Unterstützung vermittelte sich jetzt nur indirekt über die Minderung chronischer Schwierigkeiten auf die psychogene Beeinträchtigung, die unreife Abwehr übte ihrerseits ebenfalls nur einen indirekten Effekt über die Verstärkung chronischer Schwierigkeiten auf die psychogene Beeinträchtigung aus. Insgesamt erreichte das Pfadmodell zu D_m aber eine noch höhere Varianzaufklärung der psychogenen Beeinträchtigung ($r^2 = 0,46$).

Das Zielkriterium (BSS) erscheint zu D_m immer noch multifaktoriell bedingt, ist jedoch nur noch mit zwei Variablen – „chronische Schwierigkeiten" und „Ich-Stärke" – direkt assoziiert. Obgleich weniger statistisch bedeutsame erklärende Variablen in das Modell eingingen, hatten diese einen größeren Einfluß auf die psychogene Beeinträchtigung. Die etwas differenten Zusammenhänge in beiden Querschnittmodellen sind möglicherweise auch durch die unterschiedliche Anzahl der Datensätze (c: n = 240, D_m: n = 209) zu erklären, die in die beiden Modelle eingingen. Unsere Querschnittshypothesen werden aber durch beide Modelle gestützt. Die Ergebnisse deuten darauf hin, daß eine langfristige Veränderung in der „Beeinträchtigungsschwere" am ehesten über eine Beeinflussung der sich stabil als Einflußgrößen zeigenden Faktoren „chronische Schwierigkeiten" und „Ich-Stärke" erreicht werden könnte.

Zusätzlich zu diesen querschnittlichen Analysen anhand der c- und D_m-Stichproben hinaus wurden mittels eines Regressionsmodells auch längsschnittlich bedeutsame Prädiktoren der psychogenen Beeinträchtigung über den gesamten Untersuchungsablauf A → D_m ermittelt. Als unabhängige Variablen gingen in die schrittweise Regression auf die psychogene Beeinträchtigung zum Zeitpunkt D_m ein: Geschlecht, Geburtskohorte, Bildungsabschluß (erhoben in A), Kindheitsvariablen (Fehlen der Mutter/des Vaters in den ersten 6 Lebensjahren über einen Zeitraum von mehr als 6 Monaten, globaler Belastungsscore Lebensjahre 0–6 und 7–12; erhoben in A), Persönlichkeitsmerkmale (FPI, IPC, Bond-Fragebogen; erhoben in c), soziale Unterstützung (Nefra, Zufriedenheit mit Partner, enger Freund vorhanden; erhoben in c), Lebensereignisse (MEL, Anzahl chronischer, subjektiv unangenehmer und belastender Schwierigkeiten von mehr als 4 Wochen Dauer; erhoben in c) und die psychogene Beeinträchtigung in c (BSS-Summenwert letztes Jahr).

Bei einer Datenvollständigkeit von ca. 72% der 209 D_m-Datensätze konnten innerhalb des schrittweisen Regressionsmodells drei statistisch signifikante, unabhängige Prädiktoren der psychogenen Beeinträchtigung zum Zeitpunkt D_m identifiziert werden. Mittels dieser Variablen konnten insgesamt 34% (korrigiertes r^2)

der Varianz der Zielvariable erklärt werden. Am stärksten war die psychogene Beeinträchtigung zum Zeitpunkt D_m mit der in c vorbestehenden psychogenen Beeinträchtigung assoziiert (standardisiertes ß = 0,42). Der nächstwichtige Prädiktor war die mittels der entsprechenden FPI-Skala in c gemessene Depressivität (standardisiertes ß = 0,23). Aber auch eine Kindheitsvariable ging bereits in diesem auf einer relativ kleinen Teilstichprobe basierenden Modell als eigenständiger Einflußfaktor der psychogenen Beeinträchtigung ein: das Fehlen des Vaters in den ersten sechs Lebensjahren über einen Zeitraum von mehr als sechs Monaten (standardisiertes ß = 0,16). Auch in den Kapiteln C 3.2, C 4.1.2.2 und C 4.1.2.4 konnten sowohl „Depressivität" als auch der in der Kindheit fehlende Vater als wichtige Einflußfaktoren psychogener Beeinträchtigung im Erwachsenenleben identifiziert werden.

Im Unterschied zu den Querschnittsmodellen, welche ausschließlich unter Verwendung von Instrumenten und Skalen aus der c- und D_m-Studie unabhängig von der vor c vorbestehenden Beeinträchtigung berechnet wurden, waren innerhalb des Verlaufsmodells die in c vorbestehende psychogene Beeinträchtigung sowie auch soziodemographische und Kindheitsvariablen aus der A-Studie berücksichtigt worden. Von daher und möglicherweise auch aufgrund des relativ geringen Stichprobenumfanges sowie der in A bzw. c/Dm unterschiedlichen Untersuchungsinstrumente stellten sich innerhalb des Verlaufsmodells andere Variablen als wesentlicher für die Beeinflussung der psychogenen Beeinträchtigung heraus als in den Querschnittsmodellen. In beiden Modelltypen stellen Persönlichkeitsmerkmale jedoch wichtige Einflußgrößen psychogener Beeinträchtigung dar. Kritische, akute Lebensereignisse üben in keinem Fall einen bedeutsamen Einfluß auf den BSS aus (vgl. auch Kapitel C 3.1 und C 5).

4.2 Die Extremgruppen

4.2.1 Chronisch schwerst Kranke versus stabil Gesunde – Fallbeispiele

K. Lieberz

Quantitative Studien benötigen klare Schnitte und kategoriale Entscheidungen auch da, wo es im Grunde um fließende Übergange geht. Für die qualitative Betrachtung ist es deshalb wichtig, sich deutlich vor Augen zu halten, daß zwischen Krankheit und Gesundheit nicht immer klare Grenzsetzungen möglich sind.

So gibt es bei der qualitativen Betrachtung von Entwicklungsgängen unserer Probanden einerseits Überschneidungen, andererseits Ergänzungen zur quantitativen Analyse. Für die jetzige Darstellung wurden zwei Entwicklungsgänge aus der Stichprobe der D_e-Studie ausgewählt, weil sie aufgrund ihrer extremen Ausprägung die jeweiligen Pole des Gesundheits-Krankheitskontinuums eindeutig bestimmen und keine Einordnungsschwierigkeiten mit sich bringen, weder bei der quantitativen noch bei der qualitativen Betrachtung.

Kontinuierliche Seelische Gesundheit

Bei der **A-Untersuchung** (1981, 46 Jahre alt) werden vom Untersucher als wesentliches Leitsymptom Ein-und Durchschlafstörungen beschrieben, eine Symptomatik, die offenbar bis in die Jugendzeit zurückreicht. Im Zusammenhang mit seiner inneren Anspannung berichtet der Proband über zeitweise ausgeprägte Kopfschmerzen, wie auch hin und wieder auftretende und subjektiv stark beunruhigende Herzstiche. Ein Alkoholkonsum von ¾ l Wein am Abend wird vom Untersucher als nicht unbedenklich eingeschätzt. Es werden weiter Beschwerden in Form von Müdigkeit, Mattigkeit und Energielosigkeit geschildert, allerdings hat der Untersucher insgesamt den Eindruck, daß der Proband doch recht gut ausbalanciert und gesundheitlich nur mäßig beeinträchtigt ist. Er wird deshalb nicht als Fall eingestuft, eine Änderung für die nächste Zukunft wird nicht erwartet.

Pb 367, männlich, 1935	A	B	D_e
BSS letzte 7 Tage	(1-1-1) Σ = 3	(1-1-1) Σ = 3	(1-1-0) Σ = 2

Zu A: 46-jähriger kinderlos verheirateter Chemiker

Das „blind" durchgeführte **B-Interview** (1984, Proband 49 Jahre alt) bestätigt im wesentlichen die früheren Befunde. Im Vordergrund des Beschwerdebildes steht die beschriebene Schlafstörung. Stärker hervorgehoben wird jetzt die innere Angespanntheit und Neigung zu Reizbarkeit und Aggressivität, eine Neigung, die bis in die Kindheit zurückverfolgt werden kann und sich seinerzeit als heftiger Jähzorn manifestierte. Die Neigung zu Kopf-, Nacken- und Schulterschmerzen wird als in den letzten Jahren eher zurückgehend beschrieben, während Müdigkeit und Abgeschlagenheit zeitweise stärker in den Vordergrund zu treten scheinen. Angstgefühle in Verbindung mit plötzlich auftretendem Herzklopfen und Herzjagen werden als störend und ärgerlich geschildert. Der Weinkonsum hat sich offenbar als konstant erwiesen. Insgesamt kommt auch diese Untersucherin zu der Auffassung, daß die Symptome allesamt gering bis mäßig ausgeprägt seien, keine ICD-Diagnose zu vergeben sei. Wesentliche Änderungen für die nächsten Jahre wurden nicht erwartet.

Diese Prognose bestätigte sich denn auch zum Zeitpunkt des **D_e-Interviews** 1991 (Pb jetzt 56 J. alt). Zum Zeitpunkt dieser Untersuchung hat der 56 jährige Herr A. als Chemiker in einem Großunternehmen den Gipfelpunkt seiner Karriere überschritten und sucht nach ergänzenden und sinngebenden Beschäftigungen außerhalb des beruflichen Feldes. Der Proband wirkt auf den Untersucher etwas niedergeschlagen, die früheren Beschwerden in Form von Unausgeruhtheit, gelegentlichen Schmerzen in der Brust etc. bestehen fort, ohne Krankheitswertigkeit zu erlangen. Insgesamt wird die sicherlich nicht immer symptomfreie Entwicklung trotz der biografischen Belastungen und Unebenheiten als erfreulich und gelungen angesehen. Eine entsprechende Widerspiegelung dieser Eindrücke können wir denn auch im Beeinträchtigungs-Schwere-Score finden, wo drei verschiedene Untersucher über 10 Jahre zu einer ähnlichen Einschätzung kommen.

Genese und Entwicklung

Herr A. wurde als Ältester von drei Söhnen in eine großbürgerliche, großstädtische Umwelt hineingeboren. Der Vater (+37, Jahrgang 1898), war höherer Beamter und NSDAP- Mitglied, die Mutter (+22, Jahrgang 1913) war als „höhere Tochter" immer Hausfrau. Ein Bruder (–3), ein Bruder (–6). Wichtiges Familienmitglied war die vermögende Großmutter väterlicherseits, in deren Haus die Familie lebte. Mit 7 Jahren wurde der Proband mit seiner Mutter und den Geschwistern aufs Land evakuiert. Er kehrte erst 14 jährig (1949) in seine weitgehend zerstörte Heimatstadt zurück. Der Vater war inzwischen wegen seiner Nazi-Vergangenheit von den Russen interniert worden und kam dabei um. Die Schule besuchte der Proband ohne Schwierigkeiten, machte das Abitur, studierte dann Chemie, promovierte, war zunächst an der Universität tätig, bevor er dann in die Industrie wechselte. Bereits 23 jährig heiratete er seine Frau, eine Lehrerin. Die Ehe blieb kinderlos. Herr A. machte eine gute berufliche Entwicklung (Risikoindex[12] 180; mittleres Quartil).

Von großer Bedeutung in der Familie von Herrn A. war offenbar die Großmutter väterlicherseits, die das Vermögen in der Familie besaß. Der Vater heiratete erst recht spät eine 15 Jahre jüngere Frau. Die Mutter scheint im Elternhaus des Probanden eine eher untergeordnete „Tochterposition" eingenommen zu haben. Der Proband wurde als Ältester einer dreiköpfigen gleichgeschlechtigen Geschwisterreihe groß und erfreute sich als „Erstgeborener" in dieser stolzen Familie der besonderen Gunst des Vaters. „Ich war der Große", „Vaters Liebling".

Einen Einschnitt in diesem Lebenslauf stellte zweifellos die Evakuierung der Familie (ohne Vater) dar. Herr A. hat seinen Vater nicht mehr wiedergesehen und eine Vater-Idealisierung beibehalten. Mit der Trennung vom Vater und seinem endgültigen Verlust fühlte Herr A. sich dem überstarken Einfluß der Mutter ausgeliefert. Diese erlebte er immer als ängstlich und unselbständig. Sie habe depressiv, aber pflichtbewußt und tapfer ihr Schicksal getragen, bis sie sich 1976 (63-jährig; Proband 41 Jahre alt) suizidierte. Unter diesem Einfluß entwickelte er sich in den folgenden Jahren zu einem eher gehemmt wirkenden, stark leistungsorientierten Primustypen. Mit seiner „supergutbürgerlichen" Erziehung sei er bei den Kameraden häufig angeeckt und gehänselt worden.

Er hat eine stark *leistungsorientierte Haltung* beibehalten und damit eine gute berufliche Karriere gemacht. Hilfreich dabei war sicher, daß er aufgrund seiner natürlichen *Intelligenz*, des *vermögenden und gutbürgerlichen Hintergrundes*, seiner frühen *Unterstützung durch den Vater* als „Großer" wie auch seiner Stellung in der *dreiköpfigen gleichgeschlechtigen Geschwisterreihe* als Ältester eine gewisse *Überlegenheit* erwarb. Auch stand er in einer stolzen *Familientradition*, der er

---

[12]   Die Bestimmung des Risikoindexes beinhaltet die Erfassung und gewichtete Einbeziehung von Entwicklungsrisiken in Kindheit und Jugend. Die Erhebung der Entwicklungsrisiken erfolgte in der A-Studie, auf deren Daten hier Bezug genommen wird. Der Risikoindex kann in der Probanden-Gruppe von n = 600 zwischen 0 – 725 variieren. Das erste Quartil (27,5%) der Probanden bewegt sich zwischen 0 – 25 Punkten, das vierte Quartil mit den höchsten Punktwerten weist ≥ 280 Punkte auf (s.a. Dührssen, 1984; Lieberz und Schwarz, 1987; Dührssen und Lieberz, 1999).

nacheiferte. Das Gespräch mit Herrn A. wird von den Untersuchern demgemäß als angenehm beschrieben. Er wird als intelligente und differenzierte Persönlichkeit gekennzeichnet, die zwar eine gewisse Härte, Konsequenz und Standhaftigkeit zeige, aber ihre Macht nicht zu sehr einsetze. Diese Überlegenheit mag zuweilen eine Steigerung zur *Überheblichkeit, ja Arroganz* erfahren haben, wie sie übereinstimmend von verschiedenen Untersuchern auch beschrieben wird. Dies könnte die „normale" Überheblichkeit seiner sozialen Klasse ebenso wie die erfolgreiche Lebensbewältigung des Probanden widerspiegeln. Es könnte freilich auch auf eine untergründige Unsicherheit hinweisen, die sowohl auf die Schwierigkeit der Identifikation mit der ängstlich-unsicheren Mutter wie auch auf den frühen Verlust des Vaters und dessen eher unrühmliche Vergangenheit zurückgeführt werden kann.

Die Frauen scheinen im Leben von Herrn A. eine untergeordnete Rolle zu spielen. Aber hier sind starke Gegensätze auszumachen. Zum einen die mächtige, beherrschende Großmutter mütterlicherseits, von der das Familiengeschick abhängt und deren Einfluß schwer zu entrinnen ist. Zum anderen die ängstlich-depressive und abhängige Tochter-Mutter, die Hilfe, Unterstützung und Beistand braucht, sich aber letztlich dennoch suizidiert. Es scheint, als habe der Pb. in der Beziehung zum anderen Geschlecht eine stark ambivalente Einstellung entwickelt: entweder werden die Frauen als übermächtig gefürchtet oder aber sie werden als fordernd und schuldgefühlserzeugend erlebt. Dann sind mitleidige Rücksichtnahme und stille Verachtung die untergründigen Begleiter.

Eine mangelnde Integration depressiv-hilfsbedürftiger Erlebnisseiten wäre die Folge. Es müßte angenommen werden, daß Herr A. Schwierigkeiten haben dürfte, seine weichen, gutmütigen, anhänglichen, und hingebungsvollen Seiten anzunehmen und zu leben. Sein Leben wäre etwas zu einseitig auf die Abwehr dieser verletzlichen Seiten und auf narzißtische Unverwundbarkeit als Ideal ausgerichtet. Das Streben um die Erfüllung narzißtisch-überzogener Leistungs- und Elitevorstellungen würde dann die Gefahr beinhalten, daß er seine zunehmende Vereinsamung übersieht. So notiert die zweite Untersucherin: Er scheint an einem *Mangel an Sensibilität und Einfühlungsvermögen* für andere zu leiden, wirkt manchmal ruppig, sehr *rational, distanziert*, fast etwas kühl, spart bestimmte Bereiche aus: z.B. die Beziehung zur Ehefrau und Sexualität. In Bezug auf die Ehe entsteht der Eindruck, daß mit der Ehefrau kaum gemeinsame Interessen bestehen und ein Nebeneinanderherleben, eine Entfremdung zu verzeichnen ist.

Chronische seelische Krankheit

Beim Erstkontakt im Rahmen des **A-Interviews** (1982) beschreibt der Untersucher den 47-jährigen Probanden als vorgealtert und übergewichtig, in einer heruntergekommenen Umgebung lebend. Im Vordergrund des Beschwerdebildes standen seit 1964 trotz zwischenzeitlich erfolgter operativer Intervention anhaltende Schmerzen im LWS-Bereich mit Ausstrahlung ins linke Bein. Gelegentlich auch Kopf- Nacken- und Schulterschmerzen. Weiterhin wird ein stark ausgeprägtes depressives Syndrom mit vielfältiger Symptomausprägung deutlich: P. klagt über verstärkt auftretende

Konzentrationsstörungen, es falle ihm schwer, Fernsehstücken oder Zeitungen mit ausreichendem Interesse zu folgen. Trübe und grüblerische Gedanken können weit zurückverfolgt werden und haben bereits 1974/75 während einer Umschulung zu einem Suizidversuch Anlaß gegeben. Allgemeine Schwäche und Mattigkeit, aber auch starke innere Unruhe, Reizbarkeit mit Impulsdurchbrüchen, Herzklopfen und Herzjagen werden geschildert. Die Ehesituation ist konfliktgeladen, Sexualität seit langem ausgespart. Der offensichtliche Alkoholkonsum wird bagatellisiert. Der Untersucher gewinnt den Eindruck, dass Impulse zur Änderung der Situation nicht mehr ausreichend stark seien und erwartet für die Zukunft einen ungünstigen Verlauf.

Pb 489, männlich, 1935	A	B	D
BSS letzte 7 Tage	(2-3-3) $\Sigma = 8$	(3-3-3) $\Sigma = 9$	(2-2-4) $\Sigma = 8$

Zu A: 47-jähriger verheirateter Sozialhilfeempfänger, fünf Kinder

Im „blind" durchgeführten **B-Interview** (1985, Proband 50 Jahre alt) bestätigt die Untersucherin den Ersteindruck und schreibt: Sozialhilfeempfänger, mit exzessivem Mißbrauch von Medikamenten, Nikotin und Alkohol. In den letzten drei Jahren überwiegend krankgeschrieben, Rentenantrag bisher nicht bewilligt. Es besteht weiter die schon aufgezeigte Schmerzsymptomatik in Verbindung mit vielfältigen psychischen und körperlichen Erscheinungen der Depression. Dazu die schon erwähnte Reizbarkeit und ein hoher Angstpegel in Verbindung mit Herzbeschwerden. Im Vordergrund aber steht die Bekämpfung all dieser Beschwerden durch zahlreiche Medikamente (Schmerz- und Schlafmittel) und Alkohol. Der schon vom Augenschein her schwer kranke Mann wird von der Untersucherin als „antisoziale Persönlichkeit" nach ICD – 301.7 eingestuft und die Prognose weiter als äußerst ungünstig angesehen.

Dieser ungünstige Eindruck muß dann leider auch bei der letzten Untersuchung im Rahmen der **D$_e$-Studie** 1991 (P. jetzt 56 J. alt) konstatiert werden. Jetzt wirkt der Proband auf den Untersucher nicht nur stark vorgealtert, sondern schon auf den ersten Eindruck heruntergekommen, verwahrlost, „wie ein Penner". Festzustellen ist jetzt außerdem eine sichtbare Operationsnarbe am Kopf und eine linksseitige armbetonte Hemiparese. Diese ist nach Angaben des Probanden auf einen „Schlaganfall" 1991 zurückzuführen. Wahrscheinlicher ist aber, daß der Proband auf der Straße in betrunkenem Zustand gefallen ist und sich dabei eine intrakranielle Blutung zuzog. Der Untersucher hat insgesamt nun den Eindruck, daß der Proband sich selbst völlig aufgegeben hat und von seiner zwischenzeitlich geschiedenen Frau und einer Tochter das „Gnadenbrot" bekommt.

Dieser ungünstige Verlauf mit erheblichen Beeinträchtigungen sowohl im körperlichen wie auch im psychischen und sozialkommunikativen Bereich hat von den Untersuchern eine eher überraschend milde Beurteilung im Beeinträchtigungs-Schwere-Score erfahren. Dies kann wohl nur dadurch erklärt werden, daß bei der Einschätzung der jeweiligen Symptomschwere der 7-Tage-Zeitraum zu berücksichtigen war. Bei einer stärkeren Einbeziehung des Gesamtverlaufs über die Jahre hätte der Gesamtpunktwert ohne Zweifel auch bei 10 Punkten liegen können.

Genese und Entwicklung

Herr B. wird als ältestes Kind geboren, Vater (+25), Schornsteinfeger, Mutter (+24) Hausfrau. Schwangerschaft, Geburt und frühkindliche Entwicklung sollen unauffällig verlaufen sein. Vom 4. bis 10. Lebensjahr lebt er als Einzelkind im *Isolierkontakt mit der Mutter*, weil der Vater als Soldat im Krieg ist. Rückkehr des Vaters 1945. 1946 Geburt einer Schwester, 1948 Geburt eines Bruders (Risikoindex = 315; 4. Quartil). Nach einer Lehre als Schornsteinfeger (wie Vater) geht er zur Volkspolizei (frühere DDR). Dort erweist er sich als „nicht integrierbar, er gibt diesen Weg auf, gerät in Auseinandersetzung mit dem „System", kommt ins Gefängnis, macht dort eine weitere Lehre als Maschinenschlosser und setzt sich nach der Entlassung 1956 in die BRD ab.

Hier versucht er schnell Wurzeln zu schlagen: 1958 ein uneheliches Kind, 1959 Heirat und dann in schneller Folge bis 1967 5 weitere Kinder. Spätestens nach der Geburt des jüngsten Kindes beginnt in augenfälliger Weise die „Krankheitskarriere" des Pb.: 1969 Wirbelsäulenoperation, 1974 Suizidversuch, Umschulung, ab 1978 (43-jährig) arbeitslos, 50% Schwerbehinderung, Sozialhilfe, Anstieg der familiären Spannungen, zunehmender Alkoholabusus, Selbstaufgabe, 1988 Scheidung auf Initiative der Ehefrau. Der Kontakt zur Ursprungsfamilie ist schon lange abgerissen, vom Tod des Vaters 1990 wird er gar nicht benachrichtigt, testamentarisch ist er enterbt worden. Die eigenen Kinder nehmen fast durchweg eine ungünstige Entwicklung: alle besuchen die Sonderschule, sind dann entweder Gelegenheitsarbeiter und/oder Sozialhilfeempfänger, z.T. kriminell.

Erste kritische Anzeichen in diesem Entwicklungsgang lassen sich bereits in früher Kindheit in Form von gröberer und anhaltender *Primordialsymptomatik* (Pavor noct., Nägelkauen, Einnässen bis 8. Lebensjahr) ausmachen.

Ein entscheidender Einbruch war offenbar die Rückkehr des Vaters aus dem Krieg, die abrupt den langjährigen Isolierkontakt des Pb. zur Mutter beendete. Herr B. mußte nun seine „Entthronung" und die damit verbundene wachsende Distanz zur Mutter verarbeiten, andererseits sollte er sich einem ihm eher fremden und unvertrauten, kriegsgeprägten, ehrgeizigen und vor den Schwierigkeiten des Wiederaufbaus stehenden Mann „unterwerfen". Denn der Vater war aus der Sicht des Pb. sehr streng, auf Zucht und Ordnung bedacht und führte ein Regime, welches auf Unterordnung, Demütigung und Erniedrigung ausgerichtet gewesen sei. Herr B. entwickelte nun Gefühle des Ausgeschlossenseins, des störenden „Fremdkörpers" in der neuen Familie des Vaters. Er reagierte mit depressivem Rückzug.

Die in der Jugendzeit deutlich werdenden Entwicklungen sind als Versuche zu verstehen, andrängenden Weglauftendenzen zu widerstehen und dem Identifikationswunsch mit dem Vater zu folgen: Lehre als Schornsteinfeger, Wechsel zur Polizei. Gleichzeitig lassen jugendlich-rebellische Strebungen den Pb. gegen den Strom schwimmen, bedingen ein Aufbegehren gegenüber autoritären Strukturen (Polizei, DDR) und deren Unterwerfungs-, Ausgrenzungs- und Vernichtungstendenzen. Unter den äußerlich strukturierenden Zwangsbedingungen des Gefängnisaufenthaltes läßt er wieder Anpassungsbemühungen erkennen. Nach Wegfall der Gefängnismauern zeigt sich aber, daß *Enttäuschungsprotest und Weglauf-tendenzen* der sozialen Integration im Wege stehen.

Wäre man bis hierher noch geneigt, die Entwicklung des Pb. seinem jugendli-chen Alter und den zweifellos oppositionsfördernden gesellschaftlichen Umstän-den zuzuschreiben, so zeigt die weitere Entwicklung doch, daß das Scheitern des Pb. tiefergreifende Wurzeln hat. *Rückzugstendenzen bis zur Einzelgängerei* hatten sich bereits im Kindes – und Jugendalter angezeigt, der Wechsel zwischen Unter-werfung (oder besser sehnsüchtiger Identifikation) und Protest kennzeichnete die Jugend des Probanden.

Im jungen Erwachsenenalter sucht er nun Wurzeln zu schlagen und sich festzu-legen. Dieses verständliche Anliegen wirkt aber schlecht vorbereitet. An sich ist der Proband noch jung und könnte sich sicher erst dem Aufbau einer tragfähigeren Existenz zuwenden. Stattdessen ein uneheliches Kind, Heirat und in Folge weitere fünf Kinder. Dies wirkt unüberlegt, überhastet, ungeduldig und signalisiert *Impul-sivität, Einsamkeitsintoleranz, Frustrationsintoleranz, Geltungsdrang und An-sprüchlichkeit.* Einsamkeitsintoleranz insofern, als der Pb. seine Frau mit vielen Kindern an sich bindet und sich damit gegen seine Trennungsängstlichkeit absichert. Frustrationsintoleranz insofern, als er ohne Not eine kurzfristige und schnelle Um-setzung seiner Wünsche erkennen läßt, keinen langfristig und planvoll angelegten Lebensaufbau. Im positiven Sinne ließe sich eine gewisse Risikobereitschaft er-kennen, im negativen Sinne ein *planloses Agieren, eine Selbstüberschätzung, Schwierigkeiten in der Realitätsprüfung mit gröberen Verleugnungsstrategien* und *mangelnder Antizipationsfähigkeit.*

Auch entsteht der Eindruck, als wolle er den stets in Lauerstellung befindlichen Weglauftendenzen wieder eine äußere (Gefängnis-)Mauer in Form einer Großfa-milie entgegensetzen. Der Pb. scheint zu spüren, daß er *äußerliche Strukturierungs-hilfen* benötigt, Vorgaben braucht, Druck oder Zwang, um seine Pflichten zu erfüllen und nicht den leichten Weg der Vermeidung zu gehen („Ich wollte schon immer weg, konnte aber nicht").

Auch scheint er sich an das väterliche Vorbild anzulehnen: der Vater war erst jahrelang weg und fehlte in dieser Zeit als Objekt liebevoller und dosierter Rei-bung, erschwerte damit einen unbefangenen und schuldgefühlsfreieren Umgang mit aggressiven Strebungen. Später erwies sich der Vater, sei es aus strukturellen oder situativen Gegebenheiten, im Erleben des Probanden als zu starr, zu wenig flexibel, zu wenig Freiraum gewährend, als daß daraus eine eigenständigere *Steuerungsfähigkeit* hätte erwachsen können. So wollte der Proband später einer-seits den Vater übertreffen, ein „großer", ein (Ideal-) Vater sein, seine Kinder nicht verlassen, sondern bleiben und standhalten und es vor allem anders und besser machen. Andererseits war er darauf schlecht vorbereitet, hatte kein Vorbild, mit dem er sich ohne große Vorbehalte identifizieren konnte. Stattdessen dürfte die Rückkehr des Vaters und die sich daran anschließende Interaktion die regressiven Tendenzen, sein Verharren in enger Mutterbindung und sein Vermeidungsverhalten eher verstärkt und die Grundlage für eine stärkere *Regressionsanfälligkeit* gelegt haben. Die Enttäuschung am Vater mag auch unbewußte Rache – und Schuld-phantasien unterhalten und in typischer Kompromißhaftigkeit dazu Anlaß gegeben haben, dem Vater durch das Selbstopfer zu demonstrieren, daß er als Vater ein Versager war.

Für seine ehrgeizigen Ziele war Herr B. nicht gut genug vorbereitet. Das charakteristische Nebeneinander von *Leistungswillen und Leistungsprotest* spiegelt sich auch in seinen familiären Entscheidungen. Einerseits legt er sich früh fest, übernimmt schnell Verantwortung und versucht lange Zeit seinen Mann zu stehen und seinen Aufgaben nachzukommen. Andererseits läßt er eine Neigung erkennen, sich zuviel zuzumuten, zuviel aufzuladen, sich und seine Kräfte zu überschätzen und immer wieder auftretende Überforderungssignale zu übergehen. Mit jedem Kind gerät er mehr unter Druck, sieht sich Erwartungen und Ansprüchen ausgesetzt, die er zunehmend schlechter erfüllen kann, regrediert unter dem sich aufbauenden Spannungsdruck *(Ich-Regression),* reagiert immer planloser und impulsiver und verliert dadurch weiter an Ansehen und Macht.

Gegenüberstellung der beiden Probanden

Versuchen wir nun, die aus diesen Lebensgeschichten ablesbaren Leitlinien für die Entwicklung gegenüberzustellen. Dabei sollen folgende Punkte Berücksichtigung finden: *Genese* (Gruppenzugehörigkeiten der Primärfamilie, Genesebelastung, Mutterbild, Vaterbild, Geschwisterreihe), *Persönlichkeit* (Ich-Stärke, Abwehrmechanismen), *Lebensentscheidungen* (Partnerschaft, Beruf) und *Soziale Ressourcen*.

Genese

Die Früherfahrungen beider männlichen Probanden zeigen Gemeinsamkeiten und deutliche Unterschiede. Beide gehören dem Geburtsjahrgang 1935 an und haben demgemäß ähnliche Kollektiverfahrungen: der Krieg hat in beiden Familien nachhaltige Spuren hinterlassen, Trennung von den Vätern, alleingelassene Mütter, Evakuierung, später Wiederaufbau etc. Wir finden aber auch bedeutsame Unterschiede. *Herr A.* entstammt einer vermögenden Akademikerfamilie mit stolzer Familientradition und damit einer ganz anderen sozialen Gruppe als *Herr B.,* der diese Zeitumstände aus der Perspektive einer aufstiegsorientierten Handwerkerfamilie (Schornsteinfeger) erlebt.

Beide Probanden sind zwar die Ältesten in einer dreiköpfigen Geschwisterreihe, jedoch bestehen auch hier große Unterschiede. *Herr A.* kann die gesamte Frühkindheit in gesicherten Lebensumständen, vollständiger, ranghoher Mehrgenerationenfamilie und als bevorzugter Sohn eines schon recht alten, akademisch gebildeten Vaters verbringen. Die Kontaktangebote sind vielfältiger, die Geborgenheit der sozialen Gruppe selbstverständlich, Rivalitäten beziehen sich altersangemessen auf den jüngeren Bruder. Der Vater geht hier erst später, dafür aber endgültig verloren. Zurück bleibt eine schmerzhafte und nie ganz verwundene Leere, gefüllt von einer Idealisierung, die späterer Realitätsprüfung nicht uneingeschränkt standhalten kann.

Herr B. dagegen hat relativ junge Eltern, erfährt die Trennung vom Vater in der Trotzphase und verbleibt über Jahre im Isolierkontakt mit der verunsicherten Mutter. Er erlebt die Rückkehr eines noch recht jungen und eher rivalisierenden Vaters, der nach dem Krieg eine neue Lebensperspektive zu entwerfen beginnt, in der dem Probanden subjektiv wenig Platz zukommt. Die jetzt nachgeborenen Geschwister haben einen großen Altersabstand, bleiben dem Probanden fremd und scheinen zu einer anderen Familie zu gehören. So entwickeln sich ganz unterschiedliche Vaterbilder. Während der Vater von *Herrn A.* ungestört der Idealisierung seines Sohnes dienen kann, fällt er in späteren Entwicklungsphasen als zu überprüfendes Vorbild aus. Der Vater von *Herrn B.* steht dagegen als idealisiertes Triangulierungsobjekt in einer entscheidenden Entwicklungsphase nicht zur Verfügung und kann auch später kaum positive Vorbildfunktionen erfüllen. Als Ergebnis bleibt bei *Herrn A.* eine unaufgelöste Vateridealisierung zurück, verbunden mit unrealistisch hohen Selbstideal- Vorstellungen. Bei *Herrn B.* finden wir eine mangelnde Vateridealisierung mit untergründiger Sehnsucht nach einem aus der Mutterabhängigkeit erlösenden, befreienden und steuernden Objekt mit immer wiederkehrender Enttäuschung an den „realen Vätern". Bei beiden Männern fällt der Vater also aus, aber doch in sehr unterschiedlicher Weise und mit unterschiedlichen Folgen.

Beide Mütter sind die primären Bindungsfiguren und doch weist die Beziehung deutliche Unterschiede auf. *Herr A.* hatte trotz manch einengender Tendenzen eine expansions- und Individuationsfördernde Umgebung in den ersten Lebensjahren und geriet erst wieder in einem späteren Lebensabschnitt einschließlich der Pubertät in eine stark schuldgefühlsgetönte Bindung an die depressive Mutter. Die Mutter von *Herrn B.* bleibt bis zum 10. Lebensjahr engste Bindungs- und Schutzfigur, weist ihrerseits auch recht ängstliche und hilfsbedürftige Züge auf, die von der weiteren Umgebung nicht kompensiert werden konnten. Aus diesem sehr engen, von wechselseitigen Ängsten und Schutzbedüfnissen geprägten Angst-Bindungsmuster hat sich der Proband zeit seines überschaubaren Lebens nicht lösen können. Der enge Isolierkontakt mit der Mutter wie auch die frühe Trennung vom Vater und dessen wenig förderliche Rückkehr scheinen dafür gesorgt zu haben, daß der Proband frühzeitig eine unauflösbare Abhängigkeitsbindung (zu seiner Frau) aufnahm. Die sich darin entwickelnden Ambivalenzen überforderten insbesondere seine Fähigkeiten zur Aggressionskontrolle und Selbstbehauptung. So entwickelten beide Männer deutlich unterscheidbare Mutterbilder und Bindungsmuster. Im ersten Fall können wir ein von Einengungs und Schuldängsten und ihrer Vermeidung gekennzeichnetes Muster ausmachen, im zweiten Fall eher ein von Trennungsängstlichkeit, sehnsüchtiger Suche nach einer mütterlichen Schutzfigur und Enttäuschungsrückzug geprägtes.

Persönlichkeit

Sehr früh in der Entwicklung dieser beiden Männer lassen sich bereits deutliche Unterschiede in der Ich-Entwicklung und im Bewältigungsverhalten erkennen. Beim gesunden *Herrn A.* werden hohe Intelligenz, Differenziertheit, Abstraktionsfähigkeit, Antizipationsvermögen, sprachliche und kommunikative Gewandtheit, Steuerungsfähigkeit, konstante Leistungshaltung und Abwehrmechanismen wie Rationalisierung, Affektisolierung aber auch Vermeidehaltungen beschrieben. Beim kranken *Herrn B.* sind hingegen Trennungs- und Frustrationsintoleranz, Regressionsanfälligkeit, Impulsivität und mangelhafte Leistungskonstanz, Enttäuschungsprotest, Weglauftendenzen, Einschränkungen in der Realitätsprüfung und Abwehrmechanismen der Verleugnung, Externalisierung, regressiver Vermeidung und mangelnde Antizipationsfähigkeit festzustellen.

Lebensentscheidungen und soziale Ressourcen

Spätere Lebensentscheidungen sind sicher von diesen frühen Objektbeziehungen und Ich-Entwicklungen beeinflusst, scheinen dann auch eine gewisse Eigendynamik zu entfalten. *Herr A.* konzentriert sich nach früher Bindung an eine ebenfalls akademisch ausgebildete und etwas ältere Frau stark auf seine berufliche Entwicklung und vermeidet weitere Festigungen dieser Bindung. Die Kinderlosigkeit des Paares scheint sich einerseits als vorteilhaft zu erweisen. Herr A. kann sich ungestört seiner Karriere zuwenden und eine Verstärkung der Bindung an seine Frau vermeiden. Andererseits erweist sich dies für die ohnehin von ihm distanziert geführte Ehe als nachteilig. Ein Auseinanderleben, eine Entfremdung und zunehmende Vereinsamung sind die unausweichlichen Folgen dieses distanzierten Bindungsmusters. Es könnte vermutet werden, daß durch diese Entwicklung Herrn A. stärkere Abhängigkeiten und ängstigende Konflikte (Herzsymptomatik) erspart blieben und dies für seinen beruflichen Erfolg eine wesentliche Bedingung war. Auch das soziale und psychologische Funktionsniveau der Partnerin dürfte für die erfolgreiche Lebensbewältigung dieses Mannes hilfreich gewesen sein. Zudem kann er auf umfangreiche soziale Ressourcen zurückgreifen, um Abwechselung im Leben zu erhalten und neue Interessen zu erschließen.

Herr B. wählt eine einfache, passiv strukturierte und „herzensgute" Frau, zeugt mit ihr mehrere Kinder, die fast alle eine ungünstige Entwicklung nehmen. Seine Leistungshaltung war leider nie konstant genug, um sich die Loyalität und Unterstützung seiner Familie zu erhalten. Die stets knappen finanziellen Ressourcen schüren Konflikte und Spannungen, die wiederum seine Leistungsfähigkeit weiter beeinträchtigen. In einem ständig zunehmenden Teufelskreis wird er zunehmend depressiver, dekompensiert gesundheitlich und gibt sich schließlich ganz auf.

4.2.2 Chronisch schwerst Kranke versus stabil Gesunde –
statistischer Gruppenvergleich

K. Lieberz

Die 124 im Rahmen der D_e-Studie untersuchten Probanden (vgl. Abbildung 2, S. 28) konnten aufgrund der Untersuchungsergebnisse in drei Kategorien geteilt werden[13]:

1. *Seelisch stabil Gesunde:* Probanden, die in der A-,B- und D_e-Studie Nichtfall waren (keine ICD-Diagnose, BSS-Summenwert (im letzten Jahr) < 5).
2. *Chronisch psychogen Kranke:* Probanden, welche zu allen drei Untersuchungs-zeitpunkten Fall waren und außerdem BSS-Summenwerte hatten, die immer ≥ 5 Punkte betrugen.
3. *Wechsler:* Probanden, die nicht zu allen drei Erhebungszeitpunkten konstant Fall bzw. Nichtfall waren, also nicht dreimal BSS-Werte von ≥ 5 oder < 5 Punkten im Einjahresprävalenzabschnitt erreichten.

Von den 124 in der D_e-Studie untersuchten Probanden sind, bezogen auf einen Zeitraum von 10 Jahren, 76 seelisch stabil gesund (61%), davon 54 Männer und 22 Frauen. Als chronisch psychogen schwerst beeinträchtigt erwiesen sich 22 Probanden (18%), 16 Frauen und 5 Männer sowie eine weitere Probandin. Diese Probandin (Jahrgang 1955) wurde nicht in die Auswertungen und statistischen Berechnungen miteinbezogen, da sie im Intervall seit der B-Studie an einer Schizophrenie erkrankt war. Insgesamt 26 (21%) Probanden fielen in die Gruppe der Wechsler, 13 Männer und 13 Frauen.

Soziodemographie

Die Geschlechterverteilung zwischen den Gesunden und den Kranken ist sehr unterschiedlich. Frauen sind überzufällig häufig in der Gruppe der chronisch Kranken zu finden, während die stabil Gesunden überwiegend männlichen Geschlechts sind. Unter Berücksichtigung der Wechsler findet sich ein systematischer Anstieg des Frauenanteils von den Gesunden über die Wechsler zu den Kranken.

Tabelle 28. Geschlecht der über 10 Jahre stabil Gesunden, chronisch Kranken und Wechsler

	Stabil Gesunde (G)	Wechsler (W)	Chronisch Kranke (K)
Männer	54 (71,1%)	12 (46,2%)	5 (23,8%)
Frauen	22 (28,9%)	14 (53,8%)	16 (76,2%)
Gesamt	76 (100%)	26 (100%)	21 (100%)

G/K χ^2 = 15,4, df = 1, p = 0,000

---

[13] Herrn Dr. med. M. Spies sei an dieser Stelle für seine Mitarbeit gedankt.

Tabelle 29. Bildungsniveau bei stabil Gesunden und chronisch Kranken

	Stabil Gesunde	Wechsler	Chronisch Kranke
Niedriges Bildungsniveau	46 (60,5%)	13 (52,0%)	19 (90,5%)
Mittlere Reife und höherer Abschluß	30 (39,5%)	12 (48,0%)	2 (9,5%)
Gesamt	76 (100,0%)	25 (100,0%)	21 (100,0%)

G/K χ^2 = 6,676, df = 1, p < 0,01; K/W p < 001

Hinsichtlich des Familienstandes finden sich ebenfalls deutliche Unterschiede: Kranke (23,8%) sind im Vergleich zu den Gesunden (6,6%) wesentlich häufiger geschieden (vgl. die gleichartigen Befunde in den Kapiteln C 4.1.2.2 und C 4.1.2.4). Auch hier nehmen die Wechsler mit 16% eine Mittelposition ein.

85% der Wechsler, 82% der Gesunden und nur 76% der Kranken haben Kinder. So sind die chronisch Kranken zwar häufiger kinderlos als die Wechsler und Gesunden, aber dafür haben die kranken Väter bzw. Mütter insgesamt eine größere Anzahl von Kindern: Im Schnitt hat eine erkrankte Mutter bzw. ein erkrankter Vater 2,8 und eine gesunde Mutter bzw. ein gesunder Vater 1,9 Kinder (Wechsler 1,9). In diesen Zahlen sind auch uneheliche, adoptierte und verstorbene Kinder enthalten. Die Differenz der Mittelwerte ist allerdings nicht signifikant. Auch bezüglich des Bildungsniveaus bestehen zwischen den Gruppen erhebliche Unterschiede. Dieses Ergebnis ist nicht durch Alters- oder Geschlechtseffekte in signifikanter Weise verzerrt.

Während 90,5% der Gesunden und 73% der Wechsler erwerbstätig sind, gilt dies nur für 42,9% der chronisch Kranken. Dabei ist der größere Frauenanteil unter den Kranken zu berücksichtigen, so daß hier nicht direkt auf die Invalidisierung durch psychogene Erkrankungen geschlossen werden kann. Unter den chronisch Kranken befinden sich 14,3% Sozialhilfeempfänger, weitere 4,8% beziehen Arbeitslosenunterstützung und 38,1% sind Hausfrauen/Hausmänner. Insgesamt sind also 57,1% der Kranken von der Unterstützung Anderer abhängig, während dies lediglich für 9,5% der Gesunden gilt. Fast 72,0% der Gesunden sind als Angestellte, Beamte oder Selbständige tätig.

Mit Hilfe der Daten, die in der A- und B-Studie erhoben wurden, kann untersucht werden, inwieweit es bei den Probanden im Verlauf von 10 Jahren zu Veränderungen in ihrer Erwerbstätigkeit gekommen ist. Vor allem bei den Wechslern interessiert die Frage, in welchem Umfang sie ins Berufsleben eingestiegen bzw. ausgeschieden sind, nach längerer Beschäftigungspause wieder eine Arbeit aufgenommen oder beruflich auf- oder abgestiegen sind. Der folgende Erwerbstätigkeitsverlauf findet sich bei den Wechslern seit der A- Studie: 9 Probanden (4 Männer und 5 Frauen) waren in der A-, B- und D$_e$-Studie im gleichen Status (Beamter, Arbeiter etc.) erwerbstätig, 2 Frauen waren zu allen Untersuchungszeitpunkten Hausfrau, insgesamt 17 Probanden (65,3%) haben sich ein oder zweimal beruflich verändert, 4 sind ins Berufsleben eingestiegen, 6 haben sich beruflich verbessert, 4 haben sich verschlechtert, 1 ist auf- und wieder abgestiegen, 2 gingen in Rente. Die Erwerbstätigkeitsverläufe zwischen Gesunden und Wechslern weisen hochsigni-

Tabelle 30. Erwerbstätigkeit von stabil Gesunden und Wechslern seit der A-Studie

	Stabil Gesunde	Wechsler
Beruflicher/sozialer Abstieg	1 (1,4%)	7 (26,9%)
Beruflicher/sozialer Aufstieg	73 (98,6%)	19 (73,1%)
Gesamt	74 (100%)	26 (100%)

Zweiseitiger Fisher-Test p < 0,001

fikante Unterschiede auf, wie aus der folgenden Tabelle 30 zu entnehmen ist. Die zwei stabil Gesunden mit fehlenden Angaben zur Erwerbstätigkeit gingen nicht in die Vierfeldertafel ein. Die Unterschiede zwischen Wechslern und Kranken können nicht mit hinreichender Wahrscheinlichkeit gegen den Zufall abgesichert werden.

Der Zusammenhang zwischen niedrigem **Sozialstatus** und erhöhter Prävalenz psychiatrischer bzw. psychogener Erkrankungen wird von der Mehrzahl vergleichbarer Feldforschungsprojekte gefunden. Außerdem finden sich in den niedrigsten sozialen Schichten der Bevölkerung die schwersten Psychopathologien. Über die Ursachen dieses Zusammenhangs gibt es drei Theorien: 1. Die Armutshypothese, nach der soziale Unterschichtzugehörigkeit krank macht 2. Die Drifthypothese, nach der psychisch Kranke auch sozial abgleiten und 3. die humangenetische Hypothese, wonach soziale Schichtzugehörigkeit und psychogene Erkrankungen im Falle der Korrelation auf einen gemeinsamen genetischen Einflußfaktor zurückführbar sind. Die Gewichtung dieser möglichen Erklärungen zur Erklärung sozialer Ungleichheit gesundheitlicher Beeinträchtigung ist bis heute Gegenstand kontroverser Diskussionen. Wir präferieren die 2. und 3. Hypothese als häufigste und wichtigste, wenigstens heutzutage und hierzulande (vgl. Kapitel C 3.3).

Kindheitsentwicklung

Im Anschluß an das Interview in der A-Studie gab jeder Untersucher eine zusammenfassende Gewichtung aller ermittelten frühkindlichen (1. bis 6. Lebensjahr) und kindlichen (7. bis 15. Lebensjahr) Belastungsfaktoren ab. Hierbei ergeben sich eindrucksvolle Differenzen: Unter den chronisch Kranken sind im Vergleich zu den seelisch Gesunden hochsignifikant (p < 0,001, χ^2-Test) mehr Probanden, die in Frühkindheit und Kindheit deutlichen bis extremen Belastungen ausgesetzt waren. Interessant ist auch hier die Stellung der Wechsler. Wie die Kranken sind sie im Vergleich zu den Gesunden häufiger unehelich geboren. Sie stehen den Kranken auch bei der Einschätzung der väterlichen und insbesondere der mütterlichen Psychopathologie näher als den Gesunden. Sie sind seltener Einzelkinder und weisen auch einen deutlich höheren Geschwisterbelastungs-Score auf als die Gesunden. Und auch bei der Einschätzung der globalen frühkindlichen und kindlichen Belastung neigen die Wechsler eher den Kranken als den Gesunden zu.

Dieses Rating der Untersucherurteile von vor 10 Jahren wurden durch eine Reanalyse der Daten noch einmal validiert: In Anlehnung an Dührssen (1984) wurde eine quantitative Auszählung von retrospektiv relativ sicher zu beurteilenden Daten

118   K. Lieberz

Tabelle 31. Ausgewählte Ergebnisse zur Kindheitsentwicklung

	Gesunde	Wechsler	Kranke	Signifikanz		
				G/W	W/K	G/K
Geburtsstatus Unehelich	1%	15%	20%	*	n.s.	**
Alter Mutter bei Geburt	28,8	26,76	25,95	n.s.	n.s.	*
Altersdifferenz Vater – Mutter	5,54	6,48	8,37	n.s.	n.s.	*
Mutterdefizit Score Deutliches Defizit	13,2%	19,2%	33,3%	n.s.	n.s.	*
Psychopathologie Vater Deutliche/extreme Neurotizität	14%	32%	44%	n.s.	n.s.	**
Psychopathologie Mutter Deutliche/extreme Neurotizität	21%	50%	48%	**	n.s.	*
Einzelkinder	26%	12%	5%	n.s.	n.s.	*
Belastung durch Geschwister Deutlich/extrem	17%	36%	63%	*	*	***
Belastungsfaktoren (0.–6. Lbj.) Keine/geringfügig	72%	31%	19%	***	n.s.	***
Belastungsfaktoren (7.–15.Lbj.) Keine/geringfügig	69%	32%	10%	***	*	***

Signifikanzniveau * p < 0,05, ** p < 0,01, *** p < 0,001

und Aufsummierung zu einer sog. „Risikosumme" vorgenommen. Für jeden der folgenden Sachverhalte wurde pro Proband jeweils ein Punkt vergeben: vorehelich oder ehelich geboren, Mutter bei der Geburt des Probanden entweder jünger als 20 oder älter als 40 Jahre, Vater bei der Geburt des Probanden entweder jünger als 20 oder älter als 45 Jahre, Abwesenheit der Mutter in den ersten 6 Lebensjahren, Abwesenheit des Vaters in den ersten 6 Lebensjahren, mindestens deutliche Psychopathologie der Mutter, mindestens deutliche Psychopathologie des Vaters, Geschwister mit einem Altersabstand von maximal 1 Jahr, 3 und mehr Geschwister, mehrmaliger Wohnortwechsel in den ersten 15 Lebensjahren. Es bestätigt sich, daß im Vergleich zu den Gesunden Kindheit und Jugend der chronisch psychogen Kranken und auch der Wechsler in wesentlich höherem Maße durch Entwicklungsrisiken belastet sind (G/K p < 0,001, U-Test; G/W p < 0,01).

Persönlichkeit

Mit dem von Bellak et al. (1973) entwickelten und für den deutschen Sprachraum von Streeck (1983a,b) umgearbeiteten Manual zur Diagnostik von Ich-Funktionen und Objektbeziehungen wurde versucht, die Persönlichkeit der Probanden unter dem Aspekt der psychoanalytischen Ich-Psychologie näher zu beleuchten. In der e-Studie kamen nur 6 Items des Manuals zur Anwendung. Im Vergleich zu den seelisch stabil Gesunden sind die derart erfaßten Objektbeziehungen der chronisch Kranken unreifer. Es fällt ihnen schwer, das Ausmaß von Nähe und Distanz zu anderen

Tabelle 32. Ich-Funktionen und Objektbeziehungen

		Gesunde		Wechsler		Kranke
Art der Objektbeziehungen	MW	4,95		3,77		3,10
	Signifikanz		***		n.s.	
Wahrnehmen und Erleben von Objekten	MW	5,25		4,27		3,33
als eigenständige Personen	Signifikanz		**		*	
Reife von Objektbeziehungen	MW	4,85		3,65		3,05
	Signifikanz		***		n.s.	
Gedächtnis, Konzentration,	MW	5,52		4,69		4,67
Aufmerksamkeit	Signifikanz		**		n.s.	
Abstraktionsvermögen	MW	5,45		4,62		3,86
	Signifikanz		*		n.s.	
Sprache und Kommunikation	MW	5,57		5,00		4,33
	Signifikanz		*		n.s.	

U-Test, * p < 0,05; ** p < 0,01; *** p < 0,001

Tabelle 33. FPI-Mittelwerte

FPI-Skalen		G	W	K	G/W	W/K	G/K
1	Nervosität	2,60	5,64	8,22	**	*	***
2	Aggressivität	2,32	2,75	4,08	n.s.	n.s.	*
3	Depressivität	3,13	5,6	7,73	**	*	***
4	Erregbarkeit	3,60	5,69	6,23	**	n.s.	**
5	Geselligkeit	8,65	7,85	4,83	n.s.	*	***
6	Gelassenheit	6,15	5,56	2,92	n.s.	*	***
7	Dominanzstreben	3,30	4,10	4,46	n.s.	n.s.	(*)
8	Gehemmtheit	3,38	4,44	6,46	n.s.	*	***
9	Offenheit	9,23	9,92	9,82	n.s.	n.s.	(*)
E	Extraversion	6,73	6,13	5,08	n.s.	n.s.	(*)
N	Emotionale Labilität	3,60	5,81	8,00	*	*	***
M	Maskulinität	8,35	5,94	3,61	***	*	***

Stabil Gesunde (G), Wechsler (W), chronisch schwerst Kranke (K); Daten der A-Studie; U-Test, (*)
p < 0,10, * p < 0,05; ** p < 0,01; *** p < 0,001

Menschen zu regulieren, sie neigen eher zu Anklammerungs- und Abhängigkeits-
tendenzen. Auch die „Denkprozesse" der Kranken sind auffällig: sie können sich
schlechter konzentrieren, sind unaufmerksamer, zeigen schlechtere Gedächtnis -und
Abstraktionsleistungen und sind sprachlich bzw. kommunikativ deutlich weniger ge-
wandt als die Gesunden. Die Wechsler nehmen in allen Bereichen eine Mittelposition
ein, wobei sie sich eher von den Gesunden als von den Kranken unterscheiden.

Betrachtet man noch einmal die vor 10 Jahren in der A-Studie bei den Probanden erhobenen FPI-Skalen, so zeigt sich, daß auch sie den Gesamtverlauf recht gut
vorhersagen. Beim Vergleich der Mittelwertdifferenzen zwischen den jetzt als seelisch stabil Gesunden und im Verlauf als chronisch schwerst krank diagnostizierten,
zeigen sich die Kranken bereits seinerzeit als nervöser (FPI 1, p < 0,001), aggressiver (FPI 2, p < 0,05), depressiver (FPI 3, p < 0,001), leichter erregbar (FPI 4, p <
0,01), ungeselliger (FPI 5, p < 0,001), weniger gelassen (FPI 6, p < 0,001), mehr

nach Dominanz strebend (FPI 7, Trend), gehemmter (FPI 8, p < 0,001), offener (FPI 9, Trend), introvertierter (FPI E, Trend), emotional labiler (FPI N, p < 0,001) und zeigen der Geschlechtsverteilung entsprechend eine weiblichere Selbstschilderung (FPI M, p < 0,001; U-Test). Die Wechsler nehmen durchgängig über fast alle Skalen eine Mittelstellung ein.

Kritische Lebensereignisse

Kritische Lebensereignisse im Intervall seit der B-Studie wurden mit der Münchner Ereignisliste (MEL) von Maier-Diewald et al. (1983) dokumentiert. Seelisch stabil Gesunde nannten am häufigsten das Ereignis „Kind ist aus dem Elternhaus ausgezogen", chronisch Kranke dagegen „Krankenhausaufenthalt wegen schwerer körperlicher Erkrankung oder Unfall". Die Kranken haben seit dem Interview in der B-Studie mehr Life events der MEL erlebt als die Gesunden. In der Selbstbeurteilung (Skala von 1 = nicht belastend bis 7 = äußerst belastend) empfinden die chronisch psychogen Kranken ihre Lebensereignisse im Vergleich zu den seelisch stabil Gesunden als belastender. Auch was die subjektive Erlebnisqualität der Lifeevents (Skala von 1 = sehr angenehm bis 7 = äußerst unangenehm) anbelangt, weisen die Kranken negativere Werte auf. Bemerkenswert ist die besonders hohe Zahl an LE im Intervall bei den Wechslern, wobei hinsichtlich der Persönlichkeitsabhängigkeit ein mittelgradiges Niveau erreicht wird.

Die Interviewer beurteilten auch die Persönlichkeitsabhängigkeit der von den Probanden angegebenen Life-events (Skala von 0 = nein bis 4 = extrem). Die kritischen Lebensereignisse der chronisch psychogen Kranken sind danach stärker und häufiger persönlichkeitsabhängig. *Insgesamt bekräftigen die Ergebnisse wie bereits auch die Befunde in Kapitel C 4.1.2.2 die Auffassung, nach der psychogen Kranke viele belastende Lebensereignisse selbstbeteiligt mitkonstellieren.* Vor dem Hintergrund einer strukturellen Ich-Schwäche kann die persönlichkeitsabhängige Herbeiführung von kritischen Lebensereignissen auch hier tiefenpsychologisch als Ausdruck einer unbewußten Tendenz zu neurotischen, kurzfristig entlastenden und langfristig schädigenden Wiederholungshandlungen verstanden werden.

Tabelle 34. Life-events im Intervall zwischen B- und D_e-Studie

		G	G/W	W	W/K	K	G/K
Anzahl	MW	1,05		2,35		2,14	
	Signifikanz		*		n.s.		*
Subjektive Belastung	MW	3,57		4,25		4,47	
	Signifikanz		n.s.		n.s.		*
Erlebnisqualität	MW	3,58		4,14		4,21	
	Signifikanz		n.s.		n.s.		*
Persönlichkeitsabhängigkeit	MW	0,87		1,33		1,71	
	Signifikanz		n.s.		n.s.		***

U-Test, * p < 0,05; ** p < 0,01; *** p < 0,001

Soziale Unterstützung

Chronisch psychogen Kranke haben im Vergleich zu seelisch stabil Gesunden sowohl aus der Sicht des Interviewers ($p > 0{,}001$) als auch im Urteil der Probanden ($p < 0{,}05$) mehr unbefriedigende Kontakte mit den Personen ihrer Herkunftsfamilie, ihrer eigenen Familie und peripheren Personen. Wechsler scheinen hinsichtlich der Kennwerte ihres sozialen Netzwerkes eher den Kranken als den Gesunden nahezustehen. Die im Vergleich zu den seelisch stabil Gesunden kleineren sozialen Netzwerke, in denen Kontakte zudem häufiger unbefriedigend sind, können den chronisch psychogen Kranken nicht genügend Unterstützung bei der Bewältigung belastender Lebensereignisse vermitteln. Eine schlechtere soziale Integration von psychogen Erkrankten wurde auch in vielen anderen Untersuchungen gefunden. Nach unserer Erfahrung und Datenlage im Mannheimer Kohortenprojekt besteht eine deutliche Interaktion zwischen den Variablen „Life events" und „Social support" in bezug auf psychische Gesundheit bzw. psychogene Erkrankungen, wobei die Variable Support eine Art Pufferwirkung zu entfalten scheint.

Als **Resümee** bleibt festzuhalten, daß sich chronisch Kranke und Gesunde in vielfacher Hinsicht unterscheiden lassen und die Wechsler in fast allen Bereichen eine Mittelposition einnehmen, bei der sich freilich eher eine Annäherungstendenz an die Kranken als an die Gesunden ergibt. Interessant ist auch, daß sich mittels des FPI-Tests aus der bereits 10 Jahre zuvor durchgeführten A-Studie die Gruppe der chronisch Kranken deutlich und sicher von der Gruppe der gleichbleibend Gesunden trennen läßt.

Chronisch psychogen Kranke sind vor allem **Frauen aus den unteren sozialen Schichten.** Sie unterscheiden sich von den Gesunden durch eine deutlich höhere Belastung mit Entwicklungsrisiken in Kindheit und Jugend und eine schlechtere Ausbildung mit der Folge defizitärer Ich-Funktionen. Dies hat offensichtlich Auswirkungen auf die *Leistungsfähigkeit* und *soziale Kompetenz* der Betreffenden und führt oftmals zu Lebensentscheidungen, die sich auf längere Sicht als außerordentlich nachteilig erweisen. Sich daraus ergebende belastende Lebensereignisse können zudem durch Lücken und Mängel im sozialen Netzwerk dieser Kranken nicht genügend aufgefangen werden.

4.3 Die Wechsler

H. Schepank

Die deskriptiv epidemiologischen Ergebnisse des anfänglichen Samples für den gesamten Verlauf über die mehr als 11 Jahre von der A- bis zur D-Studie sind in Kap. C 3.1 dargestellt. In den vorangegangenen Kapiteln C 4.1 und C 4.2 haben wir auf die vergleichende Darstellung der verschiedenen Verlaufstypen und Extremgruppen abgehoben. Nach diesem mehr statischen und quantitativen Vergleichen

über die Meßzeitpunkte hinweg folgt nunmehr die herausgehobene Darstellung
derjenigen Probanden, die im Zeitablauf bezüglich ihres Gesundheitszustandes/ih-
rer Krankheitsschwere eine merkliche Veränderung verzeichnen lassen, die also in
Richtung Gesundheit oder in Richtung Krankheit einen nennenswerten Wechsel in
ihrer Beeinträchtigungsschwere (BSS) aufweisen.

Diese Gruppe von Probanden beansprucht unser ganz besonderes Interesse aus
folgendem Grund: Bei der Betrachtung von Extremgruppen liegt die Überzeu-
gungskraft und Plausibilität in dem Vergleich größerer Probandenzahlen. Mit
analytisch-epidemiologischen d.h. statistischen Methoden werden mögliche ätio-
pathogenetische Faktoren – wie z.B. Persönlichkeitsfaktoren, frühkindliche Belastungen, Life Events – herausgearbeitet. Demgegenüber ermöglicht uns die genaue,
individuelle biographische Betrachtung derjenigen einzelnen Probanden, die in
dem Beobachtungszeitabschnitt von 15 Jahren ihre Beeinträchtigungsschwere
maßgeblich geändert haben, einen konkreten plastischen, anschaulichen Zugriff
auf die auslösenden Faktoren, die eine solche entsprechende Veränderung in diesem Zeitabschnitt verursacht haben könnten. Wir nähern uns mit qualitativer Methodik der Beantwortung von Fragen wie: Unter welchen günstigen Bedingungen –
ggf. zurückreichend bis in die frühe Kindheit – verbessert sich „spontan" oder wenigstens ohne ausdrücklich geplante therapeutische Intervention die gesamte psychische und psychosomatische Balance der betreffenden Person? Oder umgekehrt:
Welche Konstellationen, Lebensveränderungen, äußeren Einflüsse oder inneren
Entscheidungen haben bewirkt, daß sich der Gesundheitszustand in dem 10–15jäh-
rigen begleitend beobachteten Verlauf verschlechtert hat.

Einige methodische Bemerkungen (4.3.1) zur Messung und zur früheren
Falldefinition sind zuvor erforderlich. Sodann muß dargestellt werden, welchen –
vergleichsweise zahlenmäßig kleinen – Ausschnitt von Menschen aus dem Gesamtsample der ursprünglich 600 Probanden dieser Wandel/Wechsel/Veränderung betrifft (4.3.2). Sodann wird das mit einigem Zahlenmaterial belegt, was schließlich
als kasuistische Illustration lebensnah und exemplarisch verdeutlicht werden soll
(4.3.3).

4.3.1 Zur Methodik

Die im folgenden zu besprechende Wechslerklientel wurde aus dem Gesamtsample
herausgefiltert aufgrund unseres leitenden Meßkriteriums, des BSS (vgl. Kap. B 3).

In der A-Studie galt als Falldefinition (für einen „Fall" von psychogener Erkrankung) ein BSS-Wert ≥ 5 als wichtigstes Kriterium, und solch eine Falldefinition
war immer bezogen auf eine Punktprävalenz, d.h. den gemessenen Schweregrad
der Beeinträchtigung im Durchschnitt der letzten 7 Tage.

Bei unseren *jetzt* darzustellenden Vergleichsdaten weichen wir hiervon ab: Wir
bestimmen nicht nur die Punktprävalenz, sondern nehmen jetzt öfter die Letzt-
jahresprävalenz als Maßstab, weil diese weniger von zufälligen Veränderungen,
Schwankungen abhängt. Dabei meinen wir – abweichend von der üblichen Termi-
nologie für Periodenprävalenz – mit „BSS 1 Jahr Prävalenz" die nach gründlicher

Anamnesenerhebung jeweils als durchschnittlich beurteilte Beeinträchtigungs-
stärke im Verlauf dieses letzten Jahres, selbstverständlich: rückwirkend betrachtet.
Nach unserer Erfahrung gab das einen besseren Maßstab für die wirkliche Beeinträchtigung als ein nur auf den aktuellen Zeitpunkt bezogener und damit von vielen
zufälligen Symptomschwankungen und Befindenszuständen abhängiger Meßwert.
Außerdem gilt: Die bisher übliche Fallgrenze der Stärke der Beeinträchtigung im
BSS ≥ 5 ist für unsere jetzige Betrachtung ein zu grobes Kriterium: Sie unterteilt
das Gesamt der Probanden nur in Nichtfälle (< 5) und Fälle (≥ 5). Bei dem Langzeitverlauf ist jedoch auch eine Verschlechterung von z.B. 1 auf 4 BSS-Punkte –
also noch unterhalb der Fallgrenze und somit kein Wechsel von Nichtfall zu Fall –
beachtlich. Ebenso ist eine Verschlechterung innerhalb des Fallspektrums von 5
auf 10 Punkte wichtig und relevant. Das gleiche gilt für eine Veränderung im Zeitablauf in anderer Richtung, also für Besserung/Gesundung in den genannten
Kriteriumswerten während des Beobachtungszeitabschnittes. Wir glauben, damit
den wahren Änderungen im Verlauf eher gerecht zu werden, als wenn wir strikt
eine Grenze setzen und so tun, als wäre das Überschreiten dieser Grenze um z.B.
auch nur 1 BSS-Punkt ein wesentlicher qualitativer Sprung in Richtung Gesundheit oder Krankheit. Wie schon früher dargestellt (Schepank, 1990), ist auch noch
einmal zu betonen, daß eine minimale unterschiedliche Einschätzung um einen
Punktwert von 4 auf 5 oder 5 auf 4 nicht besonders relevant sein mag, auch wenn
sie an dieser Stelle gerade einen vorgegebenen Grenzwert überschreitet. Bei einer
so geringfügigen Änderung ist die Meßfehlerbreite sowohl des Instrumentes wie
auch die durch verschiedene Interviewer/Rater einzukalkulieren.

4.3.2 Stichprobenumfang

Gemessen an der Punktprävalenz der letzten 7 Tage im Beobachtungszeitraum
zwischen A- und B-Studie, also im Zeitabschnitt von 3 Jahren, betraf von 528
nachuntersuchten Probanden nur insgesamt 52 solch eine erhebliche Veränderung
im Meßwert von 3 oder mehr BSS-Punkten (27 Verschlechterungen des BSS-Wertes,
25 Verbesserungen); weitere 65 Probanden waren im Umfang von 1–2 Punkten
verändert, die anderen 411 waren ganz genau punktgleich geblieben. Diese Zahlen-
relation muß man im Sinn behalten bei der folgenden Darstellung:
  Durch die Studienverweigerer, Dropout-Probanden und andere Einflüsse im
Laufe der 15 Jahre zwischen 1979 und 1994 reduziert sich das untersuchte Datenmaterial noch einmal auf die Angaben von 301 restlichen Probanden, die von A
über B bis D verfolgbar untersucht werden konnten. Über das Gesamt der Veränderung während der Dekade gibt Abb. 5 in Kapitel C 3.1 (S. 59) Aufschluß. Unter
Weglassung der im BSS-Summenwert (letztes Jahr) über den gesamten Zeitabschnitt A-D konstant innerhalb des klinisch nicht relevanten Normbereichs geblie-
benen Probanden N = 163 (54,2%) Probanden, ergibt sich folgende Verteilung:
Insgesamt waren 63 (45,7%) gleich schwer beeinträchtigt geblieben, 43 (31,2%)
haben sich um mehr als einen BSS-Punkt verschlechtert und nur 32 (23,1%) haben
sich um mehr als einen BSS-Punkt verbessert.

4.3.3 Kasuistik

Deutliche Verschlechterung

Der folgende Proband, ein beim A-Interview 37-jähriger Mann, erscheint bei der
ersten und auch zweiten Untersuchung noch als Nichtfall, bekommt allerdings
BSS-Werte jeweils an der Fallgrenze (4 Punkte des BSS-Summenwertes). Auch ist
die im weiteren dann desolate Entwicklung schon lange vorgezeichnet – wie so oft
bei der Entwicklung eines schweren Alkoholismus.

Pb 452, männlich, 1945	A	B	D
BSS letzte 7 Tage	(1-2-1) Σ = 4	(1-1-2) Σ = 4	(3-3-4) Σ = 10

Zu A: 37-jähriger geschiedener Hilfsarbeiter, zweiKinder

Beim **A-Interview** kann der Untersucher durchaus noch positive Gegenüber-
tragungsgefühle dem Patienten gegenüber entwickeln, der sechs Jahre zuvor geschieden wurde, noch Kontakt zu seiner früheren Frau und den beiden damals 13
(Junge) und 10 (Mädchen) Jahre alten Kindern pflegt. Er ist auch noch berufstätig.
Die Symptomatik war noch relativ geringfügig: gelegentliche innere Unruhe,
unruhiger Schlaf, vor allem ein seit frühester Kindheit noch immer bestehendes
Stottern. Nach seiner Scheidung hat er eine Alkoholentzugsbehandlung durchge-
macht und ist seitdem glaubwürdig vollständig trocken; er trinkt nur ziemlich viel
Kaffee, leidet unter Magenbeschwerden und ist gelegentlich traurig über seine ge-
scheiterte Ehe und die Partnerlosigkeit. Die Frau hatte ihn mit seinem besten
Freund betrogen und diesen dann geheiratet, wobei sich retrospektiv das Bild ergibt, daß der Proband schon damals offenbar viel aushäusig war und getrunken hat.
Als Primordialsymptomatik neben dem Stottern waren noch Schulschwierigkeiten
und eine Enuresis nocturna bis zum 15. Lebensjahr vermerkt.
Der kurz vor Kriegsende 1945 außerhalb Mannheims geborene Proband war
das 9. von insgesamt 10 Geschwistern! Die Mutter hatte in 12 Jahren, von ihrem
25. bis zum 37. Lebensjahr, insgesamt 10 Kinder zur Welt gebracht, darunter zweimal Zwillinge. Eine daraus resultierende emotionale Mangelsituation ist wohl evi-
dent, zumal auch die Lebenssituation insbesondere ökonomisch ungünstig war:
Der mit der Mutter gleichaltrige Vater, Jahrgang 1910, hatte ein kleines Hand-
werksgeschäft, das im Krieg ausgebombt war und das er nicht wieder aufbauen
konnte. Er lebte von Gelegenheitsarbeiten und war ebenfalls Trinker, ist schließlich auch 60jährig an den Folgen seines Alkoholismus verstorben. Die Familie
habe er, wenn er arbeitslos zuhause war und trank, drangsaliert, Kinder und Mutter
auch geschlagen.
Der Patient hat nach normalem Hauptschulabschluß eine kaufmännische Lehre
nach einem Dreivierteljahr abgebrochen und seit der Zeit nur Hilfsarbeitertätig-
keiten versehen, die letzten sechs Jahre kontinuierlich als Allroundhandwerker in
einer Firma mit vielseitigem Tätigkeitsfeld. Er hat dort offenbar auch Bestätigung
erfahren.

Die Kinder leben bei seiner Frau, die inzwischen wieder verheiratet ist. Ein Suizidversuch im Zusammenhang mit der Scheidung wird erst in einem späteren Interview erwähnt, ebenso der Nikotinabusus.

Zum **B-Interview** durch eine Kollegin, fast drei Jahre später, ist er knapp 40jährig. Die Kollegin verzeichnet in ihrer Gegenübertragung schon eine weniger deutliche Zuneigung, insbesondere weil der inzwischen gekündigte und bei einer anderen Firma tätige Proband im Arbeitsbereich zu Schwarzarbeit und zu Ausweichhandlungen neigt. Das mehrmalige Beteuern, daß er doch ehrlich sein wolle, ließ die Interviewerin stutzig sein. Sein Verhalten war dennoch eher betont anhänglich, indem er ihr Bilder zeigte. Die einerseits rührenden Züge hatten auch etwas Distanzloses, was – mindestens retrospektiv jetzt – auch als beginnendes organisches Psychosyndrom den alkoholischen zerebralen Abbauprozeß signalisieren könnte. Überhaupt wirkte er deutlich vorgealtert.

Auch zur Zeit dieser Untersuchung hat er keine Partnerin. Eine spezielle Auslösung für seine Situation und Symptomatik ist nicht eruierbar. Er ist zur Zeit dieses Interviews noch trocken, trinkt lediglich sehr viel Kaffee und raucht 25 Zigaretten pro Tag. Aus Protest gegen eine Versetzung aus dem handwerklichen Bereich in die Schreibstube ließ er sich lieber krankschreiben. Es besteht weiterhin eine Impotenz, soweit Partner vorhanden. Die Mutterbindung ist noch immer eng, sie kocht noch für ihn, lebt in der Nähe. Immerhin reichte die charakterneurotische Störung bei alkoholischer Abstinenz nicht für eine Fallidentifikation aus, zumal er in den letzten sieben Tagen praktisch keine sonstigen Beschwerden hatte.

Neun Jahre später zum Zeitpunkt des **D-Interviews** – inzwischen ist der Patient 48 Jahre alt – bietet er das voll ausgeprägte Bild eines darniederliegenden Alkoholikers mit weitgehend hirnorganischem Abbau, einem massiv gestörten Kurzzeitgedächtnis und vermutlich Konfabulationen. Die Anwesenheit seiner in der Zwischenzeit neu gewonnenen Partnerin während des Interviews ist hilfreich und ermöglicht die Datenerhebung. Gerade eine Woche vor dem Interviewtermin war der Patient von einer Alkoholentzugsbehandlung aus dem regional zuständigen Psychiatrischen Krankenhaus entlassen worden, um in Kürze eine weitere Anschlußkur und Alkoholikertherapie mitzumachen. Er raucht 40 Zigaretten täglich und begann sofort nach der Entlassung wieder mit Bier (7 Flaschen pro Tag). An Beschwerden bestanden Depressionsäquivalente, massive Konzentrationsstörungen, Partnerschaftskonflikte, Kontaktstörungen, Impotenz und Alibidinie sowie Verdacht auf Hepatopathie und Polyneuropathie. In den letzten vier Jahren war er (zusammengerechnet) über zwei Jahre krankgeschrieben, hat eine Unmenge von Arztkonsultationen für seine verschiedenen Folgeerkrankungen sowie Unfälle benötigt. Erfolgte Entziehungskuren gingen praktisch effektlos an ihm vorbei. Der Patient lebt von Arbeitslosenhilfe, von der allerdings noch ein größerer Betrag gepfändet wird, weil er für ein altes Auto noch DM 15.000,- Schulden zu bezahlen hat. Das Auto ist allerdings inzwischen bereits zu Schrott gefahren. Der einzige Lichtblick und ein Signal für eine gewisse Überlebensfähigkeit ist, daß es ihm gelungen ist, eine Partnerin zu finden, zu der allerdings keine sexuelle Beziehung besteht und die insgesamt nur als regressive Mutterbeziehung beschreibbar ist, eine sehr korpulente und wie der Proband kettenrauchende Frau. Sie droht ihm seit kurzem allerdings mit Trennung, falls seine künftige Entziehungskur wieder erfolglos bleiben sollte. Der zuletzt interviewende Kollege erlebt in diesem Probanden einen der gestörtesten und kränksten Probanden der gesamten Stichprobe.

Zusammen mit den sehr plausiblen pathogenen psychosozialen Einflüssen aus der Frühkindheit halte ich auch die genetische Komponente für nicht unwichtig und denke dabei z.B. an ein Zwillingspaar, bei welchen bei einer Frau das Abgleiten in den Alkoholismus mit 52 Jahren zum Tode führte. Ihre eineiige Zwillingsschwester wurde allerdings nicht zur Alkoholikerin! Eine Diskordanzanalyse konnte einige dynamische Faktoren aufhellen, warum es zu einer unterschiedlichen Entwicklung kam trotz gleicher Genausstattung (Schepank 1996, S. 64ff. und 161ff.)

Deutliche Verbesserung

Eine deutlich positive Entwicklung bei einer Frau, ebenfalls Jahrgang 1945, zeigt der folgende Verlauf über 10 Jahre. Beim ersten Gespräch wünschte sie die Anwesenheit des Ehepartners. Ihre Bereitwilligkeit zur Untersuchung nahm von Mal zu Mal ab.

Pb 405, weiblich, 1945	A	B	D
BSS letzte 7 Tage	(3-2-2) $\Sigma = 7$	(1-2-1) $\Sigma = 4$	(1-1-0) $\Sigma = 2$

Zu A: 36-jährige verheiratete Verkäuferin, 1 Kind

Die zum **A-Interview** (1981) 36jährige verheiratete Probandin wies im ausführlichen Erstinterview eine recht umfangreiche Symptomatik stärkerer Ausprägung auf, die eine Psychotherapie durchaus gerechtfertigt und notwendig gemacht hätte. Sie bot eine ziemlich schwere Angstsymptomatik, phobische und hypochondrische Züge sowie Kontrollzwänge. Ferner litt sie an Konzentrationsstörungen, Spinnenphobie, Fahrstuhlphobie und Gewitterängsten. Somatisch bestanden Herzstechen, Herzrasen, Kopfschmerzen, Erröten und eine Alibidinie als erhebliche Leidenssymptome. Auslösend war vor ca. 15 Jahren die Geburt der Tochter, die Heiratsanlaß gewesen war. Eine Verstärkung der Symptomatik erfolgte durch den Tod der Mutter.

Die Patientin ist als Nachkömmling das jüngste von insgesamt 8 Geschwistern. Ihre eigenen Eltern waren bei ihrer Geburt beide schon 42 J. Die Geschwister sind 6 bis 21 Jahre älter als sie. Der drei Jahre ältere Mann ist Beamter in einer spezifischen Branche, die Helferhaltung mit körperlich handwerklicher Aktivität verknüpft.

Aufgrund ihrer nicht nur vielfältigen, sondern auch stark beeinträchtigenden Symptomatik wird die Patientin als Fall eingestuft. In ihrer jüngst wieder aufgenommenen Teilzeittätigkeit als Verkäuferin konnte der Interviewer eine stabilisierende Tendenz für die Zukunft vermuten.

Beim **B-Interview**, 39jährig, liegt sie mit einem BSS 4 knapp unterhalb der Fallgrenze. Sie ist noch immer – nach der langen Kindererziehungspause – halbtags berufstätig, wirkt hübsch und gewinnend auf den Interviewer, gibt auch subjektiv deutliches Wohlbefinden bei zum Teil denselben Beschwerden in verminderter

Form an. Sie meint selbst, daß sie vielleicht gereifter geworden ist und durch ihren Beruf Stützung erfahren hat, gut ankommt; wagt auch, dort etwas zu sagen ebenso wie gegenüber ihrem Ehemann, so daß sie besser ins Gespräch kommen und sich besser verstehen. Zu erwähnen ist, daß man im Hause der Schwiegereltern wohnt, was finanziell eine Erleichterung ist und Erbaussichten beinhaltet.

Beim **D-Interview** 1991, das sehr gekürzt (telefonisch) durchgeführt werden mußte, ist sie 46 Jahre alt. Noch immer hat sie gelegentlich Schlafstörungen und Kopfschmerzen sowie Nackenschmerzen. Auch Konzentrationsstörungen. All diese Beschwerden sind jedoch nicht ärztlich behandlungsbedürftig gewesen, keine Krankschreibungen, keine Kurverfahren. Alkohol nur gelegentlich und kein Nikotingebrauch.

Die Patientin war in den vergangenen sieben Jahren vielleicht insgesamt drei Wochen krankgeschrieben wegen grippaler Infekte. Zum weiteren Wohlbefinden hat sicher auch beigetragen, daß die inzwischen 25jährige Tochter seit einigen Jahren aus dem Haus in eine andere Stadt umgezogen ist und sich verselbständigt hat. Die Ablösung von der Tochter ist ihr gut bekommen. Sie hat sie gemeistert, ohne den Kontakt abreißen oder sich durch Versorgungsforderungen der unverheiratet mit einem Enkelkind lebenden Tochter überfordern zu lassen.

Zusammenfassend gilt hier die Beobachtung, daß eine insgesamt unterdurchschnittlich begabte (eine Klassenwiederholung in der Volksschule, keine Lehre), aber tatkräftige und hübsche Frau bei einer möglicherweise latent bestehenden angstneurotischen Mutterbindung mit ihrer recht frühen Partnerwahl eine sehr gelungene Entscheidung getroffen hat, mit einem drei Jahre älteren verläßlichen und aktiven und nicht ganz unvermögenden Beamten. Die Beziehung blieb konstant. Der Mann kann berufsbedingt mit einer relativ frühen Pensionierung rechnen, was in die positive Zukunftsplanung beider einbezogen ist, so daß der Zustand sich insgesamt von einer anfänglich etwas labilen Konstellation mit heftiger vielseitiger und chronifizierter Symptomatik insgesamt spontan wesentlich gebessert hat in Richtung auf Bagatellbeschwerden ähnlicher Art, die aber keinen Krankheitswert haben. Offenbar war auch beiderseits die Partnerschaft nicht durch sexuelles Agieren oder durch Suchtkomponenten getrübt.

Deutliche Verschlechterung

Die folgende Fallschilderung und -entwicklung verdient Interesse, weil die beiden Erstinterviewer dem Probanden eine weiterhin günstige Prognose stellten, trotz der durchaus registrierten frühkindlichen pathogenen Belastungen. Im weiteren Verlauf nach 10 Jahren scheint sich jedoch die Traumatisierung aus der Frühkindheit pathoplastisch durchgesetzt zu haben.

Pb 401, männlich, 1955	A	B	D
BSS letzte 7 Tage	(1-0-0) $\Sigma = 1$	(1-1-0) $\Sigma = 2$	(2-1-2) $\Sigma = 5$

Zu A: 26-jähriger verheirateter Lehrer, ein Kind

Der Mann, Jahrgang 1955, ist zum **A-Interview** 1981, 26 Jahre alt. Er ist zu der Zeit gerade verheiratet und lebt mit der 1 Jahr jüngeren Ehefrau, die er schon seit einem Jahrzehnt kennt, zusammen. Das Paar hat einen Säugling und wohnt noch in der früheren Wohnung seiner Eltern im Hause, das den Großeltern gehört. Beruflich ist er als Lehrer vor einiger Zeit mit der Ausbildung fertig geworden und hat eine Anstellung. Die Frau, ebenfalls ausgebildete Lehrerin, hat wegen der Schwangerschaft den Beruf vorerst aufgegeben. Die geringfügige Symptomatik, ein Blinzeltic, ist auch objektivierbar; ebenfalls seit je besteht eine minimale Durchschlafstörung. Sonst keine psychischen oder sozial-kommunikativen Symptome.

Aus der Genese wird ein sehr brutaler Vater berichtet, der enorm streng körperlich gezüchtigt hat, von Beruf Polizeibeamter ist und als uneheliches Kind selbst eine schwierige Entwicklung genommen hatte, bei Adoptiveltern aufwuchs. Auch die kurz nach Geburt des Probanden erfolgte Geburt eines nur ein Jahr jüngeren Bruders könnte belastend gewesen sein. (Der Proband galt schon in der Schule als Schläger!) Der Proband ist sportlich, vielseitig aktiv und auch beruflich eingespannt. Die Partnerbeziehung wirkt (noch) recht stabil und befriedigend, so daß der Erstinterviewer eine auch weiterhin günstige Entwicklung voraussagt.

Beim **B-Interview**, das drei Jahre später „blind" erfolgt, ist der Proband 29 Jahre. Auch hier beurteilt ihn ein sehr kompetenter Interviewer als recht unneurotisch, insbesondere auch im Kontrast zu der traumatisierenden Genese.

Neben dem noch immer vorhandenen leichten Blinzeltic fallen etwas hypochondrisch getönte auf den eigenen Körper bezogene Besorgnisse auf, gelegentliches Grübeln, Arztbesuche deshalb, aber keine Krankheitsausfälle. Inzwischen ist ein zweites Kind geboren. Man hat ein Haus gebaut, vermutlich auch etwas geerbt und kann dank gutem Einkommen die Hypothekenlast ohne besonderen Verzicht und Mühen abtragen. Auch dieser Interviewer beurteilt die Zukunftsprognose für die Gesundheit als gut, zumal der Proband die traumatisierenden Vorerfahrungen an dem Vater auch mit positiven Objektbeziehungen zu diesem verbinden kann: er identifiziert sich mit dem Vater, der viel Sport und Aktivitäten mit den Söhnen praktizierte, während die Mutter sich als insgesamt eher schwach erwies.

Das **D-Interview**, acht Jahre später (1992), 37jährig, verläuft erheblich anders und hinterläßt ein ungünstigeres Bild. Es beginnt damit, daß der Diagnostiker sich einen ganzen Monat lang mit mindestens 15 Telefonaten bemühen muß, bei dem Patienten einen Interviewtermin zu erwirken und einmal sogar zu einem vereinbarten Termin versetzt wird.

Inzwischen hat das Paar drei Kinder, das Haus ist bezogen, jedoch bestehen sowohl aktuell als auch in der Interimszeit deutliche Symptome, die zum Teil mindestens als psychosomatisch-psychogen interpretierbar sind. Vor allem besteht aktuell seit einem Jahr eine schwere Partnerkrise durch eine außereheliche Beziehung des Probanden zu einer beträchtlich (6 Jahre) älteren Berufskollegin. Der untersuchende Kollege konnte auch mit der Ehefrau sprechen und ein Paargespräch vereinbaren und empfahl eine Paartherapie. Ob diese realisiert wurde, ist nicht bekannt. Weiterhin bestehen Durchschlafstörungen, Nackenverspannungen und eine gewisse Reizbarkeit. Der Blinzeltic besteht nicht mehr, eine Eßsucht führte zu einer deutlichen Gewichtszunahme. Vor allem ist im psychischen Bereich auch die hektische Anspannung und eine zwanghaft wirkende Betriebsamkeit zu vermerken, die ihn ständig zu sportlichen Aktivitäten verschiedener Art zwingt. Fünf Hörstürze in der Zwischenzeit sowie eine starke Infektanfälligkeit, die zum Teil durch seinen Leichtsinn verschlimmert wurden. Auch ein Glaukom ist diagnostiziert worden.

Hauptproblem ist jedoch der Partnerkonflikt, bei dem er gegenüber seiner Frau sehr sadistisch wirkt und wenig einfühlsam für deren Probleme. Mangelnde Empathie und ein dezidiert verleugnendes Verhalten werden noch ideologisiert derart, daß Monogamie eigentlich unzeitgemäß sei. Er wirft seiner Frau nur vor, daß sie zu eifersüchtig sei. Der berichterstattende Kollege beurteilt die weitere Prognose mit Skepsis, zumal nicht absehbar ist, wie die Frau sich entscheiden wird und ob sie nicht eventuell ihre Rechte durchsetzt und den Patienten vielleicht noch zusätzlich aufgrund ihrer Enttäuschungsreaktion in einem Scheidungsverfahren knebelt und damit möglicherweise seine berufliche Situation gefährdet. Immerhin sind drei Kinder zu versorgen, und die Frau hatte ihrerseits zugunsten gemeinsamer Kinder ihren Beruf aufgegeben. Das Haus ist – sechs Jahre nach dem Bau – auch noch nicht annähernd schuldenfrei.

In den Gesprächen, vor allem dem letzten in der konflikthaften Situation, werden die Hintergründe für die sich abzeichnende ungünstige Entwicklung unter Rückgriff auf die Frühgenese etwas transparenter: Die ungünstigen Einflüsse des Vaters in Verbindung mit einer relativ schwachen und wenig haltgebenden Mutter wurden nur durch eine sehr frühe und insgesamt wohl doch nicht tragfähige Partnerschaft für einige Jahre kompensiert. Daß er sich als Mittdreißiger mit einer über 40jährigen Frau liiert, die möglicherweise auch mütterlich dominante Züge signalisiert und hier seinen bisherigen ausbalancierten Lebensaufbau auf's Spiel setzt und das nicht einmal realisiert, schlägt sich in den Symptomen nieder und dürfte ohne therapeutische Korrektur in eine problematische Entwicklung führen.

Eine Familiensituation eines Menschen aus dem Jahrgang 55, unter äußerlich finanziell-ökonomisch recht geordneten Verhältnissen aufgewachsen, beschult und gut ausgebildet mit Partnerschaft gerät hier im vierten Jahrzehnt in eine erhebliche Krise, von der man gespannt sein kann, ob der Proband unter therapeutischer Intervention oder spontan oder durch welche Ereignisse sonst eine Lösung noch erreichen wird. Derzeit ist er jedenfalls eindeutig verschlechtert gegenüber früher und Fall einer psychogenen Erkrankung.

Deutliche Verbesserung

Bei dem folgenden Probanden, einem Mann aus dem Geburtsjahrgang 1955, handelt es sich um einen, der sich im Laufe der Beobachtungszeit ganz erheblich gebessert hat von einem eindeutigen Fall zu einem strahlend Gesunden.

Pb 366, männlich, 1955	A	B	D
BSS letzte 7 Tage	(2-2-2) $\Sigma = 6$	(2-1-1) $\Sigma = 4$	(1-0-0) $\Sigma = 1$

Zu A: 26-jähriger lediger Student

Der bei der **A-Untersuchung**, 1981, 26jährige Mann wurde nicht nur von dem erfahrenen Interviewer als eindeutig und vielseitig psychoneurotisch recht schwer beeinträchtigt und krank angesehen. Er hatte sich schon zuvor quasi selbst als Fall definiert dadurch, daß er vor zwei Jahren unsere Ambulanz konsultiert hatte; dort war die Indikation für eine intensivere (stationäre) Therapie gestellt worden, der er jedoch nicht hatte folgen wollen.

Die Hauptsymptomatik zum ersten Untersuchungszeitpunkt im Rahmen des Forschungsprojektes bestand in einer sehr umfangreichen psychosomatischen Symptomatik: Kopfschmerzen, allgemeine innere Unruhe, Schwitzen, Kloßgefühl, Oberbauchdruckschmerzen, tickhaftes Hüsteln, Sodbrennen, Diarrhö, starke Müdigkeit, allgemeine Antriebsarmut, Leistungsunfähigkeit, Zukunftsängstlichkeit, Zwangsgrübeleien und eine massive Arbeitsstörung im Rahmen seines Studiums. Partnerschaftskonflikte und deutliche Suchtreaktionen (4–6 Bier täglich, 30 Zigaretten). Die meisten dieser Symptome bestanden seit etwa 10 Jahren, verstärkt seit 2–3 Jahren. Insgesamt kann man von einer chronifizierten psychogenen Mischsymptomatik von eindeutig hohem Krankheitswert sprechen.

Biographische Skizze: Zweites Kind nach einem älteren Bruder. Vater +30, kaufmännischer Angestellter, sehr arbeitsam und krankhaft sparsam und genau; Mutter +27, lebenslustiger. Ihre Eltern lebten bis zum 15. Lebensjahr des Patienten mit im Haus, waren offenbar etwas wohlhabend, Handwerksmeister, und vermittelten dem Patienten in seiner Kindheit Geborgenheit. – Vom Elternhaus auf Anpassung getrimmt mit wenig Raum für Individualentwicklung, zog sich der Patient zurück, entwickelte 15jährig seine psychosomatische Symptomatik und Schulleistungsstörungen.

Zum **B-Interview** drei Jahre später, 1984, war der Proband 29 Jahre. Zwar klagt er noch immer über fast täglich auftretende Schmerzen mit Verspannungen im Nackenbereich sowie innere Unruhe und Durchfälle. Die zwischenzeitlich zwar weiter bestehenden Studierschwierigkeiten (er mußte in den Vorjahren jeweils ein Krankheitssemester einschieben) haben sich aber in der letzten Zeit gemildert, so daß er kurz vor Examensabschluß stand.

Er hat bereits früh eine eigene Familie mit berufstätiger Frau und einem halben Jahr alten Töchterlein. Sein Konzentrations- und Leistungsvermögen ist derzeit wenig eingeschränkt. Die 2 Jahre jüngere Frau ist eine offenbar recht tüchtige Freiberuflerin. Die berufliche und familiäre Planung wirken insgesamt vernünftig. Aus einer konflikthaften Vaterbeziehung hat er sich inzwischen gelöst.

In den Folgejahren versorgt er im Wechsel mit seiner berufstätigen Frau als Hausmann gemeinsam oder im Wechsel mit Halbtagsarbeit das gemeinsame Kind. Eine spätere Berufsstellung kündigte er wegen der ihm zu abhängigen Position bei einem Onkel. Inzwischen ist er in Volltagsstellung, und die Frau hat sich beruflich soweit verselbständigt, daß sie die Tochter noch nebenbei nach eigener Zeitplanung versorgen kann. Der Patient selbst bereitet sich auf eine Weiterbildung und Spezialisierung vor, die ihm später auch eine selbständige akademische freiberufliche Tätigkeit ermöglicht.

Das **D-Interview** (1991) sieben weitere Jahre später habe ich selbst durchgeführt. Der inzwischen 36jährige Proband war zu mir ins Institut gekommen. Aus der früher fast überwältigenden und vor allem den Erstuntersucher zu starken prognostischen Bedenken veranlassenden Symptomatik aus früheren Jahren, vor allem den psychosomatischen, aber auch den psychoneurotischen und Arbeits- und Kontaktproblemen war praktisch nichts übrig geblieben. Es hat sich zweifellos um eine früher recht schwere neurotische Symptomatik gehandelt, *deren wichtigster präventiver Faktor wohl war, daß er keine langfristig festlegenden, lebenswichtigen Fehlentscheidungen getroffen hat.*

Lediglich gelegentliche Magenbeschwerden bestehen bei der letzten Untersuchung noch. Schmerzzustände im Rücken-Nacken-Bereich könnten somatische Ursachen haben und Folge von chirurgischen Eingriffen sein: Der Patient hatte in mehreren Jahren hintereinander insgesamt dreimal einen Spontanpneumothorax, der zuletzt zur Rezidivvermeidung chirurgisch durch Lobotomie therapiert werden mußte. Die depressive Verfassung hat sich gelegt, die Arbeitsschwierigkeiten sind vollständig behoben.

Die Gründe für die insgesamt positive Entwicklung kann der Proband mir selbst in seiner sehr soliden Reflexion beschreiben: Seine Schwierigkeit sei früher gewesen, zu fest mit dem Elternhaus verwachsen zu sein und immer gemeint zu haben, es allen Recht machen zu müssen im Rahmen der sehr engen Großfamilienbindung. Auf dem Bauernhof des Großvaters hat er aber auch bodenständige Freude und Freizügigkeit erlebt. – Nach Krisenzeiten in Schule und Studium lernte er seine jetzige Frau kennen und heiratete sie bald darauf wegen Schwangerschaft, was ihn insgesamt deutlich stabilisierte. Die Frau war bereits beruflich fertig und ernährte ihn in seinen letzten beiden Studiensemestern, was ihm die Ablösung von der elterlichen Familie erleichterte.

Seine jeweils völlig unerwarteten und zum Teil lebensbedrohlichen Krankheitsepisoden (Spontanpneumothorax) hatten nicht nur die hypochondrisch klingenden Beschwerden provoziert, sondern auch eine begründete ernsthafte Besorgnis im Umgang mit seiner eigenen Gesundheit gefördert und ihn von süchtigen Ansätzen wieder distanziert.

Nach den Eigenschaften seiner Frau gefragt, nennt er bezeichnenderweise zuerst spontan das, was er an ihr schätzt. Offenbar lassen sich auch beide Partner gegenseitig Entwicklungsspielraum, ohne die Grenzen zu überschreiten oder den Partner zu verletzen. Wie es zu dieser Bekanntschaft kam, ist interessant: Er kannte die Frau schon zur Schulzeit. Sie waren schon einmal (20-jährig) auf einem Gruppenskiurlaub, aber ohne intime Beziehung. Der Kontakt zur Frau, der dann die Intimbeziehung intensivierte, wurde mit weiblicher Einfühlung und eigentlich freundlicher Tendenz eingefädelt durch eine langjährige frühere Freundin, nachdem er sich von dieser getrennt hatte. Der Patient hat offenbar doch per Konstitution einen recht guten Common Sense und tragfähige emotionale Kontakte und Beziehungsnetze, die selbst nach dem Abbruch einer Partnerschaftsbeziehung (von seiner früheren Freundin) noch positive Wirkungen entfalten. Ebenso wie er über die Mutter mit dem Vater den Kontakt aufrechterhält und konflikthafte, belastende Auseinandersetzungen meistert, ohne ihnen phobisch auszuweichen oder Konflikte zu provozieren.

Das „Glück" einer Partnerschaftsbeziehung, die tragfähig ist, Verselbständigung ermöglicht und im gegenseitigen Einvernehmen Pflichten und Rechte aushandelt, scheint – bei dem originär sicher auch gut intelligenten Patienten mit einer nicht zu schwer belastenden frühkindlichen Entwicklung – die spontane Rehabilitation ermöglicht zu haben.

Wie er seine persönliche Veränderung in der Zeit seit dem Zweitinterview sieht: „Ja! Ich bin gelassener geworden. Ich versuche, das, was mir wichtig ist, durchzusetzen und zu praktizieren, nicht Kompromisse nur anderen zuliebe einzugehen. Ich ermahne mich oft dazu: Bleib locker, laß die Arbeit Arbeit sein."

Deutliche Verbesserung

Das **A-Interview** der bei Projektbeginn, 1982, knapp 27jährigen Probandin findet durch einen männlichen Untersucherkollegen statt und auf Wunsch der Patientin nicht in ihrer Wohnung: Herrenbesuch ist ihr gegenüber ihren Nachbarn peinlich. Eine sehr bemüht gepflegt, etwas älter wirkende, pflichtbewußte, ledige, alleinlebende, berufstätige Frau. Sie ist langjährig als medizinisch-technische Assistentin mit ständigem Patientenkontakt schon seit fast 10 Jahren in einem großen Krankenhaus angestellt. Sie weist eine ausgeprägte Symptomatik auf und wird deshalb nach der Falldefinition eindeutig als Fall eingestuft. Vor allem leidet sie unter aktueller Partnerlosigkeit und der Schwierigkeit, eine Partnerbindung zu halten, obgleich sie sich eine Dauerbeziehung wünscht. Zahlreiche körperliche Symptome wie Sodbrennen, Magenbeschwerden, Spannungen im Nacken, LWS, allgemeine innere Unruhe, Angst sowie anfallsweise Schweißausbrüche, Herzklopfen, Herzrasen, Herzstiche in spannungsgeladenen Situationen, führen zu häufigen depressiven Einbrüchen, die sie mit Alkohol sowie starkem regelmäßigen Zigarettenkonsum (20–30 täglich) und häufigem Tranquilizerabusus zu bekämpfen versucht. Sie hatte zwar schon einige Partner, auch schon mit 18 Jahren für zwei Jahre mit einem Freund zusammengelebt, ist zur Zeit jedoch ohne Partner.

Pb 493, weiblich, 1955	A	B	D
BSS letzte 7 Tage	(2-2-2) Σ = 6	(1-0-0) Σ = 1	(0-0-2) Σ = 2

Zu A: 27jährige ledige kinderlose medizinisch technische Assistentin

Sie ist als ältere von zwei Schwestern aufgewachsen und hat zur drei Jahre jüngeren Schwester ein ambivalentes Verhältnis, weil diese von der Mutter vorgezogen worden sei. Ihre Eltern waren bei ihrer Geburt 26 J. (Vater) und 21 J., wobei die Mutter ein hartes Schicksal hinter sich hatte als 10jährig Vertriebene aus den Ostgebieten; ohne Beruf und als Fabrikarbeiterin hat sie bis zur Eheschließung gearbeitet. Die Beziehung beider Eltern zueinander und zu ihr wird als eher kühl bezeichnet, weshalb sie selbst auch früh auszog.

Die Beziehung der Eltern untereinander und der Patientin zu ihnen wird etwa so charakterisiert: Vater, von der Mutter dominiert, war ein ruhiger, zurückhaltender

Mensch, Maschinenschlosser von Beruf, stets freundlich und um Ausgleich bemüht, überließ die Erziehung der Mutter, die ihrerseits eher energisch und in der Ehebeziehung dominierend war, zu den Kindern eher gefühlsmäßig kühl und distanziert und noch von ihrem eigenen schweren Schicksal geprägt. Eine voll gelungene Identifikation mit der Mutter gelang der Patientin in ihrer Entwicklung nicht, sie hat sich aber wohl von ihr doch eine distanzierte Haltung abgeschaut und bewältigt ihr Leben, ohne sich in gravierende Partnerkonflikte zu stürzen.

Drei Jahre später erfolgt das **B-Interview** (durch eine Kollegin) in ihrer Wohnung. Die Probandin ist inzwischen 29 J. und gibt im psychischen Bereich keine Leidenssymptomatik an und auch im partnerschaftlichen sozialkommunikativen Bereich nicht. Lediglich eine Reihe funktioneller Beschwerden, übermäßiges Schlafbedürfnis und neu hinzugekommene gelegentliche Kopfschmerz/Migräneanfälle (unter denen auch die Mutter und die jüngere Schwester litten). Kreuz- und Rückenschmerzen, wohl z.T. auch durch ihre Berufstätigkeit mit häufigem Heben von Patienten, gelegentlich Schwindel und Erröten. Das Rauchen hat sie inzwischen aufgegeben, Alkohol konsumiert sie nur noch selter, Tranquilizer nicht mehr. Sie ist zwar auch im Moment wieder ohne festen Partner, hat aber einen größeren Bekanntenkreis. Auf der bewußten Suche nach einem Ehepartner ist sie nicht mehr. Die frühe Resignation diesbezüglich klingt etwas unglaubwürdig, aber doch so, daß sie ihr Leben bei beruflichem Erfolg und beruflicher Stabilität selbständig recht gut bewältigt.

Sie wird nicht mehr als Fall eingestuft. Die vier minimalen Beschwerden, die im Fragebogen angekreuzt sind, ergeben sich bei näherer Nachfrage als außerordentlich geringfügig. Daß sie den Zigarettenkonsum inzwischen einstellen konnte, ist vermutlich einem einschneidenden Erlebnis zu verdanken: Ihr Vater ist in dem zwischenzeitlichen Intervall nach kurzer schwerer Krankheit an einem Lungenkarzinom 53jährig gestorben. Er war ein starker Raucher und bis dahin immer gesund. Sie litt unter seinem Verlust in einer angemessenen Trauerphase sehr stark.

Bei der letzten Untersuchung zum **D-Interview**, inzwischen 37jährig, durch eine Psychologin, ergibt sich eine weiterhin anhaltende Besserung. Eine zwischenzeitlich über ca. 8 Jahre dauernde feste Partnerbeziehung war nach vielen wechselnden Trennungen und Versöhnungen auseinandergegangen. Zur Untersuchungszeit hat die Probandin wiederum keine feste heterosexuelle Beziehung, jedoch Kontakte zur Mutter und Schwester sowie einem regelmäßigen Bekanntenkreis. Die früher schon geklagten körperlichen Beschwerden sind minimal. Wegen der fehlenden Partnerschaft trotz diesbezüglicher Wünsche und den somatischen Bagatellsymptomen bekommt sie einen BSS-Wert weit unterhalb der Fallgrenze. In Anbetracht der guten Lebensbewältigung und beruflichen Stabilität und weitgehenden Beschwerdefreiheit wird man die – in partnerschaftlicher Hinsicht etwas beeinträchtigt wirkende – Frau insgesamt wohl in Richtung auf eine Gesundung im Laufe des Untersuchungszeitabschnittes beurteilen können.

5 Protektion und Salutogenese

G. Reister, W. Tress, M. Franz

Der bekannte Medizinsoziologe Antonovsky (1979, 1987, 1993) prägte den Begriff Salutogenese. Es geht darum, der Erforschung der Bedingungen für das Gesund-Sein und -Bleiben den gleichen Rang einzuräumen wie der wissenschaftlichen Aufklärung pathogenetischer Zusammenhänge. Tatsächlich ist die Beantwortung der Frage, warum und auf welchem Weg ein Individuum gesund bleibt, nicht nur von wissenschaftlichem Interesse. Ihre Bedeutung für Intervention und Prävention liegt auf der Hand.

Der salutogenetische Ansatz stützt sich insbesondere auf die Ergebnisse der in den letzten beiden Dekaden enorm fruchtbaren Protektionsforschung (Anthony, 1987). Diese nahm ihren Ausgang von Befunden aus Längsschnittuntersuchungen wie der Child-Guidance-Studie (MacFarlane, 1939, 1963, 1964), wonach die seelische Entwicklung mancher Kinder trotz schwerer biologischer, sozialer und psychologischer Risiken wider Erwarten günstig verlief. Als Erwachsene waren sie nicht nur psychopathologisch weitgehend unauffällig, sondern sie imponierten häufig als reife und sozial kompetente Individuen. In ihrer Biographie fanden sich protektive Faktoren, die sie vor späterer psychischer Erkrankung schützten. Als solche galten:

1. Persönlichkeitsfaktoren wie Autonomie, Selbstwertgefühl und eine positive soziale Orientierung.
2. Merkmale der Familie wie Zusammengehörigkeitsgefühl, emotionale Wärme und Harmonie.
3. Verfügbarkeit von Support-Strukturen zur Ermutigung und Stärkung von Coping-Fähigkeiten.

Ein zweiter Zentralbegriff der Protektionsforschung ist jener der seelischen Elastizität oder *„resilience"*, der die Widerstandskraft solcher Menschen kennzeichnen soll, die trotz widriger Erfahrungen seelisch gesund sind und bleiben.

Die im folgenden vorzustellenden Ergebnisse sollen nach der vorangegangenen ausführlichen Darstellung der Einflüsse, die eine Erhöhung des Erkrankungsrisikos bewirken können, aus Sicht der Epidemiologie einen Beitrag zur Identifizierung protektiver Faktoren leisten. Darüber hinaus versuchen wir – empirisch untermauert – mögliche interaktive Prozesse herausarbeiten, die am Schutz vor psychogener Erkrankung beteiligt sind.

Die stabile Bezugsperson und der abwesende Vater

Hierfür befaßten wir uns zunächst ausschließlich mit jenen Probanden (n = 40) der A-Studie, die in der frühen Kindheit die schwersten psycho-sozialen Belastungen erlebt hatten. Die mittels eines fünf-stufigen Interviewer-Ratings („Gesamtbeur-

teilung der frühkindlichen Belastungsfaktoren in den ersten sechs Lebensjahren")
ermittelte Stichprobe unterteilt sich in zwei Subgruppen:

Gruppe G: Aktuell *gesunde Probanden* ohne psychogene Beeinträchtigung
(n = 20)

Gruppe K: Aktuell *schwer beeinträchtigte Probanden* mit erheblichen (charak-
ter-)neurotischen und psychosomatischen Erkrankungen (n = 20).

Anhand von 30 operationalisierten Kindheitsfaktoren (ausführlich Tress, 1985,
S. 76ff; 1986a S. 68ff) untersuchten wir nun, ob und wie diese mit der Zugehörig-
keit zu einer der Extremgruppen korrelieren. Sieben der Kindheitsfaktoren zeigten
einen engen Zusammenhang mit der Zugehörigkeit der frühkindlich hochbelasteten
Probanden zu der Gruppe der seelisch Gesunden (G) bzw. der psychogen Kranken
(K). Die folgende Tabelle 35 (aus Tress, 1986a, S. 102f) listet sie im einzelnen auf:

Tabelle 35. Zusammenhänge der frühkindlichen Lebensumstände mit psychogener Krankheit und
Gesundheit im Erwachsenenalter

	Gruppe	phi	phi korr	p (einseit.)
KF 2: Jahrgang 1945	G	0,20	0,20	0,21
KF 6: beide (Ersatz-) Eltern vorhanden	*K*	*0,56*	*0,65*	*0,0004*
KF 16: Psychopathologie des Vaters	K	0,39	0,54	0,05
KF 22: keine Geschwister im Abstand unter 6 J.	G	0,30	0,56	0,06
KF 23: Abstand zum nächsten Geschwist. unter 1 J.	K	0,39	0,69	0,01
KF 29: belastende Lebensereignisse bis zum 6. Lj.	G	0,22	0,33	0,17
KF 30: zuverlässige frühkindliche Bezugsperson	*G*	*0,75*	*1,00*	*0,0001*

KF = Kindheitsfaktor; Gruppe G = Gesunde; Gruppe K = Kranke

Die aktuell Gesunden weisen damit mehrheitlich die Existenz einer positiven
stabilen Bezugsperson auf, die zuverlässig zur seelischen Unterstützung während
der ersten Lebensjahre angesichts gravierender Defizite in sonstigen sozialen Bereichen zur Verfügung stand. Der zweite, statistisch eminent protektive Umstand der
frühen Kindheit ist überraschender Weise in der *Unvollständigkeit* der Familie zu
sehen. Dieser Befund läßt sich nicht leicht erklären. Man muß sich aber vor Augen
halten, daß wir eine psycho-sozial hochbelastete und hochselegierte Stichprobe
untersuchten. Unter diesen Bedingungen, in denen ein Elternpaar in widrigen
Lebensumständen eine konstruktive Beziehung oft gar nicht erst entwickeln kann,
wo Streit und Auseinandersetzung überwiegen, die familiäre Atmosphäre emotional hochgespannt und voller Irritationen ist, mindert sich die Chance für das
Kind, eine sichere und warmherzige Beziehung zu einem der Eltern und/oder
Großeltern zu entwickeln. Ausschließlich in *diesem* Fall mag die Abwesenheit des
Vaters für die seelische Entwicklung des Kindes besser sein (vgl. zu diesem
Stichprobeneffekt auch Kapitel C 3.2). Ansonsten vermindern sich seine Aussich-
ten auf seelische Gesundheit im Erwachsenenalter entscheidend.

Für A- und B-Studie zusammen wählten wir anschließend 87 Probanden mit hoher psycho-sozialer Kindheitsbelastung aus und stellten aus diesen erneut zwei Extremgruppen gegenüber: Gruppe I ist unter dem Kriterium des BSS (1-Jahres-prävalenz) sowohl in der ersten wie in der zweiten Erhebung als de facto klinisch gesund zu bezeichnen (BSS-Summenwert in beiden Querschnittsuntersuchungen maximal 3); sie umfaßt 18 Personen. Gruppe II (35 Probanden) ist deutlich bis hochgradig chronisch beeinträchtigt (BSS-Summenwert 6 bis 12 und höchstens einmal 4).

Tabelle 36 zeigt die Ergebnisse der Signifikanzprüfung auf Unterschiede bei potentiell differenzierenden Merkmalen der frühen Kindheit („Kindheitsfaktoren") und aktueller Merkmale:

Tabelle 36. Differenzierung der Gruppen I und II in der Gruppe mit frühkindlicher Hochbelastung

Geburtsjahrgang	n.s.
Geschlecht	n.s.
Aktuelle soziale Schicht (Gruppe II)	$p < 0.025$
Kindheitsfaktoren i.e.S.	
Herkunftsschicht	n.s.
Psychopathologie:	
– *Mutter (Gruppe II)*	$phi = 0.37; p < 0.025$
– Vater (Gruppe II)	n.s.
– Elternbeziehung (Gruppe II)	n.s.
Positive stabile Bezugsperson (Gruppe I)	$phi = 0.62; p < 0.001$
Einzelkind (Gruppe I)	n.s.
Geschwisterabstand ≤ 2 Jahre (Gr. II)	n.s.
Beide Eltern präsent (Gruppe II)	$phi = 0.47; p < 0.001$

Eindeutig, wenn auch mit etwas geringerer Trennschärfe, bilden sich erneut die in der A-Studie für die Gesunden gefundenen Aspekte der Frühkindheit auch für *beide* (A- und B-) Studien als bedeutsam ab: Die Existenz einer positiven stabilen Bezugsperson und die unter den Bedingungen hochbelasteter Kindheit zu sehende Abwesenheit des zweiten Elternteils, in aller Regel die des (Ersatz-)Vaters. In geringerem Maße beeinflussen in dieser Stichprobe die Psychopathologie der Mutter und die aktuelle Schicht den Gesundheitszustand im Sinne psychogener Störung. Dabei scheint nach anderen Befunden die Schichtzugehörigkeit die Folge und nicht die Ursache neurotischen Leids zu sein.

Protektive Faktoren bei Frauen und Männern

Zur Untersuchung geschlechtsspezifischer Unterschiede der Protektion liegen aus der A- und B-Studie Daten von 288 Frauen und 240 Männern vor. Mittels des BSS (1-Jahresprävalenz) identifizierten wir stabil Gesunde (BSS-Summenwert in A- und B-Studie max. 2) und chronisch Kranke (BSS-Summenwert ≥ 5 in beiden Querschnitten). Für die Gesunden galt zusätzlich die Bedingung, daß zumindest einer die Gruppe der chronisch Kranken kennzeichnenden Risikofaktoren (Auflistung bei de Cruppé, 1990 und Blaurock, 1990) vorhanden sein mußte. Damit sollte der Überlegung Rechnung getragen werden, daß Schutzfaktoren erst dann wirksam werden, wenn (ein) Risiko vorliegt. Ein breiter Mittelbereich von 351 Probanden, die diese Bedingungen nicht erfüllten, wurde somit aus den statistischen Berechnungen ausgeschlossen. Danach ergaben sich folgende Zahlen:

Tabelle 37. Stabil gesunde und chronisch kranke Männer und Frauen aus dem Mannheimer Kohortenprojekt

	Männer	Frauen	Gesamt
Kranke (BSS ≥ 5; A + B)	39 (41%)	59 (70%)	98 (55%)
Gesunde (BSS ≤ 2; A + D)	54 (58%)	25 (30%)	79 (45%)
Gesamt	93 (100%)	84 (100%)	177 (100%)

Die aus der Literatur gewonnenen, hypothetisch protektiven Faktoren, die es zu überprüfen galt, betreffen die familiäre Situation in der Kindheit, die derzeitige soziale Unterstützung sowie positive Lebensereignisse in den verschiedenen Lebensabschnitten. Ein **signifikanter Unterschied zwischen gesunden und kranken Frauen** ergab sich demnach bei folgenden Faktoren:

– Entlastung/Förderung durch Geschwister
– unneurotische Beziehung der Erzieher
– seelisch gesunde Mutter
– gute nachbarschaftliche Integration
– gute soziale Integration

Bei den **gesunden Männern** fanden sich die folgenden sieben signifikanten protektiven Faktoren:

– unneurotische Beziehung der Erzieher
– seelisch gesunde Mutter
– seelisch gesunder Vater
– Familienstand verheiratet
– gute soziale Integration
– abgeschlossene Berufsausbildung
– Aktivität im Verein

Für die seelische Gesundheit beider Geschlechter sind demnach eine seelisch gesunde Mutter, die unneurotische Beziehung der Eltern in der Vorgeschichte und eine gute soziale Integration im gegenwärtigen Leben förderlich. Positiv bewertete rezente Lebensereignisse hatten weder bei Männern noch bei Frauen eine protektive Wirksamkeit.

Als protektive Faktoren gegen seelische Erkrankung bei 600 Probanden des Mannheimer Kohortenprojekts und einer aus 240 Männer und Frauen bestehenden Risikoklientel der c-Studie (ausführlich Reister 1995 S. 104) fanden sich bei deskriptiv-explorativer Untersuchung folgende Variablen:

1. Merkmale der (frühen) Kindheit:
   - eine positive, stabil zur Verfügung stehende, warmherzige Bezugsperson
   - die Abwesenheit des Vaters bei frühkindlicher Hochbelastung
   - eine seelisch gesunde Mutter
   - eine unneurotische Beziehung der Erzieher
   - nur bei Frauen: Entlastung/Förderung durch Geschwister
   - nur bei Männern: ein seelisch gesunder Vater

2. Merkmale der gegenwärtigen Lebenssituation
   - eine sehr gute soziale Integration
   - nur bei Frauen: eine sehr gute nachbarschaftliche Integration
   - nur bei Männern:
     - Familienstand verheiratet
     - Berufsausbildung
     - Aktivität im Verein

Innerhalb von Pfadanalysen und Strukturgleichungsmodellen zeigte sich für die Gruppe der psychisch gesunden Risikoprobanden darüber hinaus die überragende Bedeutung von Persönlichkeitsfaktoren und die relativ geringere Wirksamkeit des sozialen Netzwerkes und der sozialen Unterstützung für die Erreichung und Aufrechterhaltung seelischer Gesundheit.

Unsere Ergebnisse unterstützen mit der Ausnahme des Befundes der protektiven Bedeutung des abwesenden (Ersatz-)Vaters die empirischen Erkenntnisse der Protektionsforschung. Aber auch dieses abweichende Ergebnis hat vor dem Hintergrund schwer gestörter familiärer Bedingungen für unsere Stichprobe einige Plausibilität. Denn die Verminderung von unerträglicher Belastung durch die Abwesenheit eines „Risikofaktors", hier eines hochkonflikt agierenden (Ersatz-)Vaters, hat zweifellos eine schützende Wirkung. Umgekehrt macht dieser Sachverhalt darauf aufmerksam, wie sehr Protektion und Risiko miteinander verknüpft sind. Insofern ist die neuere Entwicklung in der Protektionsforschung weg von einem statischen hin zu einem zeitlich-dynamischen Modell nur folgerichtig. Dabei muß hier allerdings offenbleiben, welche Rolle somatische und genetische Faktoren im Prozeß der Protektion eine Rolle spielen. Auch die Bedeutung der späteren Kindheit und der Adoleszenz für die Entwicklung von Schutzfaktoren läßt sich mit unseren Daten nicht gewichten.

Immerhin machen unsere Ergebnisse eine noch vorläufige Auffassung von Protektion wahrscheinlich: Auf der Basis einer guten frühkindlichen Beziehungsgestaltung in der Familie entwickeln sich spezielle Persönlichkeitszüge, die man Kompetenz und Flexibilität nennen könnte. Diese sind die eigentlichen resilienten Persönlichkeitsfaktoren, die es über die Lebensspanne ermöglichen, mit Alltagsbelastungen aber auch biografischen Extrembelastungen zurechtzukommen. Wahrscheinlich wird aber das Aufwachsen in einer Umgebung, die keinerlei Anforderungen und Risiken in sich birgt, die Entwicklung von Resilienz ebenfalls nicht begünstigt. Es liegt also nahe, protektive Prozesse als Folge und Wirkung eines interaktiven Beziehungsgeschehen zu interpretieren, in welchem primärer „Social Support" (oder primäre Mütterlichkeit) die personalen Bedingungen schafft, die es später ermöglichen, Risiken zu begegnen, ihnen auszuweichen bzw. sie selbst gar nicht erst zu konstellieren. Persönliche Ressourcen stellen somit auch die Basis für die Fähigkeit dar, sich selbst ein soziales Netzwerk mit befriedigender Qualität zu schaffen.

Für primär präventive Strategien auf dem Feld der psychogenen Erkrankungen legt die hier wahrscheinlich gemachte Bedeutung persönlicher Ressourcen im Sinne von entwickelten Coping-Fähigkeiten und reifen Persönlichkeitsstrukturen sowie eines supportiven sozialen Netzwerks die Förderung solcher Kompetenzen nahe. Sie wird da ansetzen müssen, wo die Persönlichkeit sich zu entwickeln beginnt, d. h. schon in der Frühkindheit, und sollte die gesamte Phase der Formung der Persönlichkeitsstrukturen mit ihren je eigenen Anforderungen und Belastungen zu verschiedenen Zeiten begleiten. Die protektive Bedeutung einer emotional zugeandten, stabil verfügbaren Bezugsperson unterstreicht nicht nur die Bedeutung der primären Mütterlichkeit; sie läßt auch daran denken, Programme zu entwickkeln, Risikokinder aus emotional hochbelasteten Familien etwa über Kinderärzte, Kindergärten, Vorschulen und Beratungsstellen zu identifizieren. Auf einer allgemeineren Ebene und unter dem Gesichtspunkt der Bindungstheorie sprechen unsere Befunde dafür, die Zuwendung zum Kind als eine zentrale Investition in seine Entwicklung zu einem sozial- und bindungsfähigen, selbstbewußten und seelisch stabilen Individuum zu betrachten.

Im Erwachsenenalter liegen die Ansätze primärer Prävention in den zwischenmenschlichen Bezügen in Partnerschaft, Freundeskreis, in Beruf und Freizeit. Die Bedeutung eines dichten sozialen Netzwerkes mit befriedigend empfundener sozialer Untersützung (Nachbarschaft, Arbeitsplatz) ist für die Prophylaxe psychogener Erkrankungen unübersehbar. Die Tatsache, daß der Aufbau eines sozialen Netzes deutlich persönlichkeitsabhängig ist, macht soziale Unterstützung für die sekundäre und vor allem tertiäre Prävention bedeutsam. Hier könnte sich die psychohygienische Bedeutsamkeit von psychologischen Grundinformationen beweisen, die sich über die Medien an alle Altersstufen der Bevölkerung wenden. Zugleich könnte das auch die gesamtgesellschaftliche Akzeptanz gegenüber professionellen psychosozialen Diensten und ihrer Arbeit für die sekundäre und tertiäre Prävention erhöhen und der immer noch wirksamen Diskriminierung psychogener Erkrankungen entgegensteuern.

Die Behandlung psychogener Störungen im Rahmen der sekundären Prävention sollte idealerweise auf eine Nachreifung seelischer Strukturen zielen und der Entwicklung und Festigung durchaus auch kognitiv gesteuerter Verarbeitungs- und Bewältigungsfertigkeiten von psychosozialer Belastung Aufmerksamkeit schenken. Derart hat Prävention im Bereich der psychotherapeutischen Medizin immer auch den Anschein des Trivialen und der unkritischen, technologiefeindlichen Menschenfreundlichkeit. Dabei geht es lediglich darum, im Auge zu behalten, daß Menschen nicht unbegrenzt anpassungsfähig sind. Eine Gesellschaft, die vorwiegend an Wettbewerb, Leistung und technischer Machbarkeit orientiert ist, wird hierfür einen Preis zahlen müssen, weil am ehesten derjenige zu liebevoller Mitmenschlichkeit oder Solidarität fähig und bereit ist, der sie selber als Kind empfangen hat. Die primäre Liebe (Balint) aber vermögen Mütter und die individuellen Familien nicht allein aus eigener Kraft ohne die Unterstützung ihres mittelbaren und unmittelbaren sozialen und politischen Umfeldes aufzubringen.

6 Einflußfaktoren auf die Psychotherapieakzeptanz

M. Franz

Ausgangssituation: maximale Fehlversorgung – Unklarheit über die Einflußfaktoren

Bis heute ist die offensichtliche und gravierende Fehlsteuerung in der therapeutischen Versorgung psychogen erkrankter Patienten in ihren Ursachen nicht ausreichend verstanden. Trotz der Häufigkeit und des ungünstigen Spontanverlaufes psychogener Erkrankungen liegt die Inanspruchnahme von Psychotherapie i.e.S. in der Bevölkerung unter 1% (Meyer et al. 1991), obwohl Psychotherapie nachweislich effektiv ist und auch unter wirtschaftlichen Aspekten konkurrenzfähig (effizient) ist (Dührssen und Jorswieck, 1965; Mumford et al., 1984; Deter, 1986; Schmidt, 1991; Zielke, 1993; Heinzel und Breyer, 1995; Heinzel et al., 1998; Lamprecht, 1996).

Die Mannheimer Kohortenstudie eröffnet angesichts dieser Situation eine einmalige Gelegenheit: Hier wurde nach intensiver psychodiagnostischer Untersuchung einer zufällig aus der Bevölkerung ausgewählten Stichprobe mittelgradig beeinträchtigter psychogen erkrankter Probanden aktiv ein Psychotherapieangebot unterbreitet. Die Einflußfaktoren der Psychotherapieakzeptanz lassen sich so realitätsnäher als in klinischen Studien beurteilen, da wir auch solche psychogen erkrankten Patienten untersuchen konnten, die von sich aus erst gar nicht in Kontakt mit psychotherapeutischen Einrichtung oder einem Psychotherapieangebot gekommen waren. Es handelt sich also *nicht* um eine institutionell oder administrativ selegierte Patientenstichprobe, die nur eingeschränkte, kaum zu verallgemeinernde Aussagen zur Psychotherapieakzeptanz erlaubt. In klinischen Untersuchungen an Patientenstichproben schwankt die Inanspruchnahme empfohlener Psychotherapie zwischen den Extremen von 22% (Rudolf et al., 1988) und 78% (Meyer et al., 1988). Diese erhebliche Streuung schwächt die Aussagekraft derartiger Studien ab.

Verschiedene patientenseitige Einflußfaktoren wie unzureichende Informiertheit, unrealistische Krankheitstheorien oder psychotherapieaverse Überzeugungen können zu einem unangemessenen Inanspruchnahmeverhalten beitragen. Darüber hinaus ist die Fähigkeit psychogen erkrankter Patienten im konflikthaften Bereich angstfrei wahrnehmen und rational planend handeln zu können beeinträchtigt. Neurotische Ängste und Konflikte beeinflussen dementsprechend das konkrete Hilfesuchverhalten und bewirken häufig Widerstände gegen die rechtzeitige Inanspruchnahme psychotherapeutischer Hilfe. Regressiv-magische Denkweisen und neurotisch determinierte Erwartungen, die eher einer kindlichen Erlebnisperspektive zuzuordnen sind, führen bei den Betroffenen zu einer erhöhten Suggestibilität und machen sie für Plazeboeffekte empfänglich. Psychogen erkrankte Patienten sind daher besonders anfällig für die unkritische und idealisierende Annahme abwegiger und sogar gefährlicher Hilfsangebote, besonders wenn diese unter Aussparung des konflikthaften Bereiches im Erleben des Patienten Heilung versprechen.

Diese Patienten sind ängstigenden Affekten ausgesetzt, wenn der konflikthafte Erlebensbereich thematisiert wird. Die Herstellung einer vertrauensvollen psychotherapeutischen Arbeitsbeziehung wird dadurch erschwert. Darüber hinaus finden sich Mißtrauen, Ängste und Kontaktstörungen u.a. deshalb besonders bei psychogen Erkrankten, weil sie häufig nicht über ausreichende positive kindliche Bindungserfahrungen verfügen. Abhängigkeit wird deshalb überwiegend mit Hilflosigkeit und Ohnmacht gleichgesetzt. Das Offenbarwerden der eigenen Hilflosigkeit kann dann auch als kränkende Niederlage oder sehr bedrohliche „narzißtische Kapitulation" erlebt werden, welche die Patienten solange wie irgend möglich vermeiden. Der Widerstand der Patienten ist daher auch gegen die der psychotherapeutischen Behandlung impliziten Abhängigkeit gerichtet, die jedoch eine Voraussetzung neuen Wachstums darstellt. In jedem Falle behindert die gestörte interaktionelle Kompetenz psychogen erkrankter Patienten diese häufig an der rechtzeitigen Kontaktaufnahme mit einem Psychotherapeuten.

In der medizinischen Versorgung sind aber auch „iatrogene" Komponenten an der unzureichenden Versorgung psychogen erkrankter Patienten beteiligt. Bis heute führt ein primär somatisches Symptomverständnis zu überflüssiger apparativer Mehrfachdiagnostik, Fehldiagnosen und zu einem untherapeutischen Management von „rollenkonformen" psychogenen Präsentiersymptomen mit nichtindizierten Therapieverfahren. So wurde auch in neueren Untersuchungen wieder deutlich, daß psychotherapeutisch nicht vorgebildete Primärärzte das Vorliegen einer psychogen bedingten Störung bestenfalls nur in der Hälfte der Fälle korrekt diagnostizieren (Kruse et al., 1999). Darüber hinaus erfolgt im primärärztlichen Bereich auch bei eindeutigem Bestehen psychogener Beschwerden nur in Ausnahmefällen die Überweisung oder Motivierung des Patienten zu einer fachpsychotherapeutischen Behandlung (Franz und Schepank, 1994).

Auch soziokulturelle Einflüsse modifizieren die Inanspruchnahme therapeutischer Hilfe maßgeblich. Zentrale kollektive Werte (Gesundheit, Integrität, individuelle Selbstentfaltung, Selbstbestimmung) aber auch sozioökonomisch bestimmte Regulative (Erhalt der Arbeitsfähigkeit, Marktmechanismen, Wettbewerb) beeinflussen die Verfügbarkeit therapeutischer Alternativen über die Bereitstellung finanzieller Mittel. Auch die soziale Bewertung einer Krankheit in Form von Stigmatisierung oder Tolerabilität trägt zu einem bestimmten Inanspruchnahmeverhalten von Patienten bei. Der Arzt wird bei der Indikationsstellung eines bestimmten Therapieverfahrens selbstverständlich ebenfalls von diesen soziokulturell organisierten Wahrnehmungskonventionen, Bewertungen und Rollenstereotypen beeinflußt.

Neurotische Wahrnehmungs- und Verhaltensdispositionen sowie sekundärer Krankheitsgewinn des Patienten bewirken zusammen mit unreflektierten, kollektiv organisierten Abwehrbedürfnissen und psychotherapieaversen professionellen Überzeugungen innerhalb des medizinischen Versorgungssystems in hoher Zahl eine Verleugnung der psychosozialen Verursachung vieler Störungen und verhindern so eine notwendige psychotherapeutische Behandlung.

Wichtige Schritte in Richtung psychotherapeutische Behandlung:
Nachfrage und Angebot

Dabei lassen sich psychogen erkrankte Patienten nach eingehender Anamnese der aktuellen Lebenssituation und Biografie im Rahmen einer psychodiagnostischen Untersuchung nachweislich schon durch ein einfaches Therapieangebot in erheblichem Umfang zur Aufnahme einer psychotherapeutischen Behandlung motivieren. Hierfür sprechen jedenfalls die im Rahmen unserer Studie erhobenen Befunde.

Die Untersuchung der Psychotherapieakzeptanz war eingebettet in unsere Längsschnittstudie. Die psychogen mittelgradig beeinträchtigten Probanden der c-Studie wurden gesondert untersucht, weil hier eine relativ hohe spontane Verlaufsvariabilität der psychogenen Beeinträchtigung zu erwarten war. Von den 240 Probanden der c-Studie erhielten 100 bei Überschreiten eines klinischen Schwellenwertes ein Psychotherapieangebot (psychodynamische Einzel- oder Gruppentherapie) nach Loszuweisung (Franz, 1997).

Das Angebot erfolgte durch die Interviewer direkt im Anschluß an das ausführliche Forschungsinterview allein orientiert an der klinischen Beeinträchtigung. Insgesamt 9 Probanden nahmen das Angebot unmittelbar an. 20 Probanden lehnten das Angebot definitiv ab. Von den 29 Probanden, die auf das Angebot hin *sofort* ihre Entscheidung fällten, entschieden sich also 31% für und 69% gegen die Annahme. 71 Probanden konnten eine sofortige Entscheidung, nachdem ihnen das Psychotherapieangebot unterbreitet worden war, nicht fällen. Diese „Zögerer" wurden innerhalb eines Zeitraumes von einem Jahr von den jeweiligen Interviewern in bis zu maximal fünf Motivierungsgesprächen noch einmal auf das Psychotherapieangebot, hin angesprochen. Diese Gespräche hatten in erster Linie informierenden Charakter und die Probanden wurden auf die Möglichkeit, die Erfolgsaussichten und den äußeren Ablauf einer psychodynamischen Psychotherapie aufgeklärt. Es zeigte sich, daß bei vielen Probanden ein subjektiv nur gering ausgeprägter Leidensdruck, eine geringe Einsicht in die Notwendigkeit einer psychotherapeutischen Behandlung, Ängste vor sozialer Stigmatisierung und ein lückenhaftes Wissen über die Möglichkeiten und Ziele einer psychotherapeutischen Behandlung einer Annahme des Psychotherapieangebotes entgegenstanden (Franz et al., 1993a).

Nach Motivierung durch die Interviewer konnten sich weitere 24 Probanden zur Inanspruchnahme der angebotenen Psychotherapie entschließen, 47 Probanden lehnten das Angebot schließlich endgültig ab. Bezogen auf die 71 Zögerer ergibt sich also wiederum eine Verteilung von ca. einem Drittel Annehmer (34%) und zwei Dritteln Ablehner (66%).

Insgesamt nahmen von den 100 Probanden im Laufe eines Jahres 33 das Psychotherapieangebot an, 67 Probanden lehnten es ab. Lediglich 3% der Probanden hatten innerhalb des Jahres vor dem c-Interview aktiv und eigeninitiativ psychotherapeutische Hilfe in Anspruch genommen. *Das heißt, es ließ sich durch eine relativ einfache und wenig zeitaufwendige Motivierung eine Verzehnfachung der Inanspruchnahme erreichen.* Dieser Befund belegt erneut die nicht unerheblichen Defizite in der Diagnostik und Versorgung psychogen erkrankter Patienten.

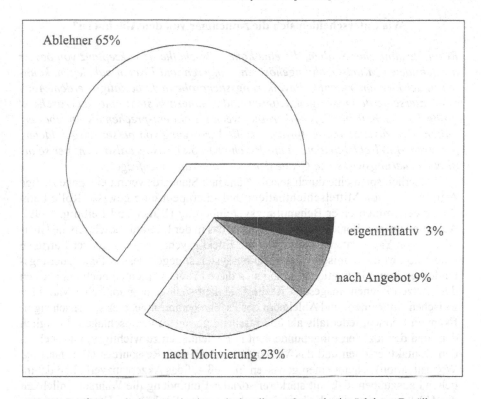

Abb. 13. Psychotherapieakzeptanz in einer mittelgradig psychogen beeinträchtigten Bevölkerungs-stichprobe: Eigeninitiativ und nach einem Angebot von Psychotherapie; unmittelbar im Anschluß an ein Expertengespräch bzw. nach wenigen (bis max. 5) Motivationsgesprächen. Die Abweichung der Prozentzahlen gegenüber den Angaben im Text sind teils rundungsbedingt, teils Resultat der Berücksichtigung der vier Probanden, die sich eigeninitiativ eine psychotherapeutische Behandlung eröffneten. Diese befanden sich zufällig unter den Probanden, bei welchen zwar eine Psycho-therapieindikation bestand, die jedoch aufgrund der Loszuweisung kein Angebot innnerhalb der Akzeptanzstudie erhielten

Die Probanden, welche das Psychotherapieangebot in Anspruch nahmen, zeig-ten zum Untersuchungszeitpunkt D_m (also nach der Intervention) eine geringere psychogene Beeinträchtigung als die Probanden, die eine psychotherapeutische Hilfe für sich abgelehnt hatten. Es soll aber darauf hingewiesen werden, dass es hier sich nicht um eine eigentliche Untersuchung zur Effektivität von Psychothera-pie handelt und daher keine diesbezüglich spezifischen Instrumente eingesetzt worden waren. Eine genauere Untersuchung des Therapieeffektes mit spezifischen Instrumenten war aus personellen und finanziellen Gründen darüber hinaus inner-halb unseres Projektes auch nicht möglich.

Wie unterscheiden sich die Annehmer von den Ablehnern?

Resultate klinischer Studien, die eine höhere Psychotherapieakzeptanz von besser ausgebildeten Mittelschichtangehörigen, Jüngeren und Frauen nahelegen, konnten in der hier untersuchten Bevölkerungsstichprobe nicht bestätigt werden. Auch bei Unterschichtangehörigen, Älteren und Männern besteht eine überraschend große Bereitschaft zur Psychotherapie, wenn sie ein entsprechendes Angebot erhalten. Der Yavis-Stereotyp (präferenzielle Versorgung von besser ausgebildeten, jüngeren Mittelschichtpatienten mit Psychotherapie) existiert also nicht per se als allein steuerungswirksame Größe der Psychotherapienachfrage.

Sicherlich spielt eine durch soziale Nähe und Standards vermittelte gegenseitige Attraktivität von Mittelschichtpatient und -therapeut eine gewisse Rolle beim Zustandekommen einer Behandlungsvereinbarung (Rüger und Leibing, 1999). Aufgrund unserer Forschungsergebnisse ist das in der Literatur beschriebene Überwiegen von Yavis-Patienten aber eher ein Effekt psychotherapieaversiver Barrieren innerhalb des medizinischen Versorgungssystems, gegen dessen Fehlsteuerungstendenzen in der Indikationsstellung sich diese (Yavis-)Patienten noch am ehesten durchsetzen können. Insgesamt ist die Fähigkeit soziodemographischer Variablen zwischen Annehmern und Ablehnern des Psychotherapieangebotes statistisch signifikant zu trennen, jedenfalls als überraschend gering zu veranschlagen. Lediglich der Grad der sozialen Eingebundenheit in Beziehungen zu wichtigen, nahestehenden Kontaktpersonen und das Vorhandensein weiterer Ressourcen (Berufserfolg, Wohnsituation) scheint einen gewissen Einfluß auf das Akzeptanzverhalten dahingehend auszuüben, daß mit stärkerer sozialer Einbindung die Wahrscheinlichkeit der Ablehnung eines Psychotherapieangebotes steigt. Die höchste Akzeptanz zeigten die Probanden, die nach einem Partnerschaftskonflikt getrennt lebten oder geschieden waren (46,7%), gefolgt von den Ledigen (37,5%), darauf folgend die verheirateten Probanden (29,9%). Die geringste Psychotherapieakzeptanz zeigten Probanden, die Eltern mindestens eines Kindes waren (27%).

Der „Vorsprung", den Mittel- und Oberschichtangehörige, Frauen und Jüngere aufgrund von klinischen Untersuchungen in der Erschließung von ambulanten psychotherapeutischen Hilfsangeboten zu haben scheinen, könnte also kompensiert werden durch ein von Expertenseite aktiv und frühzeitig unterbreitetes Therapieangebot. Die oft beschriebene präferenzielle Versorgung von Angehörigen höherer sozialer Schichten mit ambulanter Psychotherapie (vgl. Kapitel C 3.3) erscheint deshalb als Effekt einer ineffizienten Zugangserschließung psychotherapeutischer Hilfsangebote oder als Ausdruck psychotherapieaversiver Tendenzen des Versorgungssystems, denen gut informierte und gut ausgebildete Patienten am ehesten gegensteuern zu können scheinen.

Die Untersuchung des **sozialen Netzes** zeigte, daß quantitative Netzkennwerte (z.B. Kontakthäufigkeit, Anzahl der Kontaktpersonen) nur eine untergeordnete Bedeutung für das Akzeptanzverhalten besitzen. *Hinsichtlich der* **qualitativen** *Netzkennwerte erlebten die Ablehner jedoch eine z. T. hochsignifikant höhere Supportivität und Zufriedenheit in ihren sozialen Beziehungen.* Sowohl in der Experten-, als auch in der Selbstbeurteilung waren die Ablehner zufriedener mit ihrer

Beziehung zum Lebenspartner als die Annehmer. Sie gaben hochsignifikant seltener Partnerkonflikte oder Kontaktstörungen an sowie eine geringere Fluktuation bedeutsamer Beziehungspersonen. Auch die Neurotizität der Partnerschaftsbeziehung wurde von den Interviewern bei den Ablehnern als hochsignifikant geringer eingeschätzt. Es zeigte sich – wie bereits bei den soziodemographischen Kernvariablen – eine mit dem Grad der sozialen Integration, der Supportivität und der Zufriedenheit mit wichtigen Beziehungen wachsende Wahrscheinlichkeit der Ablehnung des Psychotherapieangebotes. Die trotz psychogener Beschwerden noch vorhandene Fähigkeit, aus den vorhandenen Ressourcen des sozialen Netzes (unabhängig von dessen absoluter Größe) relativ befriedigende Kontakte und Beziehungen zu organisieren erwies sich als der wichtigste Prädiktor des Akzeptanzverhaltens. Zur **Annahme des Psychotherapieangebotes** prädestinierten: *Soziale Isolation, konflikthafte Beziehungen zu wichtigen Bezugspersonen oder eine gestörte Fähigkeit zur Organisation befriedigender Beziehungen.*

*Hinsichtlich **kritischer Lebensereignisse** gaben die Annehmer signifikant häufiger für das letzte Jahr ein negatives und belastendes Lebensereignis an.* Dies galt insbesondere für Ereignisse, die im Sinne einer Enttäuschung oder Kränkung erlebt worden waren. Möglicherweise erleichtert die Nennung eines solchen belastenden Lebensereignisses die Annahme des Therapieangebotes, da die Begründung der Therapienotwendigkeit mit einem äusseren Ereignis die kränkende Erfahrung der Angewiesenheit auf Hilfe und Abhängigkeitsängste selbstwertstabilisierend kompensiert. Bei inhaltlicher Betrachtung zeigte sich wiederum, daß konflikthafte Beziehungen zu den Eltern, aber auch zu anderen Angehörigen bei den Annehmern hochsignifikant häufiger waren. Der erlebte Bedeutungsgehalt und das von den Probanden selber empfundene Belastungs- und Kränkungspotential und nicht etwa eine „objektivierende" Experteneinschätzung der Schwere und Bedeutsamkeit bestimmter Lebensereignisse war entscheidend für das schließlich realisierte Akzeptanzverhalten.

Weder in der Selbst- noch in der Expertenbeurteilung *bestanden Gruppenunterschiede im Ausmaß der bestehenden **klinischen Beeinträchtigung**.* Qualitativ unterschiedlich war jedoch die Verteilung der vergebenen *Diagnosen*. Persönlichkeitsstörungen und Psychoneurosen überwogen bei den Annehmern, bei den Ablehnern hingegen waren psychosomatische/funktionelle Erkrankung häufiger. Die Annehmer klagten jedoch hochsignifikant häufiger speziell über *Kopfschmerzen*. Dieses sozial akzeptierte Symptom könnte gewissermaßen als klinischer Code einen latent vorhandenen Wunsch nach einem vertieften (psychodiagnostischen) Gespräch und eine positive Einstellung gegenüber einem möglichen Psychotherapieangebot signalisieren und so ebenfalls als Kränkungschutz fungieren. Wesentlich für den professionelle Umgang ist deshalb, ob der Arzt dieses somatoforme Präsentiersymptom – nach obligatorischem Ausschluß einer organischen Ursache – als Artefakt der konventionellen Rollenerwartungen innerhalb der Arzt-Patient-Beziehung erkennen kann. Erst dann besteht die Möglichkeit die implizite Beziehungsanfrage konstruktiv auf eine psychotherapeutische Behandlung hin zu entwickeln.

*Hinsichtlich ihrer **Persönlichkeitsmerkmale** zeigten die Annehmer einerseits eine deutlich erniedrigte Frustrationstoleranz, andererseits fanden sich in signifi-*

kant stärkerer Ausprägung internale Kontrollüberzeugungen, soziale Dominanz
sowie eine narzißtisch strukturierte Abwehr. Die Ablehner waren demgegenüber
eher an *sozial erwünschten Normen* orientiert und zeigten einen *unoffen vermei-*
denden Interaktionsstil. Sie waren eher nicht auf die Kommunikation affektiv bedeutsamer, möglicherweise konflikthafter Inhalte eingestellt.

Stark ausgeprägte internale Kontrollüberzeugungen, soziale Dominanz und der
Einsatz narzißtischer Abwehrmechanismen können als Indikatoren eines tendenziell
relativ aggressiven sozialen Kontrollanspruchs angesehen werden. Dieser könnte
verbunden mit einer verringerten Frustrationstoleranz bei den Annehmern zu erheblichen inneren Spannungen aufgrund des Mißverhältnisses zwischen Anspruch
und äußeren Realitäten (schlechtere soziale Integration) beitragen. Kann dies jedoch mit einer ausreichenden Offenheit gerade auch in emotional konflikthaften
Bereichen mitgeteilt werden, scheinen wesentliche persönlichkeitspsychologische
Voraussetzungen für eine positive Psychotherapieakzeptanz gegeben zu sein.

Die **Güte der Beziehung zwischen Proband und Interviewer**, dessen emotionale Reaktion, sowie der erreichbare Grad an Offenheit und Vertraulichkeit im
Gesprächskontakt standen in einem deutlichen Zusammenhang mit dem Akzeptanzverhalten. Je positiver die Interviewer die jeweiligen Probanden erleben konnten,
und je besser sie sich im Kontakt mit den Probanden selbst fühlten und zu einer
vertraulich-empathischen Kontaktaufnahme bereit waren, desto eher nahmen die
Probanden das Psychotherapieangebot an. Darüber hinaus konnten die Annehmer
den Interviewern den interaktionellen Bezug ihrer Beschwerden klarer vermitteln
als die Ablehner, die eher ein organbezogenes Krankheitsverständnis signalisier-
ten. Insgesamt sprechen die Befunde für eine besonders zwischen Annehmern und
Untersuchern stattfindende wechselseitige narzißtische Aufwertung und damit für
das Gelingen eines vertrauensbildenden Prozesses. Aus einer für beide Seiten befriedigenden Interaktion resultierte so schließlich die positive Psychotherapieakzeptanz des Patienten – trotz dessen im Alltag evidenter Kontaktstörungen.

Besonders deutlich werden diese Zusammenhänge in der Beurteilung der emo-
tionalen Primärreaktion (Gegenübertragungsreaktion) des Interviewers auf den Probanden. Eine positiv getönte Gegenübertragungsreaktion der Interviewer war bei den
Annehmern stärker ausgeprägt als bei den Ablehnern. Eine primär negative Gegenübertragungsreaktion der Interviewer war bei den Ablehnern signifikant häufiger als
bei den Annehmern. Diese Ergebnisse belegen die große Bedeutung interaktioneller
Variablen und der Fähigkeit zu einer kompetenten Interaktionsdiagnostik für die Etablierung einer positiven Psychotherapiemotivation. Sie decken sich darüber hinaus
mit Resultaten klinischer Untersuchungen (Barnett, 1981; Köcher, 1982; v. Cube,
1983; Wood, 1984; Riehl et al., 1985; Brähler und Brähler, 1986; Janta und Tress,
1987; Blaser, 1989; Strauß et al., 1991). Von großer Bedeutung scheint insbesondere die **Güte und Gestaltung des initialen Gesprächskontaktes** im Vorfeld einer
Psychotherapie zu sein. Die Bedeutung der positiven Einstellung des behandelnden
Hausarztes gegenüber Psychotherapie für eine positive Psychotherapieakzeptanz
des Patienten wurden von Köcher (1982) und Strauß et al. (1991) belegt.

Zusammenfassend ist die durch ein einfaches Psychotherapieangebot nach-
weisbare Verzehnfachung der Inanspruchnahme von psychotherapeutischer Hilfe

auf ca. ein Drittel der Betroffenen ein zentrales und versorgungspolitisch hoch-
relevantes Resultat der hier nur im Überblick dargestellten Akzeptanzstudie (Details
bei Franz, 1997). Die häufige und kostenintensive störungsinadäquate Inspruch-
nahme nicht indizierter somato-medizinischer Leistungen durch eigentlich psychogen erkrankte Patienten ließe sich also durch frühzeitig erfolgende und wenig
aufwendige motivierende primärärztliche Interventionsmaßnahmen vermindern.
Die Einflußfaktoren einer positiven Psychotherapieakzeptanz konvergieren auf
drei Bereiche: bestimmte **Persönlichkeitsmerkmale** und **soziale Ressourcen** des
Patienten sowie eine selbstwertprotektive Gestaltung der Arzt-Patient-Beziehung:
Kränkungsschutz.

Welche Konsequenzen folgen aus diesen Befunden?

Generell sollte aufgrund der großen Häufigkeit und des weit überwiegend schlechten Spontanverlaufes psychogener Erkrankungen die Motivierung zu einer psychotherapeutischen Behandlung so früh wie irgend möglich erfolgen. Aufgrund
der Situationsabhängigkeit der Ausgestaltung des Kränkungschutzes bestehen hier
am ehesten Möglichkeiten einer konstruktiven Einflußnahme. Zur Verbesserung
der bis heute unbefriedigenden und ineffizienten Zugangsregulation zu psychotherapeutischen Hilfsangeboten sollten den erstbetreuenden Ärzten deshalb bessere
psychodiagnostische Fähigkeiten sowie ausreichende, auf die Selbstwertstabili-
sierung des Patienten abzielende interaktionelle Kompetenzen vermittelt werden.
Die Integration der psychosomatischen Grundversorgung in die primärärztliche
Versorgung stellt einen Schritt in die richtige Richtung dar. Ein bewußt kontrollierter
Umgang mit der eigenen affektiven Primärreaktion, die Wahrnehmung und Reflexion von Übertragungs-Gegenübertragungs-Prozessen, eine ausreichende Sensibilität
gegenüber der sozialen Funktionalisierung von Beschwerden und die Kompetenz
zusammen mit dem Patienten ein psychogenes Krankheitskonzept zu entwickeln,
wären hilfreich zur besseren Versorgung psychogen erkrankter Patienten im primärärztlichen Bereich. Zur Einschätzung des potentiellen Motivierungsaufwandes in
Richtung Psychotherapie könnten besonders bestehende Partnerschaftskonflikte,
Kontaktstörungen, der Grad der sozialen Integration, akut belastende Lebensereignisse, die Art des Kommunikationsverhaltens und die akzeptanzrelevanten
Persönlichkeitsmerkmale (z.B. Grad der Offenheit auch in emotional relevanten
oder konflikthaften Bereichen) eruiert werden.
    Die wesentliche Leistung im Vorfeld einer psychotherapeutischen Behandlung
besteht jedoch darin, psychogen erkrankten Patienten die Vorstellung einer angst-
freieren Abhängigkeitstoleranz als Voraussetzung einer psychotherapeutischen
Vertrauensbeziehung zu vermitteln. Für die konstruktive Gestaltung des störan-
fälligen prätherapeutischen Attachierungsprozesses und für die Erreichung einer
positiven Psychotherapieakzeptanz sind daher in erster Linie eine das Selbstwert-
empfinden des Patienten stabilisierende, primär akzeptierende – aber nicht un-
professionell überidentifizierte – Haltung und eine affektzentrierte Wahrnehmung
des Therapeuten unabdingbare Voraussetzungen. Die metakommunikative Erfas-

sung und das diagnostische Verstehen der häufig vom Patienten zur Angstabwehr unbewußt inszenierten destruktiven Übertragungsanteile durch Beachtung der eigenen – besonders auch der negativen – Gegenübertragung ist hierbei von entscheidender Bedeutung. Eine solche professionelle Haltung kann dem Patienten eine konstruktive Abhängigkeitserfahrung als Voraussetzung einer positiven Einstellung gegenüber einer psychotherapeutischen Behandlung ermöglichen.

D Zusammenfassung

H. Schepank, M. Franz, K. Lieberz, S. Häfner

Unsere Feldstudie, im Expertenjargon als „Mannheimer Kohortenprojekt" geläufig, ist in dieser Form – d.h. mit der Zielfragestellung nach der Epidemiologie der psychogenen Erkrankungen und mit einer Kontinuität über zwei Jahrzehnte – weltweit ohne Vergleich. Sie läßt sich schwerlich auf wenige Seiten komprimiert angemessen darstellen.

Rahmen: Das über 20 Jahre (1976–1999 einschließlich Konzeption, Pilotstudie, Datenerhebungen und Auswertungsarbeit) laufende Forschungsprojekt ist mit einem Personaleinsatz von insgesamt ca. 70 Mannjahren und einem Kostenvolumen von mehreren Millionen DM durchgeführt worden; davon etwa ein Drittel aus DFG-geförderten Drittmitteln im Rahmen zweier Sonderforschungsbereiche (SFB 116 und 258); der restliche Betrag als personelle und sachliche Grundausstattungsmittel. Es hat seinen publizistischen Niederschlag aus den verschiedenen Projektentwicklungsstufen und Spezialfragen mit acht Monographien, über 50 Originalarbeiten, drei Habilitationsschriften und ca. 20 medizinischen Dissertationen gefunden und ist in über 100 Vorträgen vor Fachgremien im In- und Ausland diskutiert worden.

Methodik: Auch für die Qualität einer empirisch-wissenschaftlichen Studie gilt das Gesetz der Kette: Sie ist nur so stark wie ihr schwächstes Glied. Methodologisch sind für eine epidemiologische Feldstudie in der Bevölkerung, und um eine solche handelt es sich hier, mehrere Schwachpunkte möglich und folgende Essentials unbedingt zu beachten: (1.) Ein klares Konzept über die Zielgruppe und eine vorgegebene Fragestellung; (2.) die gründliche Vorbereitung einer Studie durch eine Pilotuntersuchung; sodann (3.) eine vorher festgelegte Falldefinition und (4.) die Transparenz der Instrumente zur Fallidentifikation. Dazu gehört auch ein Interratertraining der Untersuchenden. Zu diesen zwar formalen, aber höchst wichtigen Kriterien gesellt sich (5.) das Erfordernis einer – für unsere Fragestellung besonders hohen – Fachkompetenz von auch klinisch erfahrenen Interviewern hinsichtlich der Neurosendiagnostik. Die häufig bei sozialpsychologischen Fragestellungen eingesetzten speziell trainierten Laien genügen diesem Erfordernis nicht; noch so eifrige, interessierte und intelligente Studenten können diese unverzichtbare und essentielle Anforderung nicht erfüllen, auch wenn ihre erhobenen Daten durch Experten supervidiert und kontrolliert werden!

Eine Felduntersuchung soll generalisierbar, d.h. auf die Gesamtpopulation übertragbar sein und weiterreichende Aussagen gestatten. Da die Gesamtbevölkerung nicht untersuchbar ist, muß die nach Zufallsauslese gezogene Stichprobe repräsentativ sein, und zwar nicht nur formal (d.h. korreliert in Analogie zu Häufigkeitsverteilungen von Geschlecht, Sozialstatus, Konfession etc. in der Population), sondern im Hinblick auf die angezielte Fragestellung. Das impliziert (6.) eine weitere wichtige Forderung: Die bei einer freiwilligen Teilnahme unvermeidliche Verweigererquote darf einen bestimmten Grenzwert nicht überschreiten. Mit welchen Anstrengungen gerade die Erfüllung dieses Essentials verbunden ist, kann man dem Außenstehenden schwer vermitteln.

Letztlich sind auch ethische Standards einzuhalten im Umgang mit den Probanden, die sich für die Untersuchung bereitgefunden haben: Die Interviewer haben nicht nur taktvoll vorzugehen; sie müssen sich selbst bewußt machen sowie jedem teilnehmenden Probanden vermitteln, daß sie mit einem Wunsch bittend an ihn herantreten. Dabei geht es ja z.B. darum, Tabuthemen anzusprechen wie Sexualität oder Besitzverhältnisse des ihnen fremden Menschen oder dessen Wertwelt. Die Interviewer müssen neben ihrer neurosendiagnostischen Fachkompetenz zwei sehr unterschiedliche Fähigkeiten in sich vereinigen: Einerseits sollen sie die gute Kooperation und Offenheit der Probanden fördern. Sie dürfen sich bei ihrer aktiven Kontaktnahme nicht zu sehr behindern lassen durch Empathie und Behutsamkeit, die ihnen als Psychotherapeuten mit einer eher zurückhaltend-rezeptiven Haltung und Gesprächsführung professionell eigen ist. Zum anderen müssen sie aber auch mit großer Aufmerksamkeit ganz gezielt beobachten und eine Fülle von Daten erfragen und sammeln – dabei aber auch noch für das eigene (Gegenübertragungs-)Erleben hochgradig sensibilisiert sein.

Jedes Probandengespräch mußte detailliert vorbereitet und sorgfältig durchgeführt werden, um es hinterher in einer umfassenden Dokumentation festhalten zu können. Die Ergebnisse sollten auch noch Jahrzehnte später überprüfbar, konkret nachzuvollziehen und für spezielle Fragestellungen bearbeitbar sein, z.B. durch spätere Doktoranden, die an der Erhebungsprozedur im Feld selbst gar nicht beteiligt waren.

Einen besonderen Wert, der unsere Studie auch von einer anderen mehr im engeren Sinne psychiatrischen unterscheidet, sehen wir in der von Anbeginn durchgeführten zweigleisigen Dokumentation für jeden untersuchten Probanden:

1. Ein mindestens zehnseitiger Klartext, nach einheitlichem Konzept und Schema, aber in freier Formulierung abgefaßt;
2. eine über 1.000 Variablen umfassende EDV-taugliche Datenbogenchiffrierung für jeden Probanden.

In unserer Follow-up-B-Studie, drei Jahre später, führten wir noch ein weiteres Kontrolldesign durch: Die zuvor per Zufallsauswahl bestimmte eine Hälfte der Probanden wurde von dem Zweitinterviewer – der übrigens regelmäßig ein anderer Mitarbeiter als der Erstinterviewer war – „blind" untersucht, d.h. ohne daß dem Interviewer des B-Interviews die Befunde, Anamnese, Klartext, Datenbogen etc. aus der A-Untersuchung vorher vorgelegen hätten. Dabei erhob er noch einmal zum Teil dieselben Daten wie in der A-Studie (Kindheitsanamnese etc.). Erst nach der Untersuchung und schriftlichen Niederlegung seiner Befunde durfte er die Erstbefunde lesen und eventuelle Differenzen vergleichen. – Bei der anderen Hälfte des Samples ging der B-Interviewer „sehend", also mit detaillierter biographischer Kenntnis, ggf. auch psychopathologisch diagnostischem Vorwissen an den Probanden heran. Das bot die Chance vertiefter Exploration oder klärender Nachfragen, z.B. bezüglich spezieller Symptome, schambelasteter Verhaltensweisen, süchtigen Zügen etc. Der Vergleich der Ergebnisse beider Strategien (vgl. Kapitel 4.4.2, S. 61–65 in Schepank, 1990) erbrachte eine hohe Übereinstimmung. Unseres Wissens ist eine solche Methode bisher bei keiner psychopathologischen Fragestellung in einer größeren Feldstudie praktiziert worden. Sie war quasi als experimentum crucis für die Glaubwürdigkeit der gesammelten Daten (heute spricht man von Qualitätskontrolle) mit erheblichen Risiken belastet!

Wie die Zielfragestellung, die Eruierung wahrer Prävalenzraten psychogener Erkrankungen (vgl. Kapitel A 1) bearbeitet und methodisch korrekt durchgeführt wurde, ist in den entsprechenden Kapiteln ausführlich dargestellt: Im Rahmen einer Pilotstudie (vgl. Kapitel B 2) waren die Falldefinition und das Inventar der Fallidentifikationsinstrumente festgelegt worden. Die Kontinuität des Projektablaufes wurde durch laufende Mitarbeiterschulung gewährleistet: insbesondere fanden wöchentlich zwecks Erfahrungsaustausch über Problemlösungen und zur Einarbeitung für die neu hinzukommenden Kollegen Konferenzen aller Projektmitarbeiter statt, selbstverständlich mit kontinuierlichem Protokoll über getroffene Absprachen oder ggf. Änderungen in Detailfragen.

A-Studie

Die erste große Studie von 600 deutschen Probanden aus der Mannheimer Bevölkerung (damals etwa 300.000 Einwohner umfassend), und zwar zu gleichen Anteilen aus den Geburtsjahrgängen 1935, 1945 und 1955, je zur Hälfte Männer und Frauen, erstreckte sich über die Jahre 1979 bis 1982 (Schepank, 1987a). Diese aus den 10.966 gemeldeten Bürgern Mannheims gezogene Zufallsstichprobe (N = 1004) kann als repräsentativ angesehen werden: Der Anteil von insgesamt 22,6% Teilnahmeverweigerern ist als tolerierbar anzusehen. Wir haben zahlreiche gute Gründe für die Annahme, daß durch die Verweigerung die Repräsentativität unserer Stichprobe nicht beeinträchtigt wurde (vgl. Kapitel C 2). Einzelheiten des praktischen Vorgehens einschließlich der Probandenanschreiben, der vorausgegangenen Öffentlichkeitsarbeit und vor allem unseres Hauptinstrumentes, eines halbstandardisierten, strukturierten tiefenpsychologisch orientierten Interviews werden bei Schepank (1987a,c) genau beschrieben.

Das globale Ergebnis: 26,0% „Fälle" von psychogenen Erkrankungen zum jeweiligen Zeitpunkt der Untersuchung der einzelnen Probanden (Punktprävalenz), mit einer einschlägigen ICD-Diagnose und mit einem Schweregrad der Beeinträchtigung (≥ 5) entsprechend einer klinischen/ambulanten Inanspruchnahmeklientel gemäß unserer vorgegebenen Falldefinition. Frauen waren mit einer Fallrate von

34,6% deutlich häufiger betroffen als Männer (18,0%). Zwischen den drei Jahrgangskohorten fanden sich keine signifikanten Unterschiede bzgl. der Fallraten. Die Angehörigen der unteren Sozialschichten waren deutlich schwerer beeinträchtigt.

Die Punktprävalenz der 26,0% psychogen erkrankter Fälle der A-Studie verteilt sich auf die drei großen Gruppen psychogener Erkrankungen wie folgt: 7,16% sind Fälle von Psychoneurosen, 11,68% Fälle von funktionellen psychosomatischen Erkrankungen und 7,16% Fälle von Persönlichkeitsstörungen (einschließlich 1,33% Fälle von Alkoholismus).

B-Studie

Individuell jeweils im Abstand von ca. drei Jahren wurden alle erreichbaren Probanden nachuntersucht: Die Ergebnisse dieser B-Studie wurden in der Monographie VERLÄUFE (Schepank, 1990) ausführlich beschrieben mit den entsprechenden Änderungen und kollektiven Wanderungsbewegungen bzgl. Krankheitsschwere und Symptomprofil.

Nach Abschluß dieser zweiten Querschnittsuntersuchung befanden sich noch 528 Probanden im Projekt. Aus Finanzierungsgründen waren eigentlich wünschenswerte weiterführende Follow-up-Untersuchungen aller Probanden im Rahmen des auslaufenden SFB 116 (Psychiatrische Epidemiologie) nicht mehr möglich. – Die Einrichtung eines zweiten anschließenden Sonderforschungsbereiches der DFG (SFB 258; Indikatoren und Risikomodelle für Entstehung und Verlauf psychischer Störungen) ermöglichte jedoch unter Nutzung einer speziellen Fragestellung die teilweise Fortführung in der ursprünglich deskriptiv epidemiologischen Intention, indem wir die Stichprobe in zwei Gruppen einteilten: Die *eine* Gruppe bestand aus den vorerst nicht weiter untersuchten Extremgruppen: den bisher konstant Gesunden und den bis dahin durchgehend psychogen erkrankten Probanden (D_e-Studie).

c-Studie und D_m-Studie

Den Grundstock für die *andere* (im Finanzierungsrahmen des neuen SFB 258) gleich anschließend (zwischen 1988 und 1990) in der c-Studie und dann in der D_m-Studie (1991–1994) weiter untersuchte Gruppe bildete eine bzgl. der Ausgangsschwere der psychogenen Beeinträchtigung (BSS) mittelgradig eingestufte, sogenannte Risikoprobandengruppe. Sie sollte zum Zweck einer speziellen Fragestellung weiter verfolgt werden: Dabei ging es um die Einflußfaktoren auf den weiteren Krankheitsverlauf bei den Probanden. Um in diese Risikogruppe zu gelangen, mußten bestimmte Ein- und Ausschlußkriterien erfüllt sein. Zur Erhöhung der weiteren Variabilität im Verlauf, sollten sie nicht „zu gesund" sein, d.h. sie mußten mindestens zwei BSS-Punkte in A oder B auf der körperlichen und/oder psychischen Dimension der Beeinträchtigung im BSS aufweisen. Sie durften aber auch nicht zu krank sein und sollten einen Gesamtwert von 6 BSS-Punkten nicht überschreiten. Von den 292 Probanden, die diese Einschlußkriterien erfüllten, konnten im weiteren 240 kontinuierlich untersucht werden. Zielfragestellung war die Beobachtung des Spontanverlaufs in Abhängigkeit von Persönlichkeitsmerkmalen, kritischen Lebensereignissen, sozialer Unterstützung und Kindheitsvariablen. Soweit eine Therapieindikation bestand, wurde einigen Probanden eine ambulante, kostenlose psychotherapeutische Einzel- oder Gruppenbehandlung angeboten. Aus den Probanden mit Therapieindikation wurden 100 ausgelost, von denen letztlich 30 das Therapieangebot annahmen.

D_e-Studie

Die beiden vorerst zurückgestellten Extremgruppen, die in der A- und B-Untersuchung stabil gesund oder stärker neurotisch erkrankt waren, wurden dann 1991/92 noch einmal abschließend ohne Drittmittelzuschüsse unter Einsatz aller erfahrenen klinischen Mitarbeiter der psychosomatischen Universitätsklinik am Zentralinstitut für Seelische Gesundheit in Mannheim aufgesucht. In der Regel wurde ein Hausbesuch mit einem verkürzten Interviewschema durchgeführt. Das Ziel bestand in der Diagnostik des aktuellen Befindens, der Erhebung einer Zwischenanamnese und einer Verlaufsbeurteilung. Alle Probanden wurden von den Interviewern „sehend", d.h. mit breiter ausführlicher Vorinformation über die A- und die B-Interviewklartexte beurteilt.

Gesamtverlauf

Die **Graphik auf dem Einbanddeckel** repräsentiert den **Gesamtverlauf von der A- zur D-Studie,** gemessen an unserem zentralen Bezugsrahmen, dem BSS (vgl. Abb. 5, S. 59). Der gesamte Untersuchungsablauf ist kommentiert in Abb. 2 des Kapitels B 1, S. 28.

Von den ursprünglich 600 der Ausgangsstichprobe konnten noch 301 Probanden im Spontanverlauf, bis zum Schluß beobachtet werden. Selektionseffekte bzgl. Geschlecht, Kohorte, Schicht, Schulabschluß, Berufstätigkeit und klinische Beeinträchtigung hatten auf diesen „Schwund" keinen Einfluß, so daß diese 301 Probanden noch repräsentativ für das Ausgangsprobandenklientel sind. Nachweisen können wir das jetzt, weil die späteren Verweigerer ursprünglich einmal soziodemografisch und psychodiagnostisch untersucht worden waren und wir in sehr sorgfältigen Aufzeichnungen der Daten zu jedem Untersuchungszeitpunkt einen Vergleich von Verweigerern und Drop-Outs einerseits mit den Fortsetzungsprobanden andererseits durchgeführt haben. Die Anzahl der jeweils Ausscheidenden und Verweigerer zwischen den einzelnen Untersuchungsblöcken ist in Abbildung 2 ersichtlich.

Es ergibt sich eine außerordentlich hohe Konstanz von seelischer Gesundheit und psychogener Krankheit[14].

---

[14] Vgl. Kapitel C 2 und C 3.1.

- Im **Querschnitt** bleiben Fallrate (A: 26,0%, D: 26,2%) und mittlere klinische Beeinträchtigung (BSS-Summenwert/letztes Jahr A: 3,95, D: 4,00) in der Stichprobe der A-Studie (n = 600) und D-Studie (n = 301) nahezu gleich.

- Auch in der **Verlaufsstichprobe** (n = 301) ändert sich die *mittlere Beeinträchtigung* innerhalb von 11 Jahren nicht (zu A: 3,86, zu D: 4,00; BSS-Summenwert für das *letzte Jahr*). Geht man einmal davon aus, daß im Einjahres-Intervall des BSS-Summenwertes 54% der Verlaufsstichprobe zu A und D im Normbereich waren, so gilt für die übrigen 46% der Probanden folgendes: Eine Verbesserung ihres Beeinträchtigungsgrades zeigen ca. 11%. Unverändert beeinträchtigt und krank bleiben 21%. Zu einer Verschlechterung kam es bei 14%.

- Die **psychogene Beeinträchtigung** (BSS) im spontanen Langzeitverlauf in der „normalen" deutschen Erwachsenenbevölkerung ist also im gruppenstatistischen Mittel weitgehend gleich geblieben. Individuell finden sich jedoch unterschiedliche Verläufe. Verbesserungen wie Verschlechterungen halten sich in etwa die Waage. Spontanremissionen sind, entgegen der Behauptung optimistischer Stimmen oder psychotherapieskeptischer Kritiker, leider kaum zu konstatieren.

- Hinsichtlich der **Falleigenschaft** bleiben in der *Verlaufsstichprobe* 65,4% zu beiden Untersuchungszeitpunkten A und D konstant gesund (= im *7-Tages-Intervall* unterhalb der Fallschwelle des BSS). Sowohl zu A wie zu D waren 13,3% der Verlaufsprobanden Fälle. Eine Verbesserung vom kranken in den gesunden Bereich (unterhalb der Fallschwelle) erreichten lediglich 8,3% der Probanden der gesamten Verlaufsstichprobe. Vom gesunden in den kranken Bereich (oberhalb der Fallschwelle) verschlechterten sich von A nach D 13,0%.

Aus dieser insgesamt hohen Stabilität von Gesundheit und Krankheit ergibt sich gleichzeitig, daß dem BSS-Wert bei der Erstuntersuchung, während der die Probanden also ca. 25, 35 und 45 Jahre alt waren, ein hoher Vorhersagewert bzgl. ihrer psychischen Gesundheit/Erkrankung 11 Jahre später zukommt. Nur 5% der A-Gesamtstichprobe hatten spontan und eigeninitiativ Kontakte mit psychotherapeutisch tätigen Institutionen aufgenommen (im weiten Sinne, also einschließlich Beratungen, supportiven Einzelkontakten etc.). Ein systematischer Einfluß dieser Behandlung gegenüber dem Spontanverlauf auf die Veränderung des BSS ließ sich statistisch für diese kleine Untergruppe nicht nachweisen; – eine Evaluation von Therapieeffekten gehörte auch nicht zu unserer Zielfrage. Das Design wäre dafür wenig geeignet gewesen.

- Frauen weisen generell eine höhere Fallrate auf. Die **Fallrate bei den Frauen** in den *Querschnittuntersuchungen* betrug in der A-Studie 34,6%, bei den Männern 18,0%. In der D-Studie waren 30,5% der Frauen als Fälle erkrankt gegenüber 22,5% der Männer.

Bei den Frauen der *Verlaufsstichprobe* waren zum Zeitpunkt D 22,7% konstant Fälle (gegenüber nur 5,0% bei den Männern) und weitere 7,8% neu als Fälle erkrankt (gegenüber 17,5% bei den Männern), also insgesamt 30,5% kranke Frauen gegenüber nur 22,5% Männern. Zum Zeitpunkt A betrug die Fallrate bei den Frauen der Verlaufstichprobe 34,8%, bei den Männern lediglich 10%.

– Sämtliche untersuchten klinischen Variablen zeigen eine **klare Schichtabhängigkeit**: Mit sinkendem Sozialstatus nimmt die klinische Beeinträchtigung durch psychogene Erkrankungen zu.
– **Frauen der unteren sozialen Schichten** haben ein besonders hohes *Chronifizierungsrisiko*.

Hauptergebnis unserer Verlaufsuntersuchung ist darüber hinaus aber auch, daß die Probanden, die in einem definierten Zeitraum einen sozialen Aufstieg erlebten, im Vergleich zu den Probanden, die in ihrer Schicht bleiben, insgesamt eine geringere Beeinträchtigung bereits *vor* ihrem Aufstieg zeigen. Umgekehrt läßt sich bei Probanden, die einen sozialen Abstieg durchmachen, bereits *vor* dem Abstieg eine stärkere psychogene Beeinträchtigung nachweisen als bei denjenigen, die konstant in ihrer Schicht bleiben.

– Eine geringere psychogene Beeinträchtigung scheint ein Prädiktor für **sozialen Aufstieg** zu sein. Umgekehrt deutet das Vorliegen einer stärkeren psychogenen Beschwerdebeeinträchtigung auf eine größere Wahrscheinlichkeit für **sozialen Abstieg** hin.

Die Ergebnisse in der von uns untersuchten Verlaufsstichprobe weisen insofern darauf hin, daß eine Zunahme der psychogenen Beeinträchtigung nicht ausschließlich als Folge eines sozialen Abstiegs gedeutet werden kann.

– Bezüglich frühkindlicher Einflüsse auf die Entstehung der Erkrankung insgesamt sowie dort auch auf den Gesamterkrankungs-/Gesundheitsverlauf zeigt sich, daß prädisponierende **kindliche Belastungsfaktoren pathogen wirksam** sind.
– Insbesondere konnte auch eine **länger dauernde Trennung vom Vater** in den ersten sechs Lebensjahren als stärker prädisponierend für eine spätere psychogene Beeinträchtigung im Erwachsenenalter mit großer Plausibilität nachgewiesen werden. Infolge des Zweiten Weltkrieges war in unserer Verlaufsstichprobe bei einem großen Anteil (n = 122) der Probanden der Vater in den frühen prägungssensiblen Entwicklungsjahren abwesend (Jahrgang 1935: 58,4%, 1945: 41,2%, 1955: 11,8%). Aufgrund dieser besonderen historischen Konstellation waren wir in der Lage, den Effekt des fehlenden Vaters auf die psychogene Beeinträchtigung im Erwachsenenalter herauszufinden.

In Kapitel C 4 wurden zur weiteren Differenzierung verlaufsbeeinflussender Faktoren unterschiedliche **Extremgruppenpaare** analysiert: Unter anderem verglichen wir die Gruppe der von Anbeginn besonders stabil Gesunden mit den ihnen kontrastierenden besonders und konstant Kranken (Kapitel C 4.2). Darüber hinaus wurden von den im Spezialprojekt des Risikoklientels herausgegriffenen ursprünglich nur mittelgradig Beeinträchtigten wiederum jeweils die extremen Verläufe verglichen (Kapitel C 4.1.2.2 und Kapitel C 4.1.2.4).

Bemerkenswert sind allemal die **Verlaufsunterschiede im Familienstand**:

– Die von Anbeginn (zum Zeitpunkt A) hochgradig psychisch Kranken waren zu einem größeren Teil geschieden oder unverheiratet geblieben. Im Langzeitverlauf korrelierte Scheidung und Ledigenstatus eindeutig hoch mit psychischer Erkrankung.

Ferner: Besonders eine **erhöhte Depressivität** in Verbindung mit einer **gestörten sozialen Kompetenz** waren in der Gruppe derjenigen Probanden nachweisbar, die konstant als krank eingestuft wurden oder sich weiterhin zunehmend noch verschlechterten. Bei den Gesünderen bzw. im Langzeitverlauf gesünder Werdenden waren psychometrisch signifikant stärker ausgeprägte internale Kontrollüberzeugungen nachweisbar. Dies passt zu der Erwartung und der Möglichkeit Gesünderer, für sie wichtige Lebenszusammenhänge im eigenen Sinn aktiv und positiv zu gestalten (Kap. C 4.1.2.4).

Insgesamt zeigten die Skalenprofile des FPI über mehr als ein Jahrzehnt eine eindrucksvolle Stabilität. Die FPI-Skalen Nervosität, Depressivität und emotionale Labilität unterschieden zwischen guten und schlechten Verlaufstypen und Extremgruppen.

Männer sind häufiger stabil gesund als Frauen (Tabelle 28; S. 115). – Bezüglich des Bildungsniveaus bestehen zwischen den Gruppen der stabil Gesunden und der chronisch Kranken erhebliche Unterschiede: Stabile Gesundheit korreliert mit höherem Bildungsniveau (Tabelle 25, S. 67; Tabelle 29 im Kap. C 4.2.2, S. 116). Sowohl die Einzelfallbeschreibung als auch die statistische Analyse machen dabei deutlich, daß die Höhe des Bildungsniveaus auch mit der Ausprägung wesentlicher Persönlichkeitsmerkmale und Ich-Funktionen zusammenhängt: Wahrnehmung, Aufmerksamkeit, Konzentration und Gedächtnis, Abstraktionsvermögen, sprachliche Kommunikationsfähigkeit oder auch die Präferenz von bestimmten Abwehrmechanismen unterliegen zwar einerseits erblicher Bestimmung. Sie sind aber ganz offenbar auch in hohem Maße von entsprechendem Training abhängig. Von den Kindheitsfaktoren sind als pathogen einzustufen: uneheliche Geburt, große Altersdifferenz zwischen Vater und Mutter, Mutterdefizit sowie Psychopathologie von Vater und/oder Mutter.

Insgesamt wird deutlich, wie **Kindheitserfahrungen** einschließlich der **schulischen Förderung** Einfluß auf die Ausbildung kommunikativer und kognitiver Prozesse nehmen. Hier erworbene Defizite werden zwangsläufig in die weitere Lebensgestaltung eingehen und sind damit ein entscheidender Faktor in einem zirkulären Prozeß, in dem Persönlichkeitsdefizite bzw. Lebensbewältigungskompetenzen und Lebensentscheidungen ineinandergreifen. So wird auch verständlich, daß viele psychisch Kranke belastende Lebensereignisse häufig selbst mitkonstellieren.

Von mehreren Co-Autoren sind kasuistische Schilderungen zu den einzelnen positiven, negativen oder wechselnden Verlaufsformen einzelner Probanden aus den verschiedenen Jahrgängen zusammengetragen und verglichen worden, so daß sich der Leser ein konkretes Bild machen kann (Kapitel C 4.1.2.1, C 4.1.2.3, C 4.2.1 und C 4.3).

Wir beschäftigten uns auch mit der wichtigen Frage, wie es kommt, daß manche Menschen trotz starker frühkindlicher familiärer psychosozialer oder auch ökonomischer Belastungen gesund bleiben. Mit anderen Worten, wir untersuchten auch die Wirksamkeit protektiver Faktoren (Kap. C 5).

- **Protektive Kindheitsfaktoren** sind: Eine stabil zur Verfügung stehende, warmherzige Bezugsperson, eine seelisch gesunde Mutter, eine unneurotische Beziehung der Erziehungspersonen miteinander.

In einem weiteren Kapitel (C 6) werden die **Einflußfaktoren der Psychotherapieakzeptanz** unter den besonderen Bedingungen des Projektes beschrieben mit weitreichenden wichtigen Schlußfolgerungen für die Versorgungspraxis: Nach Indikationsstellung für eine Psychotherapie auf der Basis der gründlichen Expertenuntersuchung, wurde 100 der so therapieindizierten Probanden nach Zufallsprinzip ein Psychotherapieangebot unterbreitet. Insgesamt nahmen von diesen Probanden 33 das Angebot an, 67 lehnten es ab. Höchst interessant: Spontan hatten von diesen mittelgradig Erkrankten zuvor nur 3% eine Therapie in Anspruch genommen. Noch wichtiger für die Frage der psychotherapeutischen Versorgung und Vermittlung ist folgendes Ergebnis: Das YAVIS-Stereotyp ist widerlegt, nach dem besser ausgebildete Mittelschichtangehörige, Jüngere und Frauen eher eine Psychotherapie akzeptieren. Vielmehr besteht auch bei Unterschichtsangehörigen, bei Älteren und bei Männern eine überraschend hohe Bereitschaft zur Psychotherapie – wenn man ihnen ein entsprechendes Angebot auf die richtige Weise nahelegt. Auch hinsichtlich der bestehenden klinischen Beeinträchtigung unterschieden sich die Annehmer von den Ablehnern des Therapieangebotes nicht. Allerdings übt der Grad der sozialen Eingebundenheit in Beziehungen zu wichtigen nahestehenden Kontaktpersonen sowie das Vorhandensein weiterer Ressourcen (Berufserfolg, Wohnsituation) offenbar einen Einfluß derart aus, daß eine solche Einbindung die Wahrscheinlichkeit der Ablehnung eines Psychotherapieangebotes erhöht. Größere Akzeptanz finden wir dagegen bei Menschen, die nach einem Partnerschaftskonflikt getrennt leben und geschieden waren; ferner bei Ledigen. Für die Annahme des Psychotherapieangebotes prädestinieren somit: soziale Isolation, konflikthafte Beziehungen zu wichtigen Bezugspersonen oder eine gestörte Fähigkeit zur Etablierung befriedigender Beziehungen; aber auch eine wechselseitig als positiv erlebte Arzt-Patient-Beziehung, in welcher eine Reflektion des Übertragungsgeschehens möglich ist. Die für eine Psychotherapieakzeptanz wichtigen Einflußfaktoren sind: **Persönlichkeitsmerkmale** und **soziale Ressourcen** des Patienten sowie eine selbstwertprotektive Gestaltung der Arzt-Patient-Beziehung im Sinne eines **Kränkungsschutzes**. Hieraus resultieren wichtige Schlußfolgerungen für die psychotherapeutische Versorgung psychogen erkrankter Patienten (Kapitel C 6).

E Konsequenzen
für Prävention und Therapie – ein Ausblick

H. Schepank, M. Franz, K. Lieberz, S. Häfner

Die Bilanz unserer Studie lautet in aller Kürze: An einem beliebigen Stichtag ist mehr als ein Viertel der gesamten erwachsenen deutschen Großstadtbevölkerung von einer psychogenen Erkrankung in nennenswertem Ausmaß betroffen, – so stark wie eine Inanspruchnahmeklientel von Patienten mit krankheitswertigen Symptomen unterschiedlicher Art. Frauen sind deutlich stärker als Männer betroffen. Untere Sozialschichten mehr als die oberen. – Beobachtet man die erhobenen Befunde über mehr als ein Jahrzehnt, so muß eine sehr hochgradige Konstanz der Gesundheit/Krankheit bei den einzelnen Menschen konstatiert werden. „Spontane" Besserung ohne eine therapeutische Intervention ist nur bei einem kleinen Prozentsatz der Betroffenen festzustellen.

Insgesamt bleibt festzustellen: Abgesehen von Bagatellsymptomen leichteren Schweregrades, die von 96% der Befragten zu einem Stichtag angegeben werden, ist der weitaus größere Teil der Erwachsenenbevölkerung zu einem Stichtagstermin – bei Anlegen hoher Maßstäbe – hinsichtlich psychogener Erkrankungen gesund, d.h. weitgehend frei von krankheitswertigen Symptomen einer Psychoneurose, psychosomatischen Erkrankung oder Persönlichkeitsstörung/Verhaltensstörung/Sucht. Insgesamt bleibt etwa **knapp die Hälfte der Menschen im Erwachsenenalter von ernsthaften psychogenen Erkrankungen verschont**, d.h. recht stabil gesund – von kurz dauernden Episoden einmal abgesehen.

Zur Einordnung dieser Befunde ist es wichtig, folgendes anzumerken: Die sehr schweren psychischen Erkrankungen, die üblicherweise vom niedergelassenen Psychiater oder in Psychiatrischen Kliniken behandelt werden, wie die endogenen Psychosen Schizophrenie und manisch-depressive Erkrankung oder hochgradige Schwachsinnszustände, hatten wir aus guten Gründen von Anbeginn aus unserem Design ausgeschlossen. Im Falle des Betroffenseins sind sie zwar sehr gravierende und extrem behindernde Erkrankungen. Sie sind aber vergleichsweise viel seltener (z.B. Schizophrenie ca. 1% der Bevölkerung).

Bezüglich der **psychosozialen Einflußfaktoren** konnte im Rahmen der vorliegenden Studie durch detaillierte Erfassung frühkindlicher und später im Leben symptomauslösender Faktoren eine hohe Korrelation mit späterer psychogener Beeinträchtigung festgestellt werden. Bekanntlich und strenggenommen beweist eine solche Korrelation ursächliche Zusammenhänge noch nicht. In einem anderen Forschungsdesign – mithilfe von Zwillingen an einer Inanspruchnahmeklientel psychogen Erkrankter – hat einer der Co-Autoren nachgewiesen, daß unter anderem auch genetische, also erbdeterminierte Faktoren bei der Manifestation eine – in vielen Fällen sogar beachtliche – Rolle spielen.

Die ständige Existenz (= Punktprävalenz) einer so großen Anzahl psychogener Erkrankungen in der Erwachsenenbevölkerung heute und hier sollte also gesundheitspolitisch, volkswirtschaftlich und natürlich auch bezogen auf den Leidensdruck der Betroffenen und ihrer Angehörigen ausdrücklich zur Kenntnis genommen werden. Wenn die mit den Psychosen therapeutisch befaßten Psychiater oft bagatellisierend von den „kleinen" psychischen Erkrankungen sprechen, so ist allein schon die nachgewiesene Häufigkeit dieser Leiden ein gewichtiges Argument, sich ihnen stärker zuzuwenden und sie nicht zu unterschätzen.

Andererseits besteht für eine oft mit Kassandrarufen proklamierte angebliche Zunahme dieser Erkrankungen in der Bevölkerung heute im Vergleich zu früheren Jahrzehnten im Sinne sogenannter Zivilisations- oder Zeitkrankheiten kein Anhalt und bisher keinerlei gediegener Nachweis. Oft herangezogene Ursachenklischees dienen mehr der quasitheoretischen Weltbewältigung lautstarker Moralapostel oder unseriöser Leistungsanbieter. Reale Änderungen im Krankheitsspektrum, Verschiebungen der Häufigkeit einzelner Partialsymptome, z.B. in Richtung süchtiger Verhaltensweisen oder zwischenmenschlichem Agieren, und somit charakterneurotischen Manifestationsformen sind allerdings Faktum, der klassische „gehemmte Mensch" früherer Zeiten ist heute seltener.

Die Ergebnisse der in unserer Untersuchung nachgewiesenen Häufigkeitswerte und der Konstanz der psychogenen Erkrankungen führen – zusammen mit anderen Untersuchungen über den Verlauf solcher Krankheitsfälle – zu **drei Konsequenzen**:

1. Wir wissen aus anderen Untersuchungen (vgl. auch Sims 1984 und die 8%ige Letalitätsrate aus der Drei-Jahrzehnte-Follow-up-Zwillingsuntersuchung von Schepank 1996), daß ein beachtlicher Anteil der **psychogenen Erkrankungen ohne Behandlung** vorzeitig zum Tode führt sowie zur Frühinvalidisierung oder zu gravierenden (ggf. sogar tödlichen) Folgeerkrankungen (wie z.B. das süchtige Rauchen zum Bronchialkarzinom, Medikamentenabusus bei somatoformen Schmerzsyndromen zum Nierenversagen etc.). Im Sinne der **Tertiärprävention** könnten geeignete Maßnahmen zur Verhinderung von Spätfolgen und Todesfällen beitragen.

2. **Sekundärprävention**, also die umgehende fachgerechte Diagnostik und wirkungsvolle Therapie nach dem ersten Auftreten von Krankheitssymptomen, sollte das wichtigste, wirkungsvollste und am wenigsten umstrittene Ziel aller Maßnahmen sein. In Anbetracht der Häufigkeit der psychogenen Erkrankungen und ihrer Auswirkungen, nicht nur auf Betroffene und Angehörige, sondern auch auf die Gemeinschaft der Versicherten und der Mitarbeitenden, sollten sekundärpräventive Maßnahmen besondere Beachtung und mehr öffentliche

Aufmerksamkeit als bisher verdienen. Das beginnt mit der medialen Aufklärung und der fachgerechten Instruktion der Helfenden an der vordersten Front. Das sind nicht nur Ärzte verschiedener Fachrichtungen und besonders die Allgemeinärzte, sondern auch Beratungsstellen, Betreuungseinrichtungen verschiedenster Art, Seelsorge, Suizidbetreuungseinrichtungen und gerichtliche Instanzen. Für besonders gefährdete Berufsgruppen sollten bereits Informations- und Präventionsprogramme in die Ausbildung mit aufgenommen werden. Schon in Kindergärten und Schulen sollte die Frühdiagnostik beginnen und erste Signale von Störungszeichen registriert und zur Handlung motiviert werden.

3. **Primärprävention/Prophylaxe:** Hier sind z.B. die gesamte Gesetzgebung, Medien, Wirtschaft, Kirchen, Schulen und andere verhaltenssteuernde Instanzen gefordert, sich mit unseren Ergebnissen auseinander zu setzen und ggf. bei ihrer fachspezifischen Arbeit (z.B. Gesetzgebung) zu berücksichtigen: Den von uns herausgearbeiteten Risikokonstellationen sollte frühzeitig kompensierend entgegengewirkt werden.

Für primär präventive Strategien auf dem Feld der psychogenen Erkrankungen legt die Bedeutung persönlicher Ressourcen im Sinne von entwickelten Coping-Fähigkeiten und reifen Persönlichkeitsstrukturen sowie eines supportiven sozialen Netzwerks die Förderung solcher Kompetenzen nahe. Sie wird da ansetzen müssen, wo die Persönlichkeit sich zu entwickeln beginnt, d.h. schon in der Frühkindheit, und sollte die gesamte Phase der Formung der Persönlichkeitsstrukturen mit ihren je eigenen Anforderungen und Belastungen zu verschiedenen Zeiten begleiten. Die protektive Bedeutung einer emotional zugewandten, stabil verfügbaren Bezugsperson unterstreicht nicht nur die Bedeutung der primären Mütterlichkeit; sie läßt auch daran denken, Programme zu entwickeln, Risikokinder aus emotional hoch belasteten Familien etwa über Kinderärzte, Kindergärten, Vorschulen und Beratungsstellen zu identifizieren.

Auf einer allgemeineren Ebene und aus Sicht der Bindungstheorie sprechen unsere Befunde dafür, die Förderung der Zuwendung zum Kind als eine zentrale gesellschaftliche Investition in seine Entwicklung zu einem sozial- und bindungsfähigen, selbstbewußten und seelisch gesunden Individuum zu betrachten.

Im Erwachsenenalter liegen die Ansätze primärer Prävention in den zwischenmenschlichen Bezügen in Partnerschaft, Freundeskreis, in Beruf und Freizeit. Die Bedeutung eines dichten sozialen Netzwerks mit befriedigend empfundenem „Social Support" ist für die Prophylaxe psychogener Erkrankungen unübersehbar.

Wir werden uns nicht anheischig machen, hier einen Gesamtkatalog aller möglichen Primär-Präventivmaßnahmen aufzulisten. Wenn die betroffenen Entscheidungsträger sich mit der Problematik befassen und z.B. unsere Ergebnisse zur Kenntnis nehmen, müßte es ihnen möglich sein, auch vernünftige Schlußfolgerungen im Rahmen ihres eigenen Arbeitsgebietes zu treffen.

Generell notwendig ist für alle drei Präventionsstufen eine breite Aufklärungsarbeit. Adressaten sind neben der Allgemeinbevölkerung die gesundheitspolitisch Verantwortlichen, Kostenträger und professionelle Helfer. Angesichts des Umfanges des aufgezeigten Problems ist zusätzlich zu einer Professionalisierung im Bereich Psychotherapie auch eine Sensibilisierung und Neuorientierung der Gesellschaft im Umgang mit psychogen Erkrankten anzustreben. Auf schnelle Symptombeseitigung ausgerichtete unsachgemäße Reparaturmaßnahmen sind als kontraproduktiv anzusehen und führen bei zu häufiger Anwendung eher zu einer Verschleppung, Chronifizierung und Symptomverschiebung. Der mit seinen Symptomen unverstandene, dann infolge seiner Chronizität schließlich „lästige" Problempatient wird oftmals abgeschoben, wenn es schon zu spät ist, um noch erfolgversprechend therapeutisch einzugreifen.

F Anhang

1 Zeitgeschichtliche Bezüge zu den drei untersuchten Geburtsjahrgängen und ihren Eltern

1914–18	Erster Weltkrieg
	Danach Inflation, Weimarer Republik, Weltwirtschaftskrise, Arbeitslosigkeit
1933	Machtergreifung, Beginn der Naziherrschaft
1935	Geburt Kohorte 1 (K1)
09/1939	Kriegsbeginn
1943	Stalingrad, „Totaler Krieg". Evakuierung der deutschen Großstädte
05/1945	Kriegsende. 1945 ff: Besatzungszeit, Trümmerfrauen, Hamsterfahrten. Ca. 11 Mio. Vertriebene aus dem Osten angesiedelt, integriert. Kriegsverwundete Familienväter, Spätheimkehrer
1945	K1:10J alt; Kohorte 2 (K2) geboren
06/1948	Währungsreform
1949	Gründung der BRD, beginnender wirtschaftlicher Aufschwung
1948/49	Berlin-Blockade (K1 = 13J, K2 = 3J); Kalter Krieg beginnt
1955	K3 wird geboren; K1 = 20J, K2 = 10J
	Zunehmende Ost-nach-West-Fluchtbewegung aus der DDR bis 1961 (Mauerbau) anschwellend auf monatlich 10.000, meist durch das Nadelöhr Berlin
	Kontinuierliche Verbesserung der Wohn-, Arbeits-, Finanz- und Freizeitbedingungen. Weitgehende Vollbeschäftigung, sozialer und privater Wohnungsbauboom
60er Jahre	Beginnender Gastarbeiterzustrom. Mauerbau (1961)
1968 ff.	Studentenrevolte, sexuelle Freizügigkeit, zunehmende Alkohol- und Drogenprobleme, TV-Konsum
1979–82	A-Studie; 1980 ist K1 = 45J, K2 = 35J, K3 = 25J alt
1983–85	Erste Follow-up-Studie = B-Studienerhebung
1989/90	Wiedervereinigung
1990/92/94	Follow-up-Studien (K1 > 55J, K2 > 45J, K3 > 35J)
2000	K1 = 65J, K2 = 55J, K3 = 45J alt

2 Der Beeinträchtigungs-Schwere-Score

Kurzbeschreibung des Beeinträchtigungs-Schwere-Scores (BSS; Schepank 1995a), Definition der Skalenstufen und Durchführung

Der Beeinträchtigungs-Schwere-Score (BSS) ist kein Selbsteinschätzungsinstrument, sondern ein Fremdrating. Voraussetzung für eine sachgemäße Anwendung des BSS ist immer die umfassende und persönliche Diagnostik des zu beurteilenden Menschen. Alle dabei erfaßten psychogenen Symptome gehen in das Rating ein: Die psychosomatischen (funktionell-körperlichen oder somato-psychosomatischen), die psychoneurotischen sowie die charakterneurotischen.

Der Untersucher gewichtet im BSS die Beeinträchtigung eines Menschen durch seine psychogene Erkrankung auf drei Dimensionen:

– die körperliche Beeinträchtigung (= kö)
– die Beeinträchtigung im psychischen Bereich, im Erleben (= psy)
– und die sog. sozialkommunikative Beeinträchtigung, d.h. die auf einer zwischenmenschlichen oder Verhaltensdimension (= soko)

Jede Dimension umfaßt 5 Stufen, die Schweregrade 0 bis 4. Diese Schweregrade gelten für alle drei Dimensionen und sind folgendermaßen *definiert*:

Merkmalbeschreibung der Skalenstufen

Skalenstufen 0–4	Inhaltsbezogene Beschreibung
0 = gar nicht	Praktisch ohne jegliche psychogene Störung. Im gesamten Interview kein Hinweis auf eine psychisch determinierte Beeinträchtigung in der entsprechenden Skalendimension während des zu beurteilenden Prävalenzabschnitts.
1 = geringfügig	Eine Symptommanifestation ist in geringem Ausmaß zwar vorhanden, sie wird aber als leicht eingeschätzt. Eine nennenswerte Beeinträchtigung des Individuums wird nicht verursacht.
2 = deutlich	Die Symptomatik ist unübersehbar vorhanden. Sie führt zu einer merklichen Beeinträchtigung des Individuums.
3 = stark	Eine ausgeprägte und schon erhebliche Beeinträchtigung des Individuums auf der entsprechenden Skalendimension durch eine psychogene Symptomatik ist vorhanden.
4 = extrem	Die Symptomatik ist so stark, daß sie auf der zu beurteilenden Dimension zu einer kaum noch überbietbaren Beeinträchtigung des Individuums im Lebensalltag führt.

Die vergebenen Punktwerte auf den 3 Subskalen werden in der Reihenfolge „kö" (= körperlich), „psy" (= psychische) und „soko" (= sozialkommunikative) Beeinträchtigung niedergeschrieben und bilden das PROFIL: kö – psy – soko. Aufsummiert ergeben die Gewichtungen auf den 3 Dimensionen (kö + psy + soko) den GESAMT-BSS.

Das Rating soll deskriptiv die in der Diagnostik erfaßte effektive Beeinträchtigung durch Auswirkungen der psychogenen Erkrankungen beurteilen: Subjektiv leidvolle wie auch objektiv registrierbare Einschränkungen, ggf. auch neurotische Defizite. – Die Beeinträchtigung in dem zu beurteilenden Prävalenzabschnitt (Punktprävalenz = durchschnittl. Beeinträchtigung in den letzten 7 Tagen; ggf. auch anderer Periodenprävalenzabschnitt) ist zu gewichten hinsichtlich ihrer Intensität, ihrer Dauer und ihrer Ausbreitung.

Ein Symptom aus einem bestimmten Manifestationsbereich (z.B. körperliches Syndrom) kann dabei durchaus auch Auswirkungen auf andere zu beurteilende Dimensionen (z.B. psychisch oder soko) haben. Eine Mehrfachbeeinträchtigung macht also auch eine Mehrfachgewichtung erforderlich. Zur besseren Transparenz ist es sinnvoll, vor dem eigentlichen Rating der Beeinträchtigung erst einmal alle eruierten Symptome schriftlich aneinandergereiht aufzulisten.

Richtwerte[15] für Anwender in der therapeutischen Praxis:

Ein BSS-Summenwert von

0 – 1	ist als optimale Gesundheit anzusehen,
2 – 3	entspricht schon einer leichteren Störung,
4 – 5	findet sich als deutliche Störung am häufigsten bei der ambulanten Inanspruchnahmeklientel, die mit gutachterpflichtiger Richtlinien-/ Langzeitpsychotherapie versorgt wird. Summenwerte von
6 – 7	repräsentieren bereits eine ausgeprägte und schon ziemlich schwer beeinträchtigende Erkrankung,
8 – 9	entsprechen einer außerordentlich schweren Erkrankung,
10 – 12	finden sich bei den – erfahrungsgemäß sehr seltenen – in jeder Hinsicht schwerst gestörten Patienten mit Extremgraden psychogener Erkrankungen und ihrer Folgen in allen drei Dimensionen.

---

[15] In unserer A- und B-Studie hatten wir festgelegt: ein Proband mit einem BSS-Summenwert von ≥ 5 und einer entsprechenden ICD-Diagnose für die letzten sieben Tage gilt als Fall von psychogener Erkrankung (d.i. die sog. Falldefinition); siehe auch Abb. 3, S. 37.

G Autorenverzeichnis

Franz, Matthias, geb. 1955, Univ.-Prof. Dr. med., Facharzt für Psychotherapeutische Medizin, Facharzt für Neurologie und Psychiatrie, Psychoanalytiker; seit 1995 Professur für Psychosomatische Medizin und Psychotherapie an der Heinrich-Heine-Universität Düsseldorf; dort Leiter des Psychosomatischen Konsiliardienstes an den Medizinischen Einrichtungen der Universität. Wissenschaftliche Arbeitsgebiete: Epidemiologie psychogener Erkrankungen (Häufigkeit, Verlauf, Ursachen, soziale Determinanten psychischer Gesundheit), Psychotherapieakzeptanz, Psychophysiologie, Alexithymieforschung, Psychotherapieforschung

Häfner, Steffen, geb. 1963, Dr. med., Facharzt für Psychotherapeutische Medizin; Klinische Weiterbildung an der Klinik für Psychosomatik und Psychotherapeutische Medizin des Zentralinstituts für Seelische Gesundheit, Mannheim und am Psychiatrischen Krankenhaus Philippshospital, Riedstadt. Im Projekt stellvertretender Projektleiter. Seit 1998 wissenschaftlicher Mitarbeiter an der Forschungsstelle für Psychotherapie, Stuttgart. Wissenschaftliche Arbeitsgebiete: Versorgungsepidemiologie, Konzepte stationärer Psychotherapie, Zwillingsforschung, Konsiliar- und Liaisondienste

Lieberz, Klaus, geb. 1946, Univ.-Prof. Dr. med., Facharzt für Psychiatrie und Neurologie; Facharzt für Psychotherapeutische Medizin, Psychoanalytiker. Professur an der Psychosomatischen Klinik am Zentralinstitut für Seelische Gesundheit Mannheim, Fakultät für Klinische Medizin Mannheim der Universität Heidelberg. Seit 1997 stellv. Vorsitzender der Allgemeinen Ärztlichen Gesellschaft für Psychotherapie (AÄGP). Wissenschaftliche Arbeitsgebiete: Epidemiologie, Sozialpsychiatrische und psychotherapeutische Dokumentation, Geneseforschung, Persönlichkeitsstörungen, Stationäre Psychotherapie und Klinische Psychosomatik

Reister, Gerhard, geb. 1951, Priv.-Doz. Dr. med. an der Medizinischen Fakultät der Heinrich-Heine-Universität Düsseldorf, Facharzt für Psychotherapeutische Medizin, Psychoanalytiker, Lehr- und Kontrollanalytiker, Gruppenlehranalytiker. Seit 1999 ärztlicher Direktor der Klinik Schömberg, zuvor ltd. Oberarzt an der psychosomatischen Klinik der Heinrich-Heine-Universität Düsseldorf und ärztlicher Direktor der Klinik Wersbach. Wissenschaftliche Arbeitsgebiete: Salutogenese und protektive Faktoren, stationäre Psychotherapie, Gruppentherapie, Kurzzeitpsychotherapie, Coping

Schepank, Heinz, geb. 1930, em. o. Univ.-Prof. Dr. med., Facharzt für Psychotherapeutische Medizin, Psychoanalytiker, 1975–1998 Lehrstuhl für Psychosomatische Medizin und Psychoanalyse an der Fakultät für Klinische Medizin Mannheim der Universität Heidelberg sowie ärztlicher Direktor der Psychosomatischen Klinik am Zentralinstitut für Seelische Gesundheit Mannheim; Leiter der DFG-geförderten Mannheimer Kohortenstudie zur Epidemiologie psychogener Erkrankungen. Wissenschaftliche Arbeitsgebiete: Epidemiologie psychogener Erkrankungen, Psychotherapieforschung, Zwillingsforschung

Tress, Wolfgang, geb. 1948, o. Univ.-Prof. Dr. med. Dr. phil., Dipl.-Psychologe, Facharzt für Psychotherapeutische Medizin, Psychoanalytiker (DPG, DGPT, DAGG). Lehrstuhl für Psychosomatische Medizin und Psychotherapie der Heinrich-Heine-Universität Düsseldorf, ärztlicher Direktor der zugeordneten psychosomatischen Klinik. Vorsitzender der Akademie für Psychoanalyse und Psychosomatik Düsseldorf e.V.. Vorsitzender der Allgemeinen Ärztlichen Gesellschaft für Psychotherapie (AÄGP). Wissenschaftliche Arbeitsgebiete: Epidemiologie, Psychotherapieforschung bezogen auf psychogene Erkrankungen

H Literaturverzeichnis

Aus dem Mannheimer Kohortenprojekt
hervorgegangene Publikationen wurden kursiv gedruckt

Abelin E (1971) The role of the father in the seperation-individuation process: In: McDevitt J, Settlage CF (Eds) Seperation-individuation: Essays in honor of Margaret S Mahler. Int Univ Press, New York, 229–252

Abelin E (1975) Some further oberservations and comments on the earliest role of the father. Int J Psycho-Anal 56: 293–302

Ainsworth M, Blehar M, Waters E, Wall S (1978) Patterns of Attachment: A Psychological Study of the Strange Situation. Hillsdale NJ: Erlbaum

Ainsworth M, Eichberg C (1991) Effects on infant-mother attachment of mothers unresolved loss of an attachment figure or other traumatic experience. In: Marris P, Stevenson-Hinde J, Parkes C (Eds) Attachment across the life cycle, New York: Routledge, 160–183

Amendt G (1992) Das Leben unerwünschter Kinder. Frankfurt am Main: Fischer

Angst J, Dobler-Mikola A, Binder J (1984) The Zurich Study. – A prospective epidemiological study of depressive, neurotic, and psychosomatic syndromes. I. Problem, Methodology: Eur Arch Psychiatr Sci 234: 13–20

Angst J, Dobler-Mikola A (1985) The Zurich Study. V. Anxiety and phobia in young adults. Eur Arch Psychiatry Neurol Sci 235: 171–178

Angst J, Hochstrasser B (1994) Recurrent brief depression: the Zurich Study. J Clin Psychiatry 55 (Suppl): 3–9

Anthony EJ, Cohler BJ (Eds) (1987) The invulnerable child. Guilford Press, New York London

Antonovsky A (1979) Health, stress, and coping. Jossey-Bass, San Francisco London

Antonovsky A (1987) Unraveling the mystery of health. How people manage stress and stay well. San Francisco, London: Jossey-Bass

Antonovsky A (1993) Gesundheitsforschung versus Krankheitsforschung. In: Franke A, Broda M (Hrsg): Psychosomatische Gesundheit – Versuch einer Abkehr vom Pathogenesekonzept, 3–14. dgvt-Verlag, Tübingen

Aro S, Aro H, Keskimaki I (1995) Socio-economic mobiltiy among patients with schizophrenia or major affective disorder. A 17-year retrospective follow-up. Br J Psychiatry 166(6): 759–767

Barnett MH (1981) The effect of client preparation upon involvement and continuation in psychotherapy. Diss abstr int 42/05B, S. 2040

Barron F (1953) An ego-strength scale which predicts response to psychotherapy. J Consult Psychol 14: 169–184

Bash KW, Bash-Liechti J (1978) Psychiatrisch-epidemiologische Nachuntersuchung eines mittel-iranischen Dorfes nach dreizehn Jahren. Nervenarzt 49: 713–719

Bash KW, Bash-Liechti J (1986) Developing Psychiatry. Epidemiological and Social Studies in Iran 1963–1976. Berlin, Heidelberg, New York, London, Paris, Tokyo: Springer

Baumann U (1974) Diagnostische Differenzierungsfähigkeit von Psychopathologie-Skalen. Arch Psychiat Nervenkr 219: 89–103

Baydar N, Brooks-Gunn J (1991) Effects of maternal employment and child-care arrangements on preschoolers' cognitive and behavioral outcome: Evidence from the children of the National Longitudinal Survey of Youth Development. Psychol 27: 932–945

Becker P (1985) Bewältigungsverhalten und seelische Gesundheit. Z Klin Psychol 14: 169–184

Beckmann D, Brähler E, Richter HE (1983) Der Gießen-Test (GT). Ein Test für Individual- und Gruppendiagnostik. Bern, Stuttgart, Wien: Huber

Bellak L, Hurvich M, Gediman HK (1973) Ego functions in schizophrenics, neurotics, and normals. New York, London, Sydney, Toronto: Wiley

Bender D, Lösel F (1997) Risiko- und Schutzfaktoren in der Genese und Bewältigung von Mißhandlung und Vernachlässigung. In: Egle UT, Hoffmann SO, Joraschky P (Hrsg): Sexueller Mißbrauch, Mißhandlung, Vernachlässigung. Erkennung und Behandlung psychischer Folgen früher Traumatisierungen, 35–53. Schattauer, Stuttgart

Bergin AE (1971) The evaluation of therapeutic outcomes. In: Bergin AE, Garfield SL (Hrsg) Handbook of psychotherapy and behavior change, 217–270. Wiley, New York

Beutel M (1989) Was schützt Gesundheit? Zum Forschungsstand und der Bedeutung von personalen Ressourcen in der Bewältigung von Alltagsbelastungen und Lebensereignissen. Psychother med Psychol 39: 452–462

Blaser A (1989) Die Wirksamkeit von Wahrnehmungsstereotypen bei der Indikation zur Psychoanalyse. Zsch psychosom Med, 35: 59–67

Blaurock H (1990) Schutz vor seelischer Erkrankung bei Frauen. Med Diss, Universität Heidelberg

Bond M, Gardner ST, Christian J, Sigal JJ (1983) Empirical study of self-related defense styles. Arch Gen Psychiatry 40: 333–338

Bond M, Vaillant JS (1986) An empirical study of the relationship between diagnosis and defense style. Arch Gen Psychiatry 43: 285–288

Bowlby J (1969) Attachment and loss. I. Attachment. London: Hoharth

Bowlby J (1975) Bindung. Eine Analyse der Mutter-Kind-Beziehung. Kindler, München

Bowlby J (1989) Attachment and personality development. In: Greenspan S, Pollock G (Hg.): The Course of Life, Bd. I, pp. 229–270. Madison: IUP

Bowlby J (1995) Elternbindung und Persönlichkeitsentwicklung. Heidelberg: Dexter

Brähler C, Brähler E (1986) Der Einfluß von Patientenmerkmalen und Interviewverlauf auf die Therapieaufnahme – eine katamnestische Untersuchung zum psychotherapeutischen Erstinterview. Zsch psychosom Med, 32: 140–160

Breier A, Kelsone JR, Kirwin PD, Beller SA, Wolkowitz OM, Pickar D (1988) Early parental loss and development of adult psychopathology. Archives of General Psychiatry 45: 987–993

Bridges K, Goldberg D, Evans B, Sharpe T (1991): Determinants of somatization in primary care. Psychol Med 21, 473–483

Brink A (1996) Sexueller Mißbrauch und Eßstörungen – Mögliche Zusammenhänge und Konsequenzen. Z Kinder Jugendpsychiatr Psychother 24: 44–51

Bromet E, Sonnega A, Kessler RC (1998) Risk Factors for DSM-III-R Posttraumatic Stress Disorder: Findings from the National Comorbidity Survey. American Journal of Epidemiology 147: 353–361

Brown GW, Harris TU (1978) Social origins of depression. Tavistock, London

Bruce ML, Takeuchi DT, Leaf PJ (1991) Poverty and Psychiatric Status. Longitudinal Evidence From the New Haven Epidemiologic Catchment Area Study. Arch Gen Psychiatry 48: 470–474

Bryer JB, Nelson BA, Miller JB, Krol PA (1987) Childhood sexual and physical abuse as factors in adult psychiatric illness. Am J Psychiat 144: 1426–1430

Buchheim A, Brisch KH, Kächele H (1998) Einführung in die Bindungstheorie und ihre Bedeutung für die Psychotherapie. Psychother Psychosom Med Psychol 48: 128–138

Butterworth D (1994) Are fathers really necessary to the family unit in early childhood? Int J Early Childhood 5: 1–5

Cederblad M, Dahlin L, Hagnell O, Hannsson K (1994) Salutogenic childhood factors reported by middle-aged individuals. Follow-up of the children from the Lundby study grown up in families experiencing three or more childhood psychiatric risk factors. European Archives of Psychiatry and Clinical Neuroscience 244: 1–11

Costa PT, McCrae RR (1980) Influence of extraversion and neuroticism on subjective well-being: Happy and unhappy people. Journal of Personality and Social Psychology 38: 668–678

Costa PT, Widinger TA (Eds, 1994) Personality disorders and the five-factor model of personality. American Psychological Associaion, Washington

Craig TKJ, Boardman AP, Mills K, Daly-Jones O, Drake H (1993) The South London Somatisation Study. In: Longitudinal Course and the Influence of Early Life Experiences. British Journal of Psychiatry 163: 579–588

Cremerius J (1966) Zur Prognose unbehandelter Neurosen. Zeitschrift für Psychosomatische Medizin 12: 106–111

Crisp AH, Hall A, Murray R, Russel GMF, Holland AJ (1985) Nature and nurture in anorexia nervosa: A study of 34 pairs of twins, one set of triplets, and an adoptive family. Brit J Psychiat 145: 414–419

Cruppé de W (1990) Was schützt Männer vor psychogenen Erkrankungen? Zeigen sich geschlechtsspezifische Unterschiede zu Frauen? Med Diss, Univ Heidelberg

Cube v T (1983) Katamnese von Patienten der Abteilung für Psychotherapie und Psychosomatik an der Psychiatrischen Klinik der Universität München. Zsch psychosom Med, 29: 49–75

De Maio TJ (1980) Refusals: Who, where and why. Public Opinion Quarterly 44: 223–233

De Ruiter C, van Ijzendoorn M (1992) Agoraphobia and anxious-ambivalent attachment: An integrative review. Journal of Anxiety Disorders 6: 365–381

Degkwitz R, Helmchen H, Kockott G, Mombour W (1975) Diagnosenschlüssel und Glossar psychiatrischer Krankheiten. Deutsche Ausgabe der internationalen Klassifikation der WHO: ICD (ICD = International Classification of Diseases), 8. Revision, und des internationalen Glossars. Berlin, Heidelberg, New York: Springer

Degkwitz R, Helmchen H, Kockott G, Mombour W (Hrsg) (1980) Diagnoseschlüssel und Glossar psychiatrischer Krankheiten. Deutsche Ausgabe der internationalen Klassifikation der Krankheiten der WHO, ICD, 9. Revision. Springer, Berlin, Heidelberg, New York

DeLongis A, Folkman S, Lazarus RS (1988) The impact of daily stress on health and mood: psychological and social resources as mediators. J Pers Soc Psychol 54: 486–495

Deneke FW, Ahrens S, Bühring B, Haag A, Lamparter U, Richter R, Stuhr U (1987) Wie erleben sich Gesunde? Psychother med Psychol 37: 156–160

Denker P (1947) Results of treatment of psychoneuroses by the general practitioner: A follow-up study of 500 cases. Archives of Neurology and Psychiatry 57: 504–505

Deter HC (1986) Ökonomische Effekte einer krankheitsorientierten Gruppentherapie von Asthmapatienten. Allgemeinmedizin 15: 25–28

Dilling H, Weyerer S (1984) Psychische Erkrankungen in der Bevölkerung bei Erwachsenen und Jugendlichen. In: Dilling H, Weyerer S, Castell R (Hrsg): Psychische Erkrankungen in der Bevölkerung, S. 1–121. Enke, Stuttgart

Dohrenwend BP, Dohrenwend BS (1976) Sex differences in psychiatric disorders. Am J Soc 81: 1447–1459

Dornes M (1997) Risiko- und Schutzfaktoren für die Neurosenentstehung. Forum Psychoanal 13: 119–138

Dornes M (1998) Bindungstheorie und Psychoanalyse. Psyche 52: 299–348

Dührssen A (1958) Heimkinder und Pflegekinder in ihrer Entwicklung. Göttingen: Vandenhoeck & Ruprecht

Dührssen A, Jorswieck E (1962) Zur Korrektur von EYSENCKs Berichterstattung über psychoanalytische Behandlungsergebnisse. Acta Psychother 10: 329–342

Dührssen A, Jorswieck E (1965) Eine empirisch-statistische Untersuchung zur Leistungsfähigkeit psychoanalytischer Behandlung. Nervenarzt 36: 166–169

Dührssen A (1984) Risikofaktoren für die neurotische Krankheitsentwicklung. Zschr psychosom Med 30: 18–42

Dührssen A, Lieberz K (1999) Der Risiko-Index. Ein Verfahren zur Einschätzung und Gewichtung von psychosozialen Belastungen in Kindheit und Jugend. Vandenhoeck & Ruprecht, Göttingen (im Druck)

Eckenrode J (1984) Impact of chronic and acute stressors on daily reports of mood. J Pers Soc Psychol 46: 907–918

Egle UT, Hoffmann SO, Steffens M (1997a) Psychosoziale Risiko- und Schutzfaktoren in Kindheit und Jugend als Prädisposition für psychische Störungen im Erwachsenenalter. Nervenarzt 68: 683–695

Egle UT, Hoffmann SO, Steffens M (1997b) Pathogene und protektive Entwicklungsfaktoren in Kindheit und Jugend. In: Egle, U. T., Hoffmann, S. O., Joraschky, P. (Hrsg): Sexueller Mißbrauch, Mißhandlung, Vernachlässigung. Erkennung und Behandlung psychischer Folgen früher Traumatisierungen, S. 3–20. Stuttgart: Schattauer

Egle UT, Hoffmann SO, Steffens M (1997c) Pathogene und protektive Entwicklungsfaktoren in Kindheit und Jugend. In: Egle UT, Hoffmann SO, Joraschky P (Hrsg) Sexueller Mißbrauch, Mißhandlung, Vernachlässigung. Erkennung und Behandlung psychischer Folgen früher Traumatisierungen, 195–212. Schattauer, Stuttgart

Egle UT, Nickel R (1998) Kindheitsbelastungsfaktoren bei Patienten mit somatoformen Störungen. Zsch Psychosom Med Psychoanal 44(1): 21–36

Ehlers T, Merz F, Rehmer H (1985) Korrelate prä- und perinataler Risiken bei Sechs- und Zehnjährigen. In: Montada L (Hrsg) Bericht über die 7. Tagung Entwicklungspsychologie in Trier, S. 465–466

Ehlers W, Czogalik D (1984) Dimensionen der klinischen Beurteilung von Abwehrmechanismen. Prax Psychother Psychosom 29: 129–138

Elder GH (1974) Children of the Great Depression: social change in life experience. University of Chicago Press: Chicago

Ernst K (1964) Die psychiatrische Behandlung im Rückblick von Patient und Nachuntersucher. 20jährige Katamnesen von 70 hospitalisierten und 120 ambulanten Neurosekranken. Nervenarzt 35: 248–256

Essen-Möller E (1956) Individual traits and morbidity in a Swedish rural population. København: Munksgaard

Esser G, Schmidt MH, Blanz B (1993a) Der Einfluß von Zeitpunkt und Chronizität von Stressoren auf die seelische Entwicklung von Kindern und Jugendlichen. Zeitschrift für Kinder- und Jugendpsychiatrie 21: 82–89

Esser G, Dinter R, Jörg M, Rose F, Villalba P, Laucht M, Schmidt MH (1993b) Bedeutung und Determinanten der frühen Mutter-Kind-Beziehung. Zeitschrift für Psychosomatische Medizin und Psychoanalyse 39: 246–264

Esser G, Laucht M, Schmidt MH (1994) Die Auswirkungen psychosozialer Risiken für die Kindesentwicklung. In: Karch D (Hrsg): Risikofaktoren der kindlichen Entwicklung. Klinik und Perspektiven, S. 143–157. Darmstadt: Steinkopff

Eysenck HJ (1952) The effects of psychotherapy: An evaluation. Journal of consulting psychology 16: 319–324

Fahrenberg J, Selg H, Hampel R (^{3}1978) Das Freiburger Persönlichkeitsinventar FPI. Handanweisung. Hogrefe, Göttingen

Faris REL, Dunham HW (1939) Mental disorders in urban areas. An ecological study of schizophrenia and other psychoses. University of Chicago press, Chicago

Fergusson DM, Horwood LJ, Lynskey M (1994) The Childhood of Multiple Problem Adolescents: A 15-Year Longitudinal Study. J. Child Psychiat. 35: 1123–1140

Fichter M (1990) Verlauf psychischer Erkrankungen in der Bevölkerung. Springer, Heidelberg

Fink P (1992a) Surgery and Medical Treatment in Persistent Somatizing Patients. J Psychosom Res 355, 439–447

Fink P (1992b) The use of hospitalizations by persistent somatizing patients. Psychological Medicine 22: 173–180

Folkman S, Lazarus RS, Gruen JR, DeLongis A (1986) Appraisal, coping, health status, and psychological symptoms: J Pers Soc Psychol 50: 571–579

Fonagy P, Steele H, Steele M, Leigh K, Kennedy R, Mattoon G, Target M (1995) Attachment, the reflective self, and borderline states. The predictive specifity of the Adult Attachment Interview in pathological emotional development. In: Goldberg S, Muir R, Kerr J (Eds) Attachment theory: Social developmental and clinical perspectives, pp. 233–278. Lawrence Erlbaum, New Jersey

Franz M, Schiessl N, Manz R, Fellhauer R, Schepank H, Tress W (1990) Zur Problematik der Psychotherapiemotivation und der Psychotherapieakzeptanz. Psychother Psychosom med Psychol 40: 369–374

Franz M, Schepank H, Wirth T, Schellberg D (1992) Die Teilnahmeverweigerung von Probanden in einer epidemiologischen Langzeitstudie – soziodemographische, klinische und psychometrische Befunde. Psychother Psychosom med Psychol 42: 392–399

Franz M, Dilo K, Schepank H, Reister G (1993a) Warum „nein" zur Psychotherapie? Kognitive Stereotypen psychogen erkrankter Patienten aus einer Bevölkerungsstichprobe im Zusammenhang mit der Ablehnung eines Psychotherapieangebotes. Psychother Psychosom med Psychol 43: 278–285

Franz M, Schellberg D, Schepank H (1993b) Epidemiologische Befunde zur Ätiologie psychogener Erkrankungen. Zsch psychosom Med 39: 375–386

Franz M, Schepank H (1994) Zur inadäquaten Inanspruchnahme somato-medizinischer Leistungen durch psychogen erkrankte Patienten. Fortschritte der Neurologie und Psychiatrie 2: 40–45

Franz M, Schepank H, Reister G, Schellberg D (1994) Epidemiologische Befunde zum Langzeit-spontanverlauf psychogener Erkrankung über 10 Jahre. Psychother Psychosom med Psychol 44: 22–28

Franz M (1997) Der Weg in die psychotherapeutische Beziehung. Vandenhoeck und Ruprecht, Göttingen

Franz M, Tress W, Schepank H (1998a) Predicting extreme patterns of long-term course of psychogenic impairment: a ten-year follow-up. Soc Psychiatry Pychiatr Epidemiol 33: 243–251

Franz M, Schmitz N, Lieberz K, Schepank H (1998b) Multiple somatoforme Störungen in der Allgemeinbevölkerung. In Rudolf G, Henningsen P (Hrsg) Somatoforme Störungen. Schattauer, S. 41–52

Franz M, Lieberz K, Schmitz N, Schepank H (1999) A decade of spontaneous long-term course of psychogenic impairment in a community population sample. Soc Psychiatry Psychiatr Epidemiol 34: 651–656

Freedman LZ, Hollingshead AB (1956) Neurosis and social class. Amer J Psychat 113: 769 775

Fremming KH (1947) Sygdomsrisikoen for Sindslidelser og andre sjælelige Abnormtilstande i den danske Gennemsnitsbefolkning *(Morbid Risk of Mental Deseases and other Mental Abnormalities in an Average Danish Population).* Paa Grundlag af en katamnestisk Undersøgelse af 5500 Personer født i 1883–87. København: Munskgaard

Furstenberg F, Teitler JO (1994) Reconsidering the effects of marital disruption. What happens to children of divorce in early adulthood? J Fam Iss 15: 173–190

George C, Kaplan N, Main M (1985) The Adult-Attachment-Interview. Unveröffentlichtes Manuskript

Giel R, Wiersma D, deJong A (1987) The Issue of Social Class and Schizophrenia in the Netherlands. In: Angermeyer MC (Ed.): From Social Class to Social Stress. Springer

Godai U, Tatarelli R (1974) Stuttering and ties: A twin study. Rom: Vortrag auf dem „1st International Congress on Twin Studies"

Goldberg DP, Cooper B, Eastwood MR, Kedward HB, Shepherd M (1970) A standardized psychiatric interview for use in community surveys. Br J Prev Soc Med 24: 18–23

Gonzales MA, Artalejo FR, Calero J (1998) Relationship between socioeconomic status and ischaemic heart disease in cohort and case-control studies: 1960–1993. International Journal of Epidemiology 27: 350–358

Gribble PA, Cowen EL, Wyman PA, Work WC, Wannon M, Raoof A (1993) Parent and child-views of parent-child-relationship qualities and resilient outcomes among urban children. J Child Psychol Psychiat 34: 507–519

Grossmann KE, August P, Fremmer-Bombik E, Friedl A, Grossmann K, Scheuerer-Englisch H, Spangler G, Stephan C, Suess G (1989) Die Bindungstheorie: Modell und entwicklungspsycho logische Forschung. In: Keller H (Hrsg) Handbuch der Kleinkindforschung. Springer, Berlin, Heidelberg, New York, London, Paris, Tokyo, Hong Kong. S. 31–56

Häfner S, Lieberz K, Franz M, Schepank H (2000) Späte Studienabbrecher im Mannheimer Kohortenprojekt zu Häufigkeit und Verlauf psychogener Erkrankungen. Soziodemographische, klinische und psychometrische Befunde. Schweizer Archiv für Neurologie und Psychiatrie (im Druck)

Hagnell O (1966) A prospective study of the incidence of mental disorders. Stockholm: Scandinavian Univ. Books

Hagnell O (1970) The incidence and duration of episodes of mental illness in a total population. In Hare EH, Wing JK (Eds) Psychiatric Epidemiology. London: Oxford Univ Press

Hagnell O (1989) Repeated incidence and prevalence studies of mental disorders in a total population followed during 25 years: The Lundy Study, Sweden. Acta Psychiatr Scand 79 (347 Suppl): 61–78

Hallgren B (1960) Noctural enuresis in twins. Acta Psychiat. Scand. 35: 73–90

Hazan C, Shaver P (1990) An attachment theoretical perspective of love and work. Journal of Personality and Social Psychology 59: 270–280

Heigl-Evers A, Schepank H (1980) Ursprünge seelisch bedingter Krankheiten. Eine Untersuchung an 100+9 Zwillingspaaren mit Neurosen und psychosomatischen Erkrankungen. Bd I: Wege, Probleme und Methoden. Vandenhoeck & Ruprecht, Göttingen

Heigl-Evers A, Schepank H (1982) Ursprünge seelisch bedingter Krankheiten. Eine Untersuchung an 100+9 Zwillingspaaren mit Neurosen und psychosomatischen Erkrankungen. Bd. II: Ergebnisse. Vandenhoeck & Ruprecht, Göttingen

Heinzel R, Breyer F (1995) Stabile Besserung. Deutsches Ärzteblatt 92/11: 442–460

Heinzel R, Breyer F, Klein T (1998) Ambulante analytische Einzel- und Gruppenpsychotherapie in einer bundesweiten katamnestischen Evaluationsstudie. Gruppenpsychotherapie und Gruppendynamik 34 (2): 135–152

Helgason T (1964) Epidemiology of mental disorders in Iceland. A psychiatric and demographic investigation of 5395 Icelanders. Copenhagen: Munksgaard

Helgason T (1978) Prevalence and incidence of mental disorders. Acta Psychiatr Scand 58: 256–266

Helmchen H, Linden M, Wernicke T (1996) Psychiatrische Morbidität bei Hochbetagten. Ergebnisse aus der Berliner Altersstudie. Nervenarzt 67: 739–750

Helmert U, Shea S, Herman B, Greiser E (1990) Relationship of social class characteristics and risk factors for coronary heart disease in West Germany. Public Health 104: 399–416

Herman J, Russel D, Trocki K (1986) Long-term effects of incestuous abuse in childhood. Am J Psychiat 143: 1293–1296

Hoffmann SO (1994) Somatisierung und die Somatisierungsstörung. Deutsches Ärzteblatt 91(A): 113–117

Hoffmann SO, Egle UT (1996) Risikofaktoren und protektive Faktoren für die Neuroseentstehung. Die Bedeutung biographischer Faktoren für die Entstehung psychischer und psychosomatischer Krankheiten. Psychotherapeut 41: 13–16

Hoffmeister H (1992) Sozialer Status und Gesundheit. Nationaler Gesundheits-Survey 1984–1986

Holahan CK, Holahan CJ, Belk SS (1984) Adjustment in aging: The roles of life stress, hassles, and self-efficacy. Health Psychology 3: 315–328

Hönmann H, Schepank H (1983) Life-events in der Allgemeinbevölkerung. Vorläufige Ergebnisse aus einer psychosomatisch-epidemiologischen Feldstudie. Zsch psychosom Med 29, 110–126

Janta B (1987) Kindheitsentwicklung und Beziehungspathologie. In: Schepank H. Psyhogene Erkrankungen der Stadtbevölkerung: Heidelberg, Springer, S. 158–165

Janta B, Tress W (1987) Psychotherapieindikation. In: Schepank H: Psychogene Erkrankungen der Stadtbevölkerung. Heidelberg: Springer, S. 249–251

Juhász P (1974) Über den Wandel in der Neurosemorbidität in einem ungarischen Dorf während der Phase des wirtschaftlichen Aufstieges und der Urbanisation (1960–1971). Psychiatria Fennica 1974: 101–109

Kanner AD, Coyne JC, Schaefer C, Lazarus RS (1981) Comparison of two modes of stress measurement: Daily hassles and uplifts versus major life events. J Behav Med 4: 1–39

Kauffman C, Grunebaum H, Cohler B, Gamer E (1979) Superkids: competent children of psychotic mothers. Am J Psychiatry 136: 1398–1402

Kellner R (1986) Somatization and Hypochondriasis. Praeger Publishers. New York

Kendler KS, McLean Ch, Neale M, Kessler R, Heath A, Eaves L (1991) The Genetic Epidemiology of Bulimia Nervosa. Am J Psychiatry 148: 1627–1637

Kessler RC, McGonagle A, Zhao S, Nelson CB, Hughes M, Eshleman S, Wittchen H-U, Kendler KS (1994) Lifetime and 12-Month Prevalence of DSM-III-R Psychiatric Disorders in the United States. Results from the National Comorbidity Survey. Arch Gen Psychiatry 51: 8–19

Klaus MH, Trause MA, Kennell JH (1975) Does human maternal behaviour after delivery show a characteristic pattern? In: O'Connor M (Ed.): Parent-infant interaction, pp.69–78. Elsevier, Amsterdam, Oxford, New York

Klaus MH, Kennell JH (1976) Maternal-infant bonding. Saint Louis: Mosby

Kleining G, Moore H (1968) Soziale Selbsteinstufung (SSE). Kölner Z Soziol Sozialpsychol 20: 502–552

Knoke M (1989) Die Versuchungs- und Versagungssituation. Dissertation Universität Heidelberg

Köcher D (1982) Patienten-Compliance im psychosomatischen Konsiliardienst: Ausmaß und Einflußgrössen. Dissertation, Freie Universität Berlin

Koehler K, Saß H (Hrsg 1984) Diagnostisches und statistisches Manual psychischer Störungen. Beltz, Weinheim

Köhler L (1995) Bindungsforschung und Bindungstheorie aus der Sicht der Psychoanalyse. In: Spangler G, Zimmermann P (Hrsg): Die Bindungstheorie: Grundlagen, Forschung und Anwendung, Klett Cotta, Stuttgart, 67–85

Köhler L (1998) Anwendung der Bindungstheorie in der psychoanalytischen Praxis. Einschränkende Vorbehalte, Nutzen, Fallbeispiele. Psyche 52: 369–397

Krampen G (1981) IPC-Fragebogen zu Kontrollüberzeugungen („Locus of control"). Handanweisung. Hogrefe, Göttingen, Toronto, Zürich

Krause C, Lehner D, Scherer K-J (1980) Zwischen Revolution und Resignation. Bonn: Verlag Neue Gesellschaft

Kruse J, Heckrath C, Schmitz N, Alberti L, Tress W (1999) Zur hausärztlichen Diagnose und Versorgung psychogen Kranker. Ergebnisse einer Feldstudie. Psychother Psychosom Med Psychol 49(1): 14–22

Kubicka L, Matejcek Z, David HP, Dytrych Z, Miller WB, Roth Z (1995) Children from unwanted pregnancies in Prague, Czech Republic revisited at age thirty. Acta Psychiatrica Scandinavica 91: 361–369

Lambert MJ (1976) Spontaneous Remission in Adult Neurotic Disorders: A Revision and Summary Psychological Bulletin 83: 107–119

Lamprecht F (1996) Die ökonomischen Folgen von Fehlbehandlungen psychosomatischer und somatopsychischer Erkrankungen. Psychother Psychosom Med Psychol 46: 283–291

Lamprecht F, Johnen R (Hrsg, 1994) Salutogenese. Ein neues Konzept für die Psychosomatik? Kongreßband der 40. Jahrestagung des Deutschen Kollegiums für Psychosomatische Medizin. VAS, Frankfurt a. M

Langner TS, Michael ST (1963) Life stress and mental health. The Midtown Manhattan Study. Collier MacMillan, Thomas AC Rennie series in social psychiatry, vol. 2. London: The Free Press of Glencoe

Laucht M, Esser G, Schmidt MH, Ihle W, Marcus A, Stöhr RM, Weindrich D (1996) Viereinhalb Jahre danach: Mannheimer Risikokinder im Vorschulalter. Zeitschrift für Kinder- und Jugendpsychiatrie 24: 67–81.

Lehtinen V, Joukamaa M, Lahtela K, Raitasalo R, Jyrkinen E, Maatela J, Aromaa A (1990) Prevalence of mental disorders among adults in Finland: basic results from the Mini Finland Health Survey. Acta Psychiatr Scand 81: 418–425

Leighton DC, Harding JS, Macklin DB, Hughes CC, Leighton AH (1963) Psychiatric findings of the Stirling County Study. Amer J Psychiat 119: 1021–1026

Lieberz K (1983) Geschwisterlicher Alterabstand und neurotische Störung im Erwachsenenalter. Psychother med Psychol 33: 217–223

Lieberz K, Schwarz E (1987) Kindheitsbelastung und Neurose – Ergebnisse einer Kontrolluntersuchung. Zeitschrift für psychosomatische Medizin und Psychoanalyse 33: 111–118

Lieberz K (1988) Was schützt vor Neurose? – Ergebnisse einer Vergleichsuntersuchung an hochrisikobelasteten Neurotikern und Gesunden. Zsch psychosom Med 34: 338–350

Lieberz K (1990) Familienumwelt und Neurose. Vandenhoeck & Ruprecht, Göttingen

Lieberz K, Spies M, Schepank H (1998) Seelische Störungen. Stabile Gesundheit und chronische Erkrankungen in der Allgemeinbevölkerung im 10-Jahres-Verlauf. Nervenarzt 69(9): 769–775

Loch W (1999) Die Krankheitslehre der Psychoanalyse. Allgemeine und spezielle psychoanalytische Theorie der Neurosen, Psychosen und psychosomatischen Erkrankungen bei Erwachsenen, Kindern und Jugendlichen. 6. Aufl. Stuttgart, Leipzig: S. Hirzel Verlag

Lorenz K (1978) Vergleichende Verhaltensforschung – Grundlagen der Ethologie. Wien: Springer

Lösel F, Bliesener T, Köferl P (1989) On the concept of „Invulnerability": Evaluation and first results of the Bielefeld Project. In: Brambring M, Lösel F, Skowronek H (Eds) Children at risk: Assessment, longitudinal research, and intervention. De Gruyter, Berlin, New York

Luborsky L (1954) A note on Eysenck's article „The effects of psychotherapy: An evaluation". British Journal of Psychology 45: 129–131

MacFarlane JW (1939) The guidance study. Sociometry 2: 1–23

MacFarlane JW (1963) From infancy to adulthood. Childhood Educ 39: 336–342

MacFarlane JW (1964) Perspectives on personality consistency and change from the guidance study. Vita humana 7: 115–126

Mackenbach JP, Kunst AE, Cavelaars AEJM, Groenhof F, Geurts JJM (1997) Socioeconomic inequalities in morbidity and mortality in western Europe. Lancet 349: 1655–1659

Madianos MG, Economou M, Stefanis CN (1998) Long-term Outcome of Psychiatric Disorders in the Community: A 13-Year Follow-up Study in a Nonclinical Population. Comprehensive Psychiatry 39: 47–56

Maier-Diewald W, Wittchen H-U, Hecht H, Werner-Eilert K (1983) Die Münchener Ereignisliste (MEL). Anwendungsmanual. Unveröffentlichtes Manuskript, München

Manz R (1987) Gütekriterien der Instrumente zur Fallidentifikation. In: Schepank, H.: Psychogene Erkrankungen der Stadtbevölkerung. Eine epidemiologisch-tiefenpsychologische Feldstudie in Mannheim, S. 235–238. Springer, Berlin, Heidelberg, New York

Manz R, Schepank H (1989) Soziale Unterstützung, belastende Lebensereignisse und psychogene Erkrankungen in einer epidemiologischen Stichprobe. In: Angermeyer MC, Klusmann D (Hrsg) Soziales Netzwerk, Springer, Berlin, Heidelberg, New York, S. 149–163

Manz R, Schepank H (1993) KÖPS: Ein Selbstrating-Instrument zur Erfassung körperlicher, psychischer und sozialkommunikativer Beeinträchtigungen. Zsch psychosom Med 93: 1–13

Marmot MG, Kogevinas M, Elston M (1991) Socioeconomic status and disease, In: Badura B, Kickbusch I (Eds): Health promotion research. Toward a new epidemiology. WHO Regional Publications, European Series No. 37: 113–146

Matejcek Z (1991) Die langfristige Entwicklung unerwünscht geborener Kinder. In: Teichmann H, Meyer-Probst B, Roether D (Hrsg) Risikobewältigung in der lebenslangen psychischen Entwicklung. Verlag Gesundheit-Berlin, S. 117–128

Mayer KU, Baltes PB (1996) Die Berliner Altersstudie. Berlin: Akademie Verlag

McNeilly CL, Howard KI (1991) The effects of psychotherapy: A reevaluation based on dosage. Psychotherapy Research 1: 74–78

Meller I, Fichter MM, Witzke W (1989) Die Inanspruchnahme psychiatrischer Dienste in der Gesamtbevölkerung. Ergebnisse einer epidemiologischen Längsschnittstudie. Nervenarzt 60: 462–471

Mertens W (1996) Psychoanalyse. Stuttgart, Berlin, Köln: Kohlhammer

Meyer AE, Stuhr U, Wirth U, Rüster P (1988) 12-year follow-up study of the Hamburg short psychotherapy experiment: An overview. Psychother Psychosom 50: 192–200

Meyer AE, Richter R, Grawe K, Schulenburg v.d. JM, Schulte B (1991) Forschungsgutachten zu Fragen eines Psychotherapeutengesetzes. Universitätskrankenhaus Eppendorf.

Meyer-Probst B, Teichmann H (1984) Rostocker Längsschnittuntersuchung – Risiken für die Persönlichkeitsentwicklung im Kindesalter. Thieme, Leipzig

Mullen PE, Martin JL, Anderson JC, Romans SE, Herbison GP (1993) Childhood sexual abuse and mental health in adult life. The British Journal of Psychiatry 163: 721–732

Mumford E, Schlesinger HJ, Glass GV, Patrick C, Cuerdon T (1984) A new look at evidence about reduced cost of medical utilization following mental health treatment. The American Journal of Psychiatry 141: 1145–1158

Murphy JM, Sobol AM, Neff RK, Oliviers DC, Leighton AH (1984) Stability of prevalence. Arch Gen Psychiatry 41: 990–997

Murphy JM, Olivier DC, Monson RR, Sobol AM, Federman EB, Leighton AH (1991) Depression and anxiety in relation to social status. A prospective study. Arch Gen Psychiatr 48(3): 223–229

Myers JK, Weissman MM, Tischler GL, Holzer CE 3d, Leaf PJ, Orvaschel H, Anthony JC, Boyd JH, Burke JD Jr, Kramer M, Stoltzman R (1984) Six-month prevalence of psychiatric disorders in three communities. 1980 to 1982. Arch Gen Psychiat 41: 959–967

Nelson E, Rice J (1997) Stability of Diagnosis of Obsessive-Compulsive Disorder in the Epidemiologic Catchment Area Study. Am J Psychiatry 154: 826–831

Neugebauer R, Dohrenwend BP, Dohrenwend BS (1980) Formulation of hypotheses about the true prevalence of functional psychiatric disorders among adults in the United States. In: Dohrenwend BP, Dohrenwend BS, Schwartz Gould M, Link B, Neugebauer R, Wunsch-Hitzig R (Eds): Mental Illness in the United States. Epidemiological Estimates, pp. 45–94. New York: Praeger

Nielsen J (1976) The Samsö project from 1957 to 1974. Acta Psychiatr Scand 54: 198–222

Ormel J, Wohlfarth T (1991) How neuroticism, long-term difficulties and life situation change influence psychological distress: A longitudinal model. Journal of Personality and Social Psychology 60: 744–755

Patrick M, Hobson RP, Castle D, Howard R, Maughn B (1994) Personality disorder and the mental representation of early social experience. Developmental Psychopathology 6: 375–388

Pflanz M (1962) Sozialer Wandel und Krankheit. Stuttgart (Enke)

Pilkonis PA (1988) Personality prototypes among depressives: Themes of dependency and autonomy. Journal of Personality Disorders 2: 144–152

Portegijs PJM, van der Horst FG, Proot IM, Kraan HF, Gunther NCHF, Knottnerus JA (1996) Somatization in frequent attenders of general practice. Soc Psychiatry Psychiatr Epidemiol 31: 29–37

Power C, Matthews S (1997) Origins of health inequalities in a national population sample. The Lancet, Volume 350, November 29: 1584–1589

Pribor EF, Yutzy SH, Dean JT, Wetzel RD (1993) Briquet's syndrome, dissociation, and abuse. The American Journal of Psychiatry 150: 1507–1511

Propping P (1989) Psychiatrische Genetik. Befunde und Konzepte. Berlin, Heidelberg, New York: Springer

Regier DA, Myers JK, Kramer M, Robins LN, Blazer DG, Hough RL, Eaton WW & Locke BZ (1984). The NIMH epidemiologic catchments area program. Arch Gen Psychiat 41: 934–941

Reister G, Tress W (1993) Frühkindliche Erfahrung und seelische Gesundheit. Ein Beitrag zur Bedeutung protektiver Faktoren. In: Poustka F, Lehmkuhl U (Hrsg) Gefährdung der kindlichen Entwicklung, S. 220–229. Quintessenz-Verlag, München

Reister G, Fellhauer R, Franz M, Wirth T, Schellberg D, Schepank H, Tress W (1993) Psychometrische Erfassung von Abwehrmechanismen: Zusammenhang zwischen Fragebogen und Expertenrating. Erste Validitätsuntersuchungen. Psychother Psychosom med Psychol 43: 15–20

Reister G (1995) Schutz vor psychogener Erkrankung. Vandenhoeck u. Ruprecht, Göttingen

Richter-Appelt H, Tiefensee J (1996a) Soziale und familiäre Gegebenheiten bei körperlichen Mißhandlungen und sexuellen Mißbrauchserfahrungen in der Kindheit aus der Sicht junger Erwachsener. Ausgewählte Ergebnisse der Hamburger Studie (Teil I). Psychother Psychosom med Psychol 46: 367–378

Richter-Appelt H, Tiefensee J (1996b) Die Partnerbeziehung der Eltern und die Eltern-Kind-Beziehung bei körperlichen Mißhandlungen und sexuellen Mißbrauchserfahrungen in der Kindheit aus der Sicht junger Erwachsener. Weitere Ergebnisse der Hamburger Studie (Teil II). Psychother Psychosom med Psychol 46: 405–418

Riedel WP (1991): Einige Patientenmerkmale als Determinanten des Therapieerfolgs in der stationären Psychotherapie. Zsch psychosom Med 37: 14–30

Riehl A, Diederichs P, Bernhard P, Lamprecht H, Studt H (1985) Psychosomatische Konsiliartätigkeit in einem Großklinikum: Probleme der Integration und die Patienten-Compliance. Psychother Med Psychol 35: 183–188

Rind B, Tromovitch P, Bauserman R (1998) A meta-analytic examination of assumed properties of child sexual abuse using college samples. Psychol Bull 124: 22–53

Robins LN, Helzer JE, Weissman MM, Orvaschel H, Gruenberg E, Burke JD, Regier DA (1984) Lifetime prevalence of specific psychiatric disorders in three sites. Arch Gen Psychiatry 41: 949–958

Robins LN, Regier DA (Hrsg, 1991) Psychiatric disorders in America. The Free Press, New York

Rorsman B, Hagnell O, Lauke J (1986) Psychiatric mortality in the Lundy Study: an overview. Acta Psychiatr Belg 86: 510–511

Rudolf G v. Essen C, Porsch U, Grande T (1988) Psychotherapeutische Institutionen und ihre Patienten. Zsch psychosom Med 34: 19–31

Rüger U, Leibing E (1999) Bildungsstand und Psychotherapieindikation. Der Einfluß auf die Wahl des Behandlungsverfahrens und die Behandlungsdauer. Psychotherapeut 44: 214–219

Rutter M (1979) Protective factors in children's responses to stress and disadvantage. In: Kent MW, Rolf JE (Eds) Social competence in children. Primary prevention in psychopathology, Vol. III, S. 49–74. Univ Press, New England, New Hampshire

Rutter M, Quinton D (1984) Long term follow-up of women institutionalized in childhood: factors promoting good functioning in adult life. Brit J Develop Psychol 2: 191–204

Rutter M (1987) Psychosocial resilience and protective mechanisms. Am J Orthopsychiatry 57: 316–331

Salk L (1962) Mother's heartbeat as an impending stimulus. Trans NY Acad Sci 24: 753–763

Schauenburg H, Schüssler G, Leibing E (1991) Empirische Erfassung von Abwehrmechanismen mit einem Selbsteinschätzungsfragebogen (nach Bond et al.). Psychother Psychosom med Psychol 41: 392–400.

Schepank H (1974) Erb- und Umweltfaktoren bei Neurosen. Tiefenpsychologische Untersuchungen an 50 Zwillingspaaren. In: Hippius H, Janzarik W, Müller M (Hrsg): Monographien aus dem Gesamtgebiet der Psychiatrie, Band 11. Berlin, Heidelberg, New York: Springer

Schepank H (1983) Anorexia nervosa in twins: Is the etiology psychotic or psychogenic? In: Krakowski AJ, Kimball CP: Psychosomatic Medicine, pp. 161–169. New York: Plenum Publishing Corporation

Schepank H (1987a) Psychogene Erkrankungen der Stadtbevölkerung: Eine epidemiologisch – tiefenpsychologische Feldstudie. Springer, Berlin, Heidelberg, New York, Tokyo

Schepank H (1987b) Epidemiology of psychogenic disorders. Springer, Berlin, Heidelberg, New York

Schepank H (1987c) Struktur des Untersuchungsablaufs. In: Schepank H (Hrsg) Psychogene Erkrankungen der Stadtbevölkerung. Eine epidemiologisch-tiefenpsychologische Feldstudie in Mannheim, 67–69. Springer, Berlin, Heidelberg, New York, London, Paris, Tokyo

Schepank H (1990, Hrsg) Verläufe. Seelische Gesundheit und psychogene Erkrankungen heute. Springer, Heidelberg

Schepank H (1991) Erbdeterminanten bei der Anorexia nervosa. Ergebnisse von Zwillingsuntersuchungen. Zeitschrift für Psychosomatische Medizin und Psychoanalyse 37: 265–281

Schepank H (1995a) Der Beeinträchtigungs-Schwere-Score (BSS). Ein Instrument zur Bestimmung der Schwere einer psychogenen Erkrankung. Beltz, Göttingen

Schepank H (1995b) Vererbung und Umwelt. In: Uexküll, Th. v.: Psychosomatische Medizin, 5. Auflage, S. 113–119. Urban & Schwarzenberg, München, Wien, Baltimore

Schepank H (1996) Zwillingsschicksale. Gesundheit und psychische Erkrankungen bei 100 Zwillingen im Verlauf von drei Jahrzehnten. Enke, Stuttgart

Schmidt J (1991) Evaluation einer Psychosomatischen Klinik. VAS Verlag: Frankfurt

Schmidt MH (1990) Die Untersuchung abgelehnter und/oder vernachlässigter Säuglinge aus der Kohortenstudie von 362 Kindern der Mannheimstudie. In: Martinus J, Frank R (Hrsg) Vernachlässigung, Mißbrauch und Mißhandlung von Kindern. Huber, Bern

Schmidt S, Strauß B (1996) Die Bindungstheorie und ihre Relevanz für die Psychotherapie. Teil 1. Grundlagen und Methoden der Bindungsforschung. Psychotherapeut 41: 139–150

Schoon I, Montgomery SM (1997) Zum Zusammenhang von frühkindlicher Lebenserfahrung und Depression im Erwachsenenalter. Zeitschrift für Psychosomatische Medizin und Psychoanalyse 43: 319–333

Schultz-Hencke H (1973) Der gehemmte Mensch: Entwurf eines Lehrbuchs der Neo-Psychoanalyse. Thieme, Stuttgart

Seivewright H Tyrer P, Johnson T (1998) Prediction of outcome in neurotic disorder: a 5-year prospective study. Psychol Med 28: 1149–1157

Shrout PE, Fleiss JL (1979) Intraclass Correlations: Uses in Assessing Rater Reliability. Psychol Bull 86: 420–428

Siegrist J (1980) Die Bedeutung von Lebensereignissen für die Entstehung körperlicher und psychosomatischer Erkrankungen. Nervenarzt 51: 313–320

Siegrist J (1996) Soziale Krisen und Gesundheit. Eine Theorie der Gesundheitsförderung am Beispiel der Herz-Kreislauf-Risiken im Erwerbsleben. Hofgref, Göttingen

Sims A (1984) Neurosis and mortality: Investigating an association. J Psychosom Res 28: 353–362

Spangler G, Zimmermann P (Hrsg) (1997) Die Bindungstheorie: Grundlagen, Forschung und Anwendung. Klett-Cotta, Stuttgart

Spitz RA (1945) Hospitalism: An inquiry into the genesis of psychiatric conditions in early childhood. Psychoanal Study Child 1: 53–74

Spitz RA (1946) Hospitalism: An inquiry into the genesis of psychiatric conditions in early childhood: A follow-up report. Psychoanal study Child 2: 113–117

Spitz RA, Wolf K (1946) Anaclitic depression: Psychoanal Study Child 2: 313–342

Srole L, Langner TS, Michael ST, Opler MK, Rennie TAC (1962) Mental health in the metropolis. The Midtown Manhattan Study. Mc Graw Hill, New York, Toronto, London

Srole L (1975) Measurement and classification in sociopsychiatric epidemiology: Midtown Manhattan Study (1954) and Midtown Manhattan Restudy (1974). J Health Soc Behav 16: 347–364

Srole L, Fischer AK (1980) The Midtown Manhattan Longitudinal Study vs 'The mental Paradise Lost' Doctrine. Arch Gen Psychiatry 37: 209–221

Strauß B, Speidel H, Probst P, Seifert A (1991) Zeitlich begrenzte Kontakte mit einer psychosomatisch-psychotherapeutischen Ambulanz. II. Potentielle Determinanten der Inanspruchnahme therapeutischer Empfehlungen. Psychother Psychosom Med Psychol, 41: 53–60

Strauß B, Schmidt S (1997) Die Bindungstheorie und ihre Relevanz für die Psychotherapie. Teil 2. Mögliche Implikationen der Bindungstheorie für die Psychotherapie und Psychosomatik. Psychotherapeut 42: 1–16

Streeck U (1983a) Die Ich-Organization ekzemkrankter Patienten. Eine empirische Untersuchung der Objektbeziehungen und Ich-Fonktionen von Patienten mit endogenem Ekzem. Habilitationsschrift, Düsseldorf

Streeck U (1983b) Manual zur Einschätzung von Objektbeziehungen und Ich-Funktionen. Unveröffentlichtes Manuskript, Düsseldorf

Strömgren E (1938) Beiträge zur psychiatrischen Erblehre auf Grund von Untersuchungen an einer Inselbevölkerung. Kopenhagen: Munksgaard

Strotzka H, Leitner I, Czerwenka-Wenkstetten G, Graupe SR, Simon MD (1969) Kleinburg. Eine sozialpsychiatrische Feldstudie. Wien: Österreichischer Bundesverlag für Unterricht, Wissenschaft und Kunst

Strupp HH (1963) The outcome problem in psychotherapy revisited. Psychotherapy 1: 1–13

Stunkard AJ (1991) Genetic contributions to human obesity. In: McHugh PR, McKusick VA (Eds): Genes, brain, and behaviour. Vol. 69, S. 205–218. New York: Raven

Swartz M, Landermann R, George LK, Blazer DG, Escobar J (1991) Somatization Disorder. In Robbins LN, Regier DA (Hrsg) Psychiatric disorders in America. The Free Press: New York, USA, S. 228f

Teichmann H, Meyer-Probst B, Roether D (Hrsg, 1991) Risikobewältigung in der lebenslangen psychischen Entwicklung. Verlag Gesundheit, Berlin

Thoits PH (1984) Explaining distributions of psychological vulnerability: Lack of social support in the face of life stress. Soc Forces 63: 453–482

Thomä H, Kächele H (1985) Lehrbuch der psychoanalytischen Therapie. Band 1: Grundlagen. Berlin, Heidelberg, New York, Tokyo: Springer

Thomä H, Kächele H (1988) Lehrbuch der psychoanalytischen Therapie. Band 2: Praxis. Berlin, Heidelberg, New York, Tokyo: Springer

Thomas A, Chess S (1977) Temperament and development. Brunner/Mazel, New York

Thomas A, Chess S (1982) Temperament and follow-up to adulthood. In: Porter R, Collins GM (Eds) Temperamental differences in infants and young children. Ciba Foundation Symposium 89, pp. 168–173. Pitman, London

Thomas CB, Greenstreet RL (1973) Psychobiological characteristics in youth as predictors of five disease states: Suicide, mental illness, hypertension, coronary heart disease and tumor. Hopkins Med J 132: 16–43

Thomas CB, Duszynski KR (1974) Closenes to parents and the family constellation in a prospective study of five disease states: suicide, mental illness, malignant tumor, hypertension and coronary heat disease. Hopkins Med J 134: 251–270

Thomas CB, McCabe OL (1980) Precursors of premature disease and death: Habits of nervous tension. Hopkins Med J 147: 137–145

Thomas CB, Duszynski KR, Schaffer JW (1979) Family attitudes reported in youth as potential predictors of cancer. Psychosom Med 41: 287–302

Thomas PD, Hooper EM (1983) Healthy elderly: social bonds and locus of control. Res Nurs Health 6: 11–16

Timms D (1998) Gender, social mobility and psychiatric diagnoses. Soc Sci Med 46(9): 1235–1247

Townsend P, Davidson N (Eds, 1982) Inequalities in health: The Black report. Harmondsworth-Penguin

Tress W (1985) Frühkindliche protektive Faktoren gegen spätere psychogene Erkrankungen. Med Habilitationsschrift, Universität Heidelberg

Tress W (1986a) Das Rätsel der seelischen Gesundheit. Traumatische Kindheit und früher Schutz gegen psychogene Störungen. Vandenhoeck & Ruprecht, Göttingen

Tress W (1986b) Die positive frühkindliche Bezugsperson – Der Schutz vor psychogenen Erkrankungen. Psychother Med Psychol 36: 51–57

Tress W (1987) Seelische Widerstandskraft trotz schwerer Kinderjahre. Sozialpädiatrie in Praxis und Klinik 9: 606–612

Tress W, Reister G, Gegenheimer L (1989) Mental and physical resiliency in spite of a stressful childhood. In: Brambring M, Lösel F, Skowronek (Eds) Children at risk: Assessment, longitudinal research and intervention. De Gruyter, Wien, New York, S. 173–185

Tress W (1990) Methodische Vorentscheidungen. In Schepank, H. (Hrsg) Verläufe. Seelische Gesundheit und psychogene Erkrankungen heute, S. 21–25. Springer, Heidelberg
Tress W, Reister G (1994) Protective factors in early childhood. European Journal of Psychiatry 8: 107–116
Tress W, Kruse J, Heckrath C, Schmitz N, Alberti L (1997) Der psychosomatische Patient beim Hausarzt – Ergebnisse einer Felduntersuchung. In: Franz M, Tress W (Hrsg) Ankunft in der Praxis. Frankfurt, VAS, S. 55–68
Ulich M (1988) Risiko- und Schutzfaktoren in der Entwicklung von Kindern und Jugendlichen. Z. f. Entwicklungspsychol und Päd Psycho 20: 146–166
Vaillant GE (1980) Werdegänge. Rowohlt, Reinbek
Vaillant GE, Bond M, Vaillant CO (1986) An empirically validated hierarchy of defense mechanisms. Arch Gen Psychiat 43: 786–794
Valentin E, Janta B (1987) Inanspruchnahme: In: Schepank H: Psychogene Erkrankungen der Stadtbevölkerung, S. 244–249. Heidelberg: Springer
Vogt FC (1957/58) Untersuchung über die Häufigkeit psychogener Erkrankungen in einer Berliner Allgemeinpraxis. Zeitschrift für Psychosomatische Medizin 4: 206–211
Werner EE, Smith RS (1982) Vulnerable, but invincible. A longitudinal study of resilient children and youth. McGraw-Hill, New York
Werner EE (1985) Stress and protective factors in children's lives. In: Nicol A (Ed.) Longitudinal studies in child psychology and psychiatry, S. 335–355. John Wiley, New York
Werner EE (1989) High-risk children in young adulthood: a longitudinal study from birth to 32 years. Am J Orthopsychiatry 59: 72–81
Werner EE (1992) The children of Kauai: resiliency and recovery in adolescence and adulthood. J of adolescent health 13: 262–268
Werner EE, Smith RS (1992) Overcoming the odds. High risk children from birth to adulthood. Cornell Univ Press, Ithaca, London
Wicki W, Angst J, Merikangas KR (1992) The Zurich Study. XIV. Epidemiology of seasonal depression. Eur Arch Psychiatry Clin Neurosci 241: 301–306
Winter E (1958/59) Über die Häufigkeit neurotischer Symptome bei „Gesunden". Z Psychosom Med 5: 153–167
Wöller W (1998) Die Bindung des Mißbrauchsopfers an den Mißbraucher. Beiträge aus der Sicht der Bindungstheorie und der Psychoanalyse. Psychotherapeut 43: 117–120
Wood GD (1984) Therapist directive style at the initial interview and client dependency as predictors of attendance in psychotherapy and client satisfaction (outcome). Diss abstr int 45/05B, S. 1598
Wyman PA, Cowen EL, Work WC, Raoof A, Gribble PA, Parker GR, Wannon M (1992) Interviews with children who experienced major life stress: Family and child attributes that predict resilient outcomes. Journal of the American Academy of Child and Adolescent Psychiatry 31: 904–910
Zarski JJ (1984) Hassles and Health: A Replication. Health Psychology 3: 243–251
Zerssen D v (1976) Klinische Selbstbeurteilungs-Skalen (KSb-S) aus dem Münchner Psychiatrischen Informations-System. Beltz, Weinheim
Zielke M (1993) Wirksamkeit stationärer Verhaltenstherapie. Psychologie Verlags Union: Weinheim
Zintl-Wiegand A, Cooper B, Krumm B (1980) Psychisch Kranke in der ärztlichen Allgemeinpraxis: Eine Untersuchung in der Stadt Mannheim. Weinheim, Beltz

I Sachverzeichnis

SpringerPsychotherapie

Gerhard Stumm, Alfred Pritz (Hrsg.)

Wörterbuch der Psychotherapie

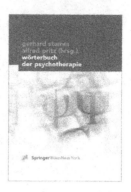

Unter Mitarbeit von M. Voracek und P. Gumhalter.
2000. X, 855 S. ISBN 3-211-83248-3
Gebunden DM 158,–, öS 1106,–

„... Im neu erschienen ‚Wörterbuch der Psychotherapie', das alle Gebiete dieses Faches in mehr als 1350 Stichworten beschreibt, kann man sich ... schlüssig informieren. Die bekannten österreichischen Psychotherapeuten Gerhard Stumm und Alfred Pritz haben das wegweisende, schulenübergreifende Werk zusammen mit 350 Autoren aus 50 Fachbereichen erarbeitet."

Oberösterreichische Nachrichten

Unter anderem haben als **KoordinatorInnen** und **AutorInnen** mitgearbeitet Aiello, Atwood, Bahne-Bahnson, Bartosch, Bauriedl, Benedetti, Berliner, Biermann-Ratjen, Boadella, Brandl-Nebehay, Canacakis, Caspar, Ciompi, Clifford, Cöllen, Condrau, Datler, Dornes, Eckert, Fengler, Finke, Fosshage, Frischenschlager, Fuhr, Gastaldo, Geißler, Gheorghiu, Grossmann, Heuft, Hirsch, Hutterer, Hutterer-Krisch, Kast, Keil, Kleber, Kriz, Laireiter, Längle, Lemche, Lieberz, Litaer, G. & U. Lehmkuhl, Lichtenberg, Loewit, Maertens, Mentzos, Morschitzky, B. Nitsch, Ochsmann, Orange, A. & P. Ornstein, Ottomeyer, Peseschkian, Petermann, Petzold, Pfeiffer, Pieringer, Pöldinger, Revenstorf, Ringler, Sachse, Sasaki, Scheffler, R. Schindler, P. Schmid, Schmitz, Senger, Söllner, A. Springer, Springer-Kremser, Sonneck, Stolorow, Swildens, Titze, Tschuschke, van der Hart, Vetter, Walch, Wallnöfer, H.-J. Walter, Willi, Wiltschko, E. Wolf, Wucherer-Huldenfeld, E. Zundel

Besuchen Sie unsere Website: **www.springer.at**

 # SpringerWienNewYork

A-1201 Wien, Sachsenplatz 4–6, P.O.Box 89, Fax +43.1.330 24 26, e-mail: books@springer.at, **www.springer.at**
D-69126 Heidelberg, Haberstraße 7, Fax +49.6221.345-229, e-mail: orders@springer.de
USA, Secaucus, NJ 07096-2485, P.O. Box 2485, Fax +1.201.348-4505, e-mail: orders@springer-ny.com
Eastern Book Service, Japan, Tokyo 113, 3–13, Hongo 3-chome, Bunkyo-ku, Fax +81.3.38 18 08 64, e-mail: orders@svt-ebs.co.jp

SpringerPsychotherapie

Anton-R. Laireiter (Hrsg.)

Diagnostik in der Psychotherapie

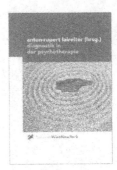

2000. X, 501 S. 35 Abbildungen.
Gebunden DM 128,–, öS 896,–
ISBN 3-211-83385-4

Die Diagnostik ist zentraler Bestandteil jeder psychotherapeutischen Behandlung und hat eine Reihe wichtiger Aufgaben:

zu Beginn einer Behandlung
- Beschreibung und Identifikation der zu behandelnden Probleme
- Klassifikation der Störung
- Selektion geeigneter Behandlungsstrategien
- Prognose des Behandlungsverlaufs, des Erfolges und der Entwicklung der Symptomatik

während der Behandlung
- Prozeß- und Verlaufskontrolle
- Veränderungsmessung

und an ihrem Ende
- Abschlußbeurteilung
- Evaluation des Erfolges
- Erfassung der Stabilität

Darüber hinaus ist Diagnostik mit einer Reihe formaler Aufgaben verknüpft, insbesondere der Dokumentation und Qualitätssicherung, aber auch mit der professionellen Kooperation mit Patienten, Ärzten, Psychologen und den Krankenkassen.

Dieses **Lehrbuch** bietet die erste systematische Darstellung und wendet sich insbesondere an Psychotherapeuten, Psychologen, Psychiater sowie an Studenten und Ausbildungskandidaten.

 SpringerWienNewYork

A-1201 Wien, Sachsenplatz 4–6, P.O.Box 89, Fax +43.1.330 24 26, e-mail: books@springer.at, **www.springer.at**
D-69126 Heidelberg, Haberstraße 7, Fax +49.6221.345-229, e-mail: orders@springer.de
USA, Secaucus, NJ 07096-2485, P.O. Box 2485, Fax +1.201.348-4505, e-mail: orders@springer-ny.com
Eastern Book Service, Japan, Tokyo 113, 3–13, Hongo 3-chome, Bunkyo-ku, Fax +81.3.38 18 08 64, e-mail: orders@svt-ebs.co.jp

SpringerPsychologie

Wolfgang Beiglböck,
Senta Feselmayer,
Elisabeth Honemann (Hrsg.)

Handbuch der klinisch-psychologischen Behandlung

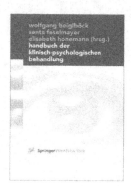

2000. XII, 471 S. 33 Abb. ISBN 3-211-83246-7
Broschiert DM 98,–, öS 686,–

Das **Handbuch der klinisch-psychologischen Behandlung** bietet eine konkrete Umsetzung von wissenschaftlichen Theorien und Modellen in die alltägliche Praxis.

Internationale Experten behandeln nach einem einheitlichen Aufbauschema für jedes Störungsbild folgende Aspekte:

- Beschreibung des Störungsbildes nach ICD-10 mit Querverweisen zu ICD-9 und zu DSM-IV
- klinisch-psychologische Diagnostik
- spezifische Interventionstechniken
- Indikation/Kontraindikation
- Integration mit medizinischen oder anderen Verfahren
- empirische Studien
- Ausschnitt aus einem Fallbeispiel
- Zusammenfassung
- Fachliteratur und Literatur für Patienten

Im Anhang werden für die wichtigsten Störungsbilder nach ICD-10 und DSM-VI die verschiedenen psychologischen Interventionsformen und Behandlungstechniken systematisch zusammengestellt.

„... empfehlenswert für Betroffene und Angehörige."

Oberösterreichische Nachrichten

Besuchen Sie unsere Website: **www.springer.at**

 Springer WienNewYork

A-1201 Wien, Sachsenplatz 4–6, P.O.Box 89, Fax +43.1.330 24 26, e-mail: books@springer.at, **www.springer.at**
D-69126 Heidelberg, Haberstraße 7, Fax +49.6221.345-229, e-mail: orders@springer.de
USA, Secaucus, NJ 07096-2485, P.O. Box 2485, Fax +1.201.348-4505, e-mail: orders@springer-ny.com
Eastern Book Service, Japan, Tokyo 113, 3–13, Hongo 3-chome, Bunkyo-ku, Fax +81.3.38 18 08 64, e-mail: orders@svt-ebs.co.jp

Springer-Verlag
und Umwelt